W0335605

L'examen neurologique facile

Chez le même éditeur

Aide à l'examen du système nerveux périphérique, par le Comité directeur de la revue *Brain*, traduction par Alain Guierre, 2e édition, 2011.

Neurologie, par Jean Cambier, Maurice Masson, Henri Dehen, Catherine Masson, collection « Abrégés », 13e édition, 2012.

Neurologie, par Anne Bertrand, Stéphane Epelbaum, Christian Denier, 4e édition, 2017.

Bien débuter – Neurologie-Neurochirurgie, par Blandine Chauvière et Audrey Oulebsir, 1re édition 2021.

Neurologie – Réussir son DFASM - Connaissances clés, par le Collège des enseignants en neurologie, collection « Les référentiels des Collèges », 6e édition, 2021.

L'examen neurologique facile

Geraint Fuller, MD FRCP
Consultant Neurologist,
Gloucester Royal Hospital,
Royaume-Uni

Traduction de la 6e édition anglaise

Dr Catherine Masson
Neurologue,
hôpital Bichat

3e édition

Elsevier Masson

ELSEVIER

Elsevier Masson SAS, 65, rue Camille-Desmoulins, 92442 Issy-les-Moulineaux cedex, France

Neurological examination made easy – 6 th Edition
© 2019, Elsevier Limited. All rights reserved.
ISBN : 978-0-7020-762-7-5

The right of Geraint Fuller to be identified as author of this work has been asserted by him in accordance with the Copyright, Designs and Patents Act 1988.

This translation of *Neurological examination made easy*, 6e, by Geraint Fuller, was undertaken by Elsevier Masson SAS and is published by arrangement with Elsevier Inc.

Cette traduction de *Neurological examination made easy*. 6e édition, de Geraint Fuller, a été réalisée par Elsevier Masson SAS et est publiée avec l'accord d'Elsevier Inc.

L'examen neurologique facile, 3e édition, de Geraint Fuller, traduit par Catherine Masson.

© 2021, Elsevier Masson SAS, 2015, 2013.

ISBN : 978-2-294-77321-1. Tous droits réservés.

e-ISBN : 978-2-294-77363-1. Tous droits réservés.

La traduction a été réalisée par Elsevier Masson SAS sous sa seule responsabilité.

Les praticiens et chercheurs doivent toujours se baser sur leur propre expérience et connaissances pour évaluer et utiliser toute information, méthodes, composés ou expériences décrits ici. Du fait de l'avancement rapide des sciences médicales, en particulier, une vérification indépendante des diagnostics et dosages des médicaments doit être effectuée. Dans toute la mesure permise par la loi, Elsevier, les auteurs, collaborateurs ou autres contributeurs déclinent toute responsabilité pour ce qui concerne la traduction ou pour tout préjudice et/ou dommages aux personnes ou aux biens, que cela résulte de la responsabilité du fait des produits, d'une négligence ou autre, ou de l'utilisation ou de l'application de toutes les méthodes, les produits, les instructions ou les idées contenus dans la présente publication.

Tous droits de traduction, d'adaptation et de reproduction par tous procédés, réservés pour tous pays. Toute reproduction ou représentation intégrale ou partielle, par quelque procédé que ce soit, des pages publiées dans le présent ouvrage, faite sans l'autorisation de l'éditeur est illicite et constitue une contrefaçon. Seules sont autorisées, d'une part, les reproductions strictement réservées à l'usage privé du copiste et non destinées à une utilisation collective et, d'autre part, les courtes citations justifiées par le caractère scientifique ou d'information de l'œuvre dans laquelle elles sont incorporées (art. L. 122-4, L. 122-5 et L. 335-2 du Code de la propriété intellectuelle).

DANGER

LE PHOTOCOPILLAGE TUE LE LIVRE

Ce logo a pour objet d'alerter le lecteur sur la menace que représente pour l'avenir de l'écrit, tout particulièrement dans le domaine universitaire, le développement massif du « photo-copillage ». Cette pratique qui s'est généralisée, notamment dans les établissements d'enseignement, provoque une baisse brutale des achats de livres, au point que la possibilité même pour les auteurs de créer des œuvres nouvelles et de les faire éditer correctement est aujourd'hui menacée. Nous rappelons donc que la reproduction et la vente sans autorisation, ainsi que le recel, sont passibles de poursuites. Les demandes d'autorisation de photocopier doivent être adressées à l'éditeur ou au Centre français d'exploitation du droit de copie : 20, rue des Grands-Augustins, 75006 Paris. Tél. 01 44 07 47 70.

Table des matières

Préface VII
Remerciements IX
Comment utiliser ce livre XI
Terminologie neurologique XIII
Abréviations XV

1 Histoire et examen 1
2 Langage 11
3 État mental et fonctions supérieures 21
4 Marche 37
5 Nerfs crâniens 43
6 Nerf crânien I 47
7 Nerfs crâniens 49
Œil 1 : pupilles, acuité visuelle, champ visuel 49
8 Nerfs crâniens 65
Œil 2 : fond d'œil 65
9 Nerfs crâniens III, IV, VI 79
10 Nerfs crâniens 89
11 Nerfs crâniens V et VII 93
12 Nerf crânien VIII 101
13 Nerfs crâniens IX, X, XII 105
14 Nerf crânien XI 111
15 Système moteur 113
16 Système moteur 119
17 Système moteur 123
18 Système moteur 135
19 Système moteur 145
20 Système moteur 155

21 **Sensibilité** ... 163

22 **Sensibilité** ... 177
Ce que vous trouvez et ce que cela signifie ... 177

23 **Coordination** ... 183

24 **Mouvements anormaux** ... 189

25 **Signes spéciaux et autres tests** ... 199

26 **Système nerveux autonome** ... 209

27 **Patient inconscient ou confus** ... 213

28 **Résumé de l'examen neurologique standard** ... 231

29 **Comment passer avec succès un examen de compétences cliniques** ... 233

Ouvrages complémentaires ... 247

Index ... 249

Préface

Nombre d'étudiants en médecine et de jeunes médecins pensent que l'examen neurologique est extrêmement complexe et difficile (et parfois même effrayant).

La raison en est qu'ils trouvent difficile de mémoriser ce qui doit être fait, qu'ils ne sont pas sûrs de ce qu'ils cherchent, qu'ils ne savent pas comment décrire ce qu'ils trouvent et qu'ils ne savent pas ce que cela signifie.

Le but de ce livre est de fournir un canevas simple pour permettre à l'étudiant en médecine ou au jeune médecin d'effectuer l'examen neurologique avec aisance. Il explique ce qu'il faut faire, soulignant les problèmes et les erreurs usuelles, ce que vous pouvez trouver et la signification de vos constatations. Cependant, de la même façon que vous ne pouvez pas apprendre à conduire en lisant un livre, ce livre ne peut pas remplacer l'enseignement traditionnel au lit du malade et l'expérience clinique, et j'espère qu'il vous encouragera à examiner les patients.

L'Examen neurologique facile vise à vous proposer une technique d'examen pour être sûr que vos constatations cliniques sont robustes et pour vous aider à analyser ces constatations afin de parvenir à un diagnostic anatomique ou syndromique.

Inévitablement, lorsque l'on cherche à simplifier l'éventail des constatations neurologiques et leur interprétation, toutes les éventualités ne peuvent pas être anticipées. Ce livre a été conçu pour tenter de répondre à la plupart des situations usuelles et de prévenir les pièges fréquents ; cependant, dans quelques cas, cela ne mettra pas à l'abri de conclusions inexactes.

La neurologie reste une spécialité très clinique centrée sur la capacité à recueillir une histoire et à mener un examen neurologique pour faire un diagnostic – en fait, nombre de diagnostics neurologiques reposent entièrement sur la seule évaluation clinique. Acquérir ces compétences prend du temps mais sera pour vous une source de satisfaction en tant que docteur et sera très bénéfique pour vos patients.

L'Examen neurologique facile vous apportera d'excellentes bases dans l'apprentissage des compétences nécessaires pour l'examen neurologique et une introduction au mode de raisonnement nécessaire pour son interprétation.

Remerciements

Je voudrais remercier tous mes professeurs, et en particulier le Dr Roberto Guillof, qui m'a initié à la neurologie. Je suis reconnaissant aux nombreux étudiants en médecine de Charing Cross et de Westminter Medical School qui ont joué les cobayes lors de la rédaction des précédentes éditions de ce livre et aussi aux collègues qui ont aimablement fait des remarques critiques sur le texte. J'ai beaucoup apprécié par ailleurs toutes les remarques constructives faites sur les précédentes éditions par des étudiants, principalement de Bristol University, des jeunes médecins et des collègues et surtout par les neurologues qui ont travaillé sur les versions traduites.

Pour ce qui est d'apprendre à être un neurologue praticien et de pouvoir écrire ce livre, je suis redevable envers un grand nombre d'ouvrages et d'articles scientifiques, bien trop nombreux pour pouvoir les mentionner.

Ce livre est dédié à Cherith.

Geraint Fuller

Comment utiliser ce livre

Ce livre est centré sur la façon de pratiquer la partie neurologique de l'examen physique. Chaque chapitre débute par une brève information sur les données de base. Ensuite vient une section disant « Ce qu'il faut faire », dans une situation simple ou en présence d'anomalies. Les anomalies que vous trouvez sont ensuite décrites dans la section « Ce que vous trouvez » et, finalement, la section « Qu'est-ce que cela signifie » procure une interprétation des constatations et suggère les pathologies possibles.

Il est important de comprendre que l'examen neurologique peut être utilisé :

- comme test de dépistage ;
- comme outil d'investigation.

C'est un test de dépistage lorsque vous examinez un patient chez lequel vous vous attendez à ne pas trouver d'anomalies neurologiques : par exemple, un patient ayant une maladie non neurologique ou un patient ayant une affection neurologique normalement non associée à des anomalies physiques, telles que la migraine ou l'épilepsie. C'est un outil d'investigation lorsqu'une anomalie neurologique est trouvée lors du dépistage ou lorsqu'une anomalie est probable compte tenu de l'histoire. Le but de l'examen est donc de déterminer s'il existe une anomalie, d'en déterminer la nature et l'importance, de mettre en évidence des anomalies associées.

Il n'y a pas de technique idéale pour l'examen neurologique dont la méthodologie a évolué au cours du temps. La conduite de l'examen et la mise en évidence des différents signes répondent à des conventions. Cependant, la plupart des neurologues ont développé leur propre système d'examen, qui est une variante de ces conventions. Les neurologues expérimentés adaptent leur technique d'examen en fonction de l'histoire du patient. Dans ce livre, la variante proposée est destinée à fournir aux étudiants un canevas autour duquel construire leur propre démarche.

Chaque partie de l'examen est présentée séparément, de façon à décrire et à permettre la compréhension des anomalies à chaque phase de l'examen. Cependant, ces phases doivent aussi être considérées ensemble pour l'évaluation globale du patient. Une synthèse de l'ensemble des constatations est nécessaire.

La synthèse des constatations de l'examen doit permettre de répondre aux questions : où (est la lésion) ou quoi (quel est le syndrome) et pourquoi (s'est-il développé).

Anatomique (ou ?)

Les constatations peuvent-elles être expliquées par :
- une lésion unique ;
- des lésions multiples ;
- un processus diffus ?

Quel(s) niveau(x) du système nerveux est (sont) atteint(s) (figure 0.1) ?

Syndromique (quoi ?)

Les constatations cliniques se combinent-elles pour former un syndrome clinique identifiable : par exemple, syndrome parkinsonien, maladie du motoneurone, sclérose en plaques ?

Étiologique (pourquoi ?)

Une fois parvenu à une synthèse anatomique et/ou syndromique, considérez le processus pathologique pouvant être en cause :
- génétique ;
- congénital ;
- infectieux ;
- inflammatoire ;
- néoplasique ;
- dégénératif ;

  traumatique ;
- métabolique ou toxique ;
- paroxystique, dont migraine et épilepsie ;
- endocrinien ;
- vasculaire ?

L'interprétation de l'histoire et la synthèse de l'examen neurologique nécessitent de l'expérience et des connaissances de base. Ce livre ne peut les apporter. Cependant, il vous permettra de décrire, en termes appropriés, la plupart des anomalies neurologiques communes et de commencer à en faire la synthèse et l'interprétation.

Dans cet ouvrage, le patient et l'examinateur seront supposés être de sexe masculin de façon à échapper à la lourdeur de la formulation il/elle.

Les nerfs crâniens seront désignés par leur nom ou leur numéro en chiffres romains.

Terminologie neurologique

Cette terminologie a évolué et certains termes sont parfois utilisés avec une signification différente selon les neurologues.

Voici quelques termes employés pour désigner des pathologies concernant différents niveaux du système nerveux.

-opathie : suffixe indiquant une anomalie à un niveau du système nerveux précisé par un préfixe ; voir plus loin *encéphalopathie*. *Cf. -ite*.

-ite : suffixe indiquant l'inflammation d'un niveau du système nerveux précisé par un préfixe ; voir plus loin *myélite*.

Encéphalopathie : anomalie cérébrale, pouvant être précisée par des adjectifs tels que *focale* ou *diffuse*, *métabolique* ou *toxique*.

Encéphalite : inflammation cérébrale. Peut être précisée par des adjectifs tels que *focale* ou *diffuse*. Peut être combinée à d'autres termes indiquant une pathologie associée : *méningoencéphalite = méningite + encéphalite*.

Méningite : inflammation des méninges.

Myélopathie : anomalie de la moelle. Précisée par des termes indiquant la cause, tels que *radique*, *compressive*.

Myélite : inflammation de la moelle.

Radiculopathie : anomalie d'une racine.

Plexopathie : anomalie d'un plexus (brachial ou lombaire).

Neuropathie périphérique : anomalie des nerfs périphériques, habituellement précisée par des adjectifs tels que *diffuse/multifocale*, *sensitive/sensitivo-motrice/motrice*, *aiguë/chronique*.

Polyradiculopathie : anomalie de plusieurs racines. Habituellement réservé aux atteintes nerveuses proximales par opposition aux atteintes nerveuses longueur-dépendantes.

Polyneuropathie : équivalent à *neuropathie périphérique*, mais peut être utilisé par contraste avec *polyradiculopathie*.

Mononeuropathie : anomalie d'un seul nerf.

Myopathie : anomalie du muscle.

Myosite : maladie inflammatoire du muscle.

Fonctionnel : lorsque le problème neurologique n'est pas dû à une pathologie structurelle, cela pouvant aller d'une faiblesse musculaire d'origine non organique (souvent diagnostiquée comme un trouble neurologique fonctionnel) à un syndrome psychiatrique plus spécifique tel que l'hystérie de conversion.

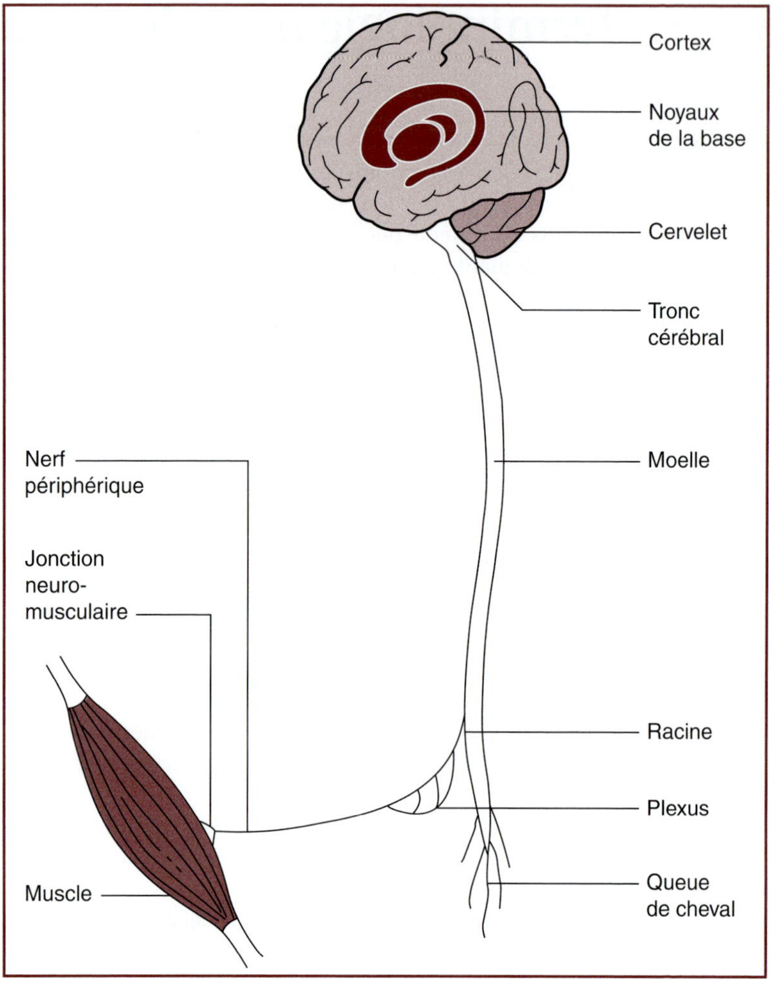

Figure 0.1. Les niveaux du système nerveux central.

Abréviations

ACT	faisceau corticospinal antérieur (*anterior corticospinal tract*)
AIT	accident ischémique transitoire
AVC	accident vasculaire cérébral
EBS	endocardite bactérienne subaiguë
ECG	électrocardiogramme
EEG	électroencéphalogramme
FLM	faisceau longitudinal médian
LCR	liquide céphalorachidien
LCT	faisceau corticospinal latéral (*lateral corticospinal tract*)
LOAF	deux lombricaux latéraux, opposant du pouce, court abducteur du pouce, court fléchisseur du pouce
MRC	Medical Research Council
MRCP	Membership of the Royal Colleges of Physicians
NMC	neurone moteur central
NMI	neurone moteur inférieur
NMP	neurone moteur périphérique
NMS	neurone moteur supérieur
OKN	nystagmus optocinétique (*optokinetic nystagmus*)
$PaCO_2$	pression partielle en dioxyde de carbone
PC	cordon postérieur (*posterior column*)
PSP	paralysie supranucléaire progressive
ROV	réflexe oculovestibulaire
STT	faisceau spinothalamique (*spinothalamic tract*)

1 Histoire et examen

Histoire

L'histoire est la partie la plus importante de l'évaluation neurologique. De même qu'un détective obtient plus d'informations sur l'identité d'un criminel à partir des témoins que de l'examen de la scène du crime, le neurologue en apprend plus sur la pathologie probable par l'histoire que par l'examen.

L'approche générale de l'histoire est commune à toutes les plaintes. Les éléments de l'histoire s'avérant les plus importants vont évidemment varier selon la nature de la plainte. Les grandes lignes du recueil de l'histoire sont indiquées plus bas. Cette approche conventionnelle permet d'enchaîner les questions dans un ordre prévisible. Cependant, chacun développe sa technique de recueil de l'histoire et souvent l'adapte en fonction du problème clinique présent.

Nombre de neurologues considéreraient le recueil de l'histoire plutôt que l'examen neurologique comme étant leur compétence particulière (bien qu'évidemment les deux soient nécessaires). Cela indique l'importance du recueil de l'histoire en neurologie, montrant que c'est un processus actif nécessitant écoute mais aussi orientation réfléchie de l'interrogatoire plutôt qu'une simple prise de notes passive. Il est bien évident que ce n'est pas seulement ce que le patient dit, mais la façon dont il le dit qui est utile au diagnostic (par exemple dans le diagnostic des crises non épileptiques).

Le recueil de l'histoire se fait habituellement de la façon suivante, mais un ordre différent peut être retenu.

Histoire neurologique

- Âge, sexe, dominance manuelle, occupations.
- Histoire de la plainte actuelle.
- Interrogatoire neurologique de dépistage.
- Antécédents médicaux.
- Historique des prescriptions médicamenteuses.
- Antécédents familiaux.
- Contexte social.

Informations de base

Quelques informations de base doivent être collectées initialement : l'âge, le sexe, la latéralité et les occupations (actuelles ou passées) du patient.

L'examen neurologique facile
© 2021 Elsevier Masson SAS. Tous droits réservés.

La dominance manuelle est importante. L'hémisphère gauche est le support du langage chez presque tous les droitiers et 70 % des gauchers et des ambidextres.

Plainte actuelle

Commencez par une question ouverte comme « Que vous arrive-t-il ? » ou « Racontez-moi tout depuis le tout début ». Essayez de laisser le patient raconter son histoire avec ses propres mots, avec un minimum d'interruptions. Le patient, qui a souvent tendance à faire état de la situation présente, doit être encouragé à commencer au début. Vous comprendrez plus facilement si vous connaissez les événements qui ont conduit à la situation actuelle.

Pendant que vous écoutez l'histoire, essayez de déterminer (figure 1.1) :

• *la nature de la plainte :* assurez-vous que vous avez compris ce que le patient décrit. Par exemple, « vertige » peut signifier un vertige rotatoire

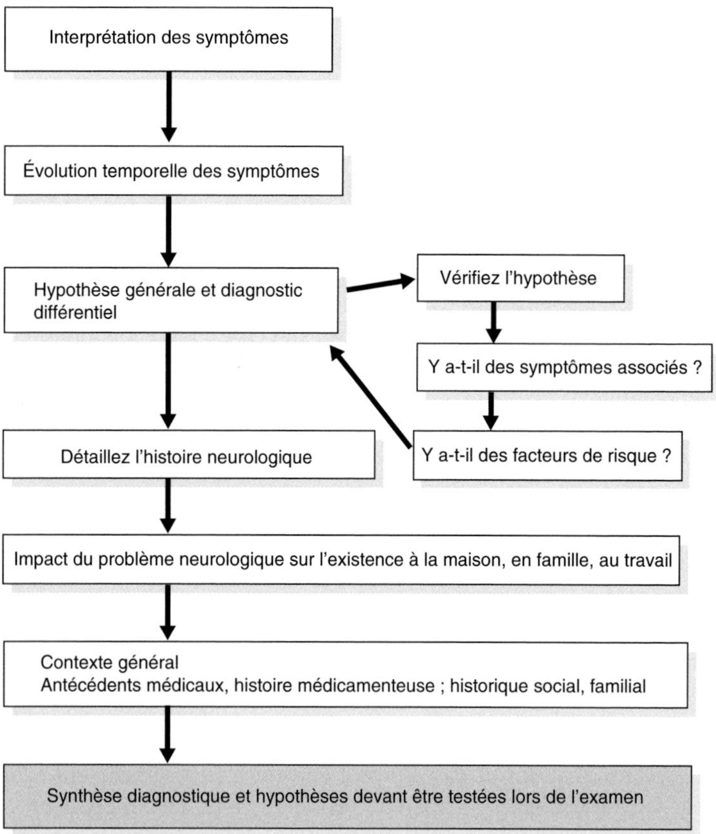

Figure 1.1. La plainte actuelle.

proprement dit ou une sensation de flottement dans la tête. Quand un patient dit qu'il voit trouble, il peut vouloir dire qu'il voit double. Un patient ayant une faiblesse d'un membre sans trouble de la sensibilité peut parler d'un engourdissement ;

À noter

Il est préférable d'obtenir une description précise de chaque événement, en particulier le premier, le dernier et les plus sévères, plutôt qu'un résumé abstrait d'un événement typique.

- *évolution dans le temps :* elle vous indique le tempo du processus pathologique (tableau 1.1 et figure 1.2).
  - Le début : comment cela a-t-il débuté ? Soudainement, en quelques secondes, en quelques minutes, heures, jours, semaines ou mois ?
  - La progression : est-elle continue ou intermittente ? Y a-t-il eu amélioration, stabilisation ou aggravation (progressive ou en marches d'escalier) ? Pour décrire la progression, utilisez lorsque cela est possible une mesure fonctionnelle : possibilité de courir, de marcher, nécessité d'une canne, d'un déambulateur.
  - La configuration : si l'évolution est intermittente, quelle est la durée des événements et quelle est leur fréquence.

Tableau 1.1. **Comment l'évolution peut suggérer la pathologie en cause.**

Évolution	Processus pathologique
Perte complète de la vision de l'œil droit chez un homme de 50 ans	
Début soudain, durée 1 min	Vasculaire : ischémie rétinienne, amaurose fugace
Installation en 10 min, durée 20 min	Migraine
Installation en 4 j, amélioration en 6 semaines	Inflammatoire : névrite optique
Progression sur 3 mois	Compression du nerf optique : méningiome ?
Déficit moteur de la face, du membre supérieur et du membre inférieur à gauche chez une femme de 65 ans	
Début soudain, durée 10 min	Vasculaire : accident ischémique transitoire
Installé en 10 min, persiste plusieurs jours plus tard	Accident vasculaire cérébral
Installé en 4 semaines/mois	Processus expansif intracrânien ?
Présent depuis l'enfance	Congénital

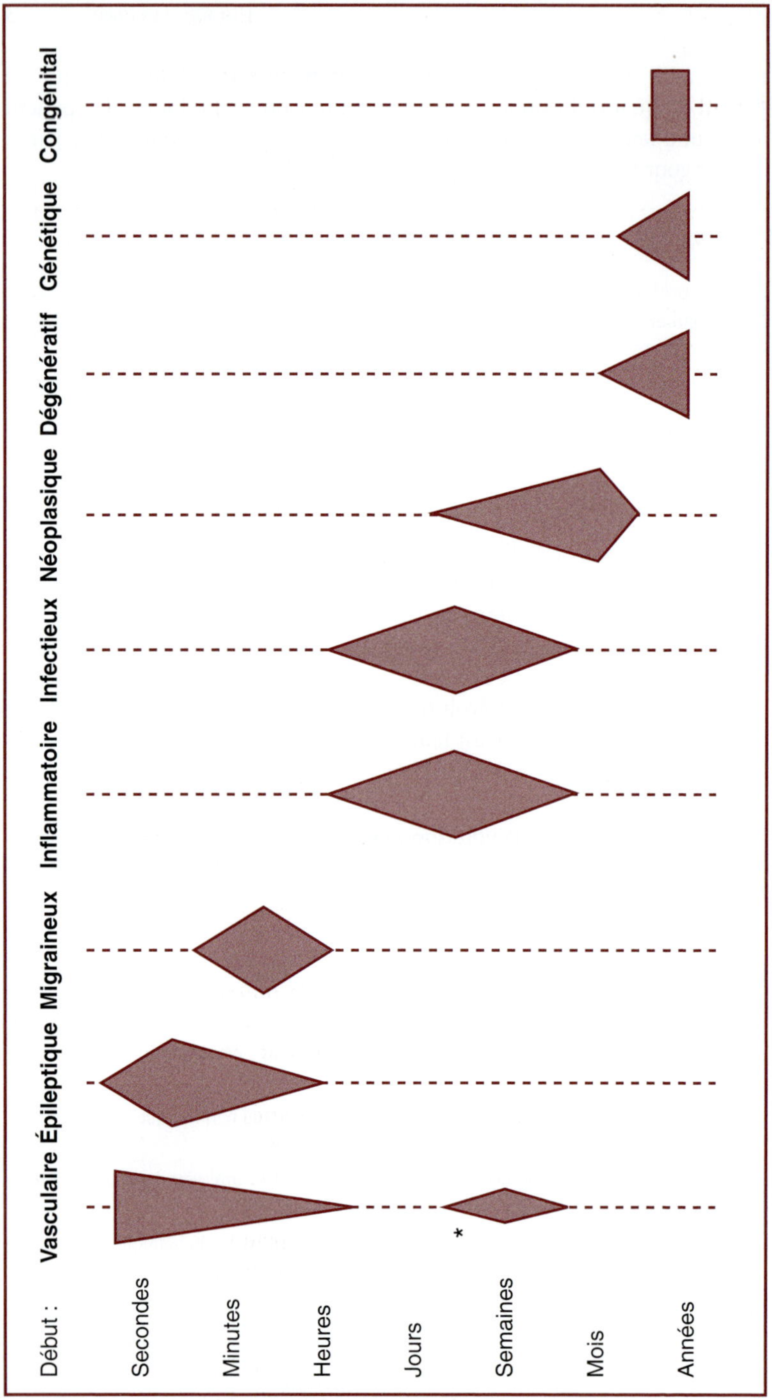

Figure 1.2. Profil évolutif des différents processus pathologiques.

À noter

Il peut être utile de résumer l'histoire en ayant présent à l'esprit que l'évolution peut orienter vers le processus pathologique en cause. Par exemple, *début soudain ou aigu*, suggère une pathologie vasculaire ; *subaigu* suggère un processus inflammatoire, infectieux ou néoplasique ; *progressif* suggère un processus néoplasique ou dégénératif ; *en marche d'escalier ou bégayant* suggère un processus vasculaire ou inflammatoire ; *récidivant-résolutif* suggère un processus inflammatoire (figure 1.1).

À noter

Souvenez-vous : quand un patient ne peut pas rapporter lui-même tous les événements ou ne peut pas donner l'histoire de façon adéquate pour une autre raison telle qu'un trouble du langage, il est essentiel d'obtenir l'histoire, si c'est possible, de parents, d'amis ou même de passants.

Si vous ne pouvez pas les voir en personne, appelez-les au téléphone !

Déterminer aussi :

- *les facteurs d'aggravation ou d'amélioration :* souvenez-vous qu'un symptôme rapporté spontanément est plus significatif qu'un symptôme obtenu par une question directe. Par exemple, de rares patients signalent spontanément que leurs céphalées sont exagérées par la toux ou l'éternuement, ce qui oriente vers une hypertension intracrânienne. En revanche, nombre de patients ayant des céphalées de tension ou migraineuses disent que leurs céphalées sont aggravées dans ces situations lorsque la question leur est posée spécifiquement ;
- *les traitements et investigations antérieures :* des traitements antérieurs peuvent avoir été bénéfiques ou avoir eu des effets défavorables, cette information étant utile pour la conduite ultérieure du traitement ;
- *l'état neurologique actuel :* que peut faire le patient ? Quelles sont ses capacités dans la vie professionnelle et dans les activités de la vie quotidienne ? Peut-il marcher normalement ou quel est le degré de son invalidité ? Peut-il s'alimenter, se laver, aller aux toilettes ?
- *formulez et testez une hypothèse :* tout en l'écoutant, réfléchissez à ce qui peut provoquer les problèmes du patient. Cela peut suggérer d'autres questions. Par exemple, si l'histoire vous fait penser à une maladie de Parkinson, interrogez le patient sur la façon dont il écrit, ce que vous ne demanderiez probablement pas à la plupart des patients ;
- *enquêtez sur l'existence d'autres symptômes neurologiques :* le patient a-t-il des céphalées, des crises, des malaises, des trous de mémoire, des épisodes

d'engourdissement, de fourmillement, de déficit moteur, des troubles sphinctériens (incontinence urinaire ou fécale, rétention urinaire, constipation), des symptômes visuels, y compris de la diplopie, une vision floue, une diminution de l'acuité visuelle ? Il y aura probablement peu de surprises si l'hypothèse testée est la bonne.

Erreurs fréquentes

- Les patients ont souvent tendance à vous parler de ce que les précédents médecins ont dit et fait plutôt que de raconter ce qu'ils ont constaté personnellement. Cela est souvent trompeur et doit être considéré avec prudence. Il est préférable d'obtenir des informations provenant directement des médecins concernés. Nombre de patients doivent être incités de façon directive à donner leur histoire personnelle plutôt que l'histoire de leurs contacts médicaux.
- N'interrompez pas le patient avec une liste de questions. En l'absence d'interruption, le patient ne parle habituellement pas plus de 1-2 minutes avant de s'arrêter. Écoutez d'abord, puis précisez ce que vous ne comprenez pas.
- L'histoire semble ne pas avoir de sens. Cela survient chez des patients ayant des troubles du langage, de la mémoire ou de l'attention et chez ceux dont la maladie n'est pas organique. Pensez à l'aphasie, la dépression, la démence ou à des manifestations non organiques.

À noter

Il est souvent utile de résumer les points essentiels de l'histoire au patient pour vous assurer que vous les avez bien compris. Cela s'appelle *chunking and checking*, « segmenter et vérifier ».

Recueil conventionnel de l'histoire

Antécédents médicaux

Ils sont importants pour trouver la cause ou découvrir des conditions associées à la pathologie neurologique : une histoire d'hypertension artérielle chez un patient ayant un accident vasculaire cérébral, une histoire de diabète chez un patient ayant une neuropathie périphérique, un antécédent de chirurgie carcinologique chez un patient ayant des anomalies cérébrales focales suggérant des métastases.

Il est toujours utile de s'interroger sur la validité d'un diagnostic donné par le patient. Par exemple, un patient ayant une histoire médicale débutant avec une « épilepsie connue » peut ne jamais avoir été épileptique : une fois ce diagnostic posé, il est rarement remis en cause et le patient peut être traité de façon inappropriée.

Histoire médicamenteuse

Il est essentiel de vérifier que les médicaments prescrits ou délivrés sur le comptoir sont bien pris. Cela peut être l'occasion de rappeler des affections oubliées par le patient (hypertension, asthme). Certains médicaments peuvent provoquer des troubles neurologiques : il est souvent utile de vérifier leurs effets indésirables.

À noter

Nombre de femmes ne voient pas les contraceptifs oraux comme des médicaments et doivent être interrogées spécifiquement sur leur utilisation.

Histoire familiale

Il est très important d'obtenir une histoire familiale détaillée car beaucoup d'affections neurologiques ont une origine génétique. L'histoire familiale est utile, même si aucun cas neurologique potentiellement en rapport n'est identifié. Par exemple, réfléchissez à la signification d'une histoire familiale négative dans les cas suivants :

- un patient sans frère ou sœur dont les parents, eux-mêmes enfants uniques, sont décédés jeunes d'un problème sans relation (par exemple, un traumatisme) ;
- un patient appartenant à une fratrie comprenant sept sujets plus âgés vivants, dont les deux parents vivants appartiennent à une fratrie comprenant chacune quatre frères et sœurs plus jeunes vivants.

Le premier patient pourrait bien avoir une affection héréditaire car l'histoire familiale n'est pas informative, alors qu'une affection héréditaire est hautement improbable chez le second patient.

Les patients ont parfois des réticences à parler de leur problème héréditaire, dans le cas par exemple de la maladie de Huntington. D'un autre côté, certains membres de la famille peuvent n'être atteints que de façon très discrète ; par exemple, dans les neuropathies sensitivomotrices héréditaires, certains membres de la famille ont seulement des pieds creux sans neuropathie caractérisée.

Contexte social

Les patients neurologiques ont souvent une incapacité notable. Le cadre de vie, la situation pécuniaire, la famille et les aidants ont tous une grande importance pour la prise en charge présente et à venir.

Exposition à des toxiques

Une exposition à des toxiques, y compris le tabac, l'alcool et les neurotoxiques industriels, ne doit pas être méconnue.

Enquête systémique

L'enquête systémique peut révéler des indices d'une maladie générale qui peut comporter des manifestations neurologiques. Par exemple, un patient athéromateux peut avoir un angor et une claudication intermittente en sus des symptômes d'une maladie cérébrovasculaire.

Perception de la maladie par le patient

Demandez au patient son opinion sur ce dont il est atteint. C'est utile pour discuter avec lui du diagnostic. S'il s'est orienté dans la bonne direction, vous savez qu'il a déjà envisagé le diagnostic que vous allez lui annoncer. S'il pense à quelque chose d'autre, il est utile de lui expliquer pourquoi il n'a pas l'affection à laquelle il pense et qui, probablement, le préoccupe particulièrement. Par exemple, s'il a la migraine alors qu'il pense avoir une tumeur cérébrale, il est souhaitable de discuter spécifiquement ce diagnostic différentiel.

Quoi d'autre ?

Toujours inclure une question ouverte vers la fin du recueil de l'histoire – « Y a-t-il quelque chose d'autre dont vous voudriez me parler ? » – pour être sûr que le patient a eu la possibilité de vous dire tout ce dont il souhaitait vous parler.

Synthèse de l'histoire et diagnostic

Il est utile de résumer l'histoire avant de passer à l'examen – au moins dans votre esprit – et d'évoquer un diagnostic différentiel. Par exemple :

- devant une histoire de poignet tombant, vous vous demanderez s'il s'agit d'une paralysie du nerf radial, d'une radiculopathie C7 ou quelque chose d'autre ;
- devant une lenteur de l'hémicorps droit, vous pouvez vous demander s'il s'agit d'un trouble du mouvement comme dans la maladie de Parkinson ou d'une faiblesse par atteinte du neurone moteur supérieur.

Si vous avez une idée du diagnostic à ce stade, vous pouvez être certain que la façon dont vous conduirez l'examen vous aidera à parvenir à un diagnostic.

Ainsi, réfléchissez sur le diagnostic suggéré par l'histoire. Considérez ce qui pourrait être trouvé par l'examen dans cette hypothèse, puis concentrez-vous sur ces points lors de votre examen.

Examen général

L'examen général peut apporter des clés importantes pour le diagnostic d'une affection neurologique. Il peut mettre en évidence une maladie systémique ayant des complications neurologiques (figure 1.3 et tableau 1.2).

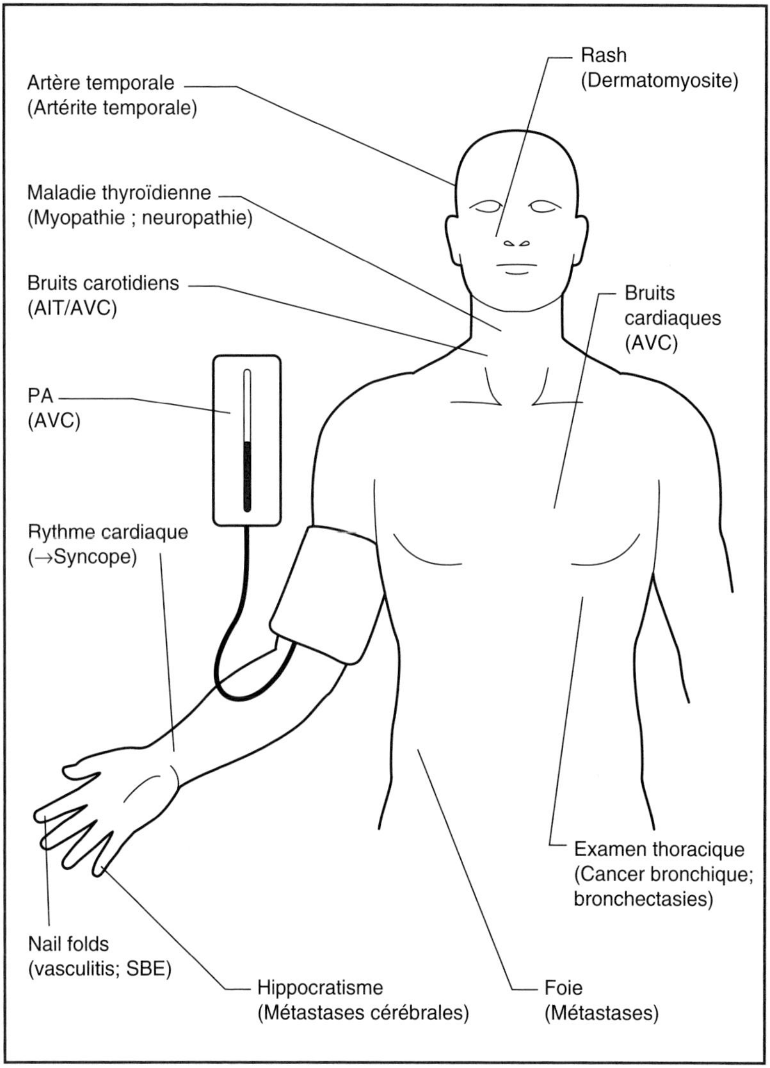

Figure 1.3. Examen général pertinent chez un patient neurologique.
EBS : endocardite bactérienne subaiguë ; AIT : accident ischémique transitoire ; AVC : accident vasculaire cérébral.

Un examen général complet est donc important dans l'évaluation d'un patient ayant des manifestations neurologiques. Les anomalies qu'il est particulièrement important de chercher chez un patient inconscient seront envisagées dans le chapitre 27.

Tableau 1.2. Données de l'examen dans des maladies systémiques avec complications neurologiques.

Maladie	Signes	Complications neurologiques
Maladie dégénérative		
Athérosclérose	Souffle carotidien	AVC
Cardiopathie valvulaire	Souffle cardiaque	AVC
Maladie inflammatoire		
Polyarthrite rhumatoïde	Arthrite, nodules rhumatoïdes	Neuropathies, compression de la moelle cervicale
Dermatomyosite	Rash héliotrope	Polymyosite
Endocrinopathie		
Hypothyroïdie	Anomalies du faciès, de la peau, des cheveux	Syndrome cérébelleux, myopathie, neuropathie
Diabète	Anomalies rétiniennes, traces d'injection	Neuropathie
Néoplasie		
Cancer bronchique	Épanchement pleural	Métastases cérébrales
Cancer du sein	Tumeur mammaire	Métastases cérébrales

AVC : accident vasculaire cérébral.

2 Langage

Données de base

Les anomalies du langage doivent être considérées en premier, car elles peuvent interférer avec le recueil de l'histoire, l'évaluation des fonctions supérieures et le reste de l'examen.

Les anomalies du langage peuvent résulter d'anomalies en un point quelconque de la chaîne suivante.

Processus	Anomalie
Audition	Surdité
Compréhension Pensée et évocation des mots	Aphasie
Production vocale	Dysphonie
Articulation	Dysarthrie

La surdité sera envisagée dans le chapitre 12.

Aphasie

Dans ce livre, le terme « aphasie » sera utilisé pour désigner tous les troubles de la compréhension, de la pensée et de l'évocation des mots.

Il existe de multiples classifications de l'aphasie, chacune introduisant une nouvelle terminologie. Il en résulte que certains termes s'appliquent à des faits globalement similaires :

- aphasie de Broca = aphasie expressive = aphasie motrice ;
- aphasie de Wernicke = aphasie réceptive = aphasie sensorielle ;
- aphasie nominale = aphasie anomique.

La plupart des systématisations ont évolué à partir d'un modèle simple de l'aphasie (Figure 2.1). Dans ce modèle, la valeur linguistique des sons est reconnue dans l'aire de Wernicke qui est connectée à « l'aire conceptuelle » où la signification des mots est comprise. L'« aire conceptuelle » est reliée à l'aire de Broca qui assure l'émission de la parole. L'aire de Wernicke est aussi connectée directement à l'aire de Broca par le faisceau arqué. Ces aires, situées dans l'hémisphère dominant, seront décrites plus loin. L'hémisphère gauche est dominant chez les droitiers et quelques gauchers et l'hémisphère droit est dominant chez quelques gauchers.

L'examen neurologique facile
© 2021 Elsevier Masson SAS. Tous droits réservés.

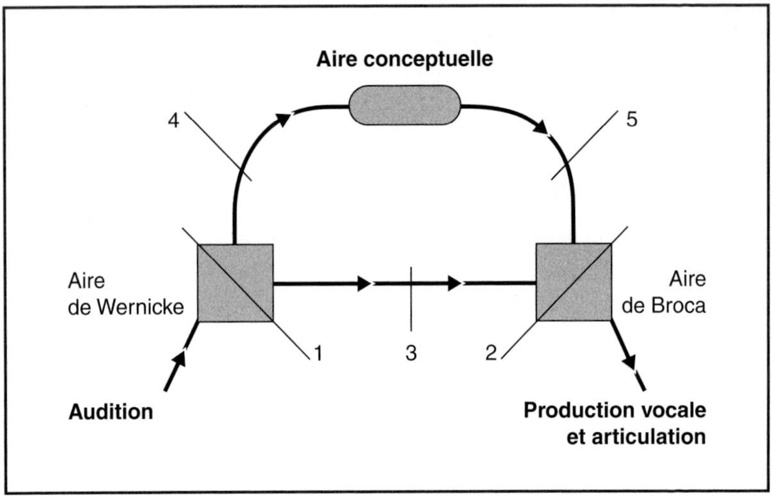

Figure 2.1. Modèle élémentaire de la compréhension et de l'émission de la parole.

Les variétés suivantes d'aphasie peuvent être individualisées. Elles sont liées à des lésions dont le siège est indiqué par des nombres sur la Figure 2.1 :
1. **aphasie de Wernicke :** compréhension mauvaise ; discours fluent mais souvent dépourvu de sens (comme si le contrôle interne était déficient) ; répétition impossible ;
2. **aphasie de Broca :** compréhension préservée ; discours non fluent ; répétition impossible ;
3. **aphasie de conduction** : perte de la répétition avec préservation de la compréhension et de l'expression ;
4. **aphasie sensorielle transcorticale :** comme dans (1) mais avec préservation de la répétition ;
5. **aphasie motrice transcorticale :** comme dans (2) mais avec préservation de la répétition.

La lecture et l'écriture sont d'autres aspects du langage. Elles peuvent aussi être incluses dans des modèles tels que plus haut. Il n'est pas étonnant que les modèles proposés deviennent compliqués !

Dysphonie

C'est un trouble de la production vocale qui peut être dû à une pathologie des cordes vocales (comme une laryngite), à une atteinte de nerfs provenant du vague (X), parfois à un trouble psychologique.

Dysarthrie

La production vocale nécessite la mise en jeu coordonnée de la respiration, des cordes vocales, du larynx, du palais, de la langue et des lèvres. Une dysarthrie peut donc résulter de difficultés à différents niveaux.

Des lésions du (a) neurone moteur central, du (b) système extrapyramidal (comme dans la maladie de Parkinson), du (c) cervelet perturbent toutes l'intégration des processus nécessaires à la production et au rythme du discours. Des lésions portant sur un ou plusieurs nerfs crâniens peuvent produire des distorsions caractéristiques de la parole, mais le rythme est normal.

Aphasie

Ce qu'il faut faire

Des anomalies du langage peuvent gêner ou empêcher le recueil de l'histoire à partir des dires du patient. Il faut alors **obtenir l'histoire en interrogeant les parents ou les amis**.

- Établissez si le patient est **droitier ou gaucher**.
- Précisez sa **langue maternelle**.

Évaluez la compréhension

- Posez des questions simples :
  - quel est votre nom ? votre adresse ?
  - quel est votre métier ? expliquez ce que vous faites exactement.
  - d'où venez-vous ?
- S'il ne semble pas comprendre : répétez plus fort.

Testez la compréhension

- Posez des questions dont la réponse est **oui/non** :
  - par exemple, « Ceci est-il un stylo ? » ; montrez quelque chose d'autre, puis un stylo.
- Donnez un ordre simple :
  - par exemple, « Ouvrez la bouche » ou « Avec votre main droite, touchez votre nez ».
- En cas de succès, essayez des ordres plus complexes :
  - par exemple, « Avec votre main droite, touchez votre nez puis votre oreille gauche ».
- Précisez ce qui est compris.

À noter

Souvenez-vous : si le patient a un déficit moteur, il peut être incapable d'exécuter des consignes simples.

Évaluez le langage spontané

Si le patient semble comprendre mais est incapable de parler :

• demandez-lui s'il a de la difficulté à trouver les mots justes. Souvent, un signe de tête et un sourire montrent sa satisfaction de voir que vous comprenez son problème ;

• si le trouble est moins sévère, il peut être capable de donner lentement son nom et son adresse.

Posez d'autres questions

Interrogez par exemple le patient sur sa profession ou sur le mode de début de son trouble.

- Le langage est-il fluent ?
- Les mots sont-ils utilisés correctement ?
- Utilise-t-il un **mot inexact** (*paraphasie*) ou un **jargon dépourvu de sens** (parfois appelé « jargonaphasie ») ?

Évaluez la capacité à trouver les mots et à dénommer

• Demandez au patient de donner tous les noms d'animaux auxquels il peut penser (normal : 18-22 en 1 min).

• Demandez-lui de donner tous les mots débutant par une lettre déterminée, habituellement « f » ou « s » (anormal : moins de 12 en 1 min pour chaque lettre).

Ce sont des tests pour l'évocation des mots. Le test peut être quantifié en comptant le nombre d'items produits dans un temps donné.

• Demandez au patient de dénommer des objets usuels que vous avez sous la main, par exemple une montre, un bracelet-montre, une boucle, une chemise, une cravate, des boutons. Commencez par des objets faciles à dénommer, passez ensuite à des objets moins usuels dont la dénomination sera plus difficile.

Évaluez la répétition

• Demandez au patient de répéter une phrase simple telle que « Le soleil brille », puis des phrases de plus en plus compliquées.

Évaluez la sévérité de l'atteinte du langage

- Quel est le retentissement social de l'aphasie ?

Autres tests

Testez la lecture et l'écriture

Vérifiez qu'il n'y a pas de troubles visuels et que le patient a ses verres de lecture habituels.

- Demandez au patient :
  - de lire une phrase ;
  - d'exécuter une consigne écrite : « Fermez les yeux » ;
  - d'écrire une phrase (vérifiez qu'un trouble moteur ne l'interdit pas).
- Trouble de la lecture = dyslexie ; trouble de l'écriture = dysgraphie.

À noter

S'il y a des difficultés, assurez-vous que le patient a acquis la lecture et l'écriture.

Ce que vous trouvez

Voir la Figure 2.2.

Avant de poursuivre l'examen, décrivez vos constatations, par exemple : « Cet homme a une aphasie globale non fluente handicapante socialement, à prédominance expressive, avec des paraphasies et un trouble de la répétition. Une dyslexie et une dysgraphie sont associées. »

Ce que cela signifie

Aphasie : lésion dans l'hémisphère *dominant* (habituellement le gauche).

Aphasie globale : lésion de l'hémisphère *dominant* intéressant à la fois l'aire de Wernicke et l'aire de Broca (Figure 2.3).

Aphasie de Wernicke : lésion de l'*aire de Wernicke* (gyrus supramarginal du lobe pariétal et partie supérieure du lobe temporal). Peut être associée à un déficit du champ visuel.

Aphasie de Broca : lésion de l'*aire de Broca* (gyrus frontal inférieur). Peut être associée à une hémiplégie.

Aphasie de conduction : lésion du *faisceau arqué*.

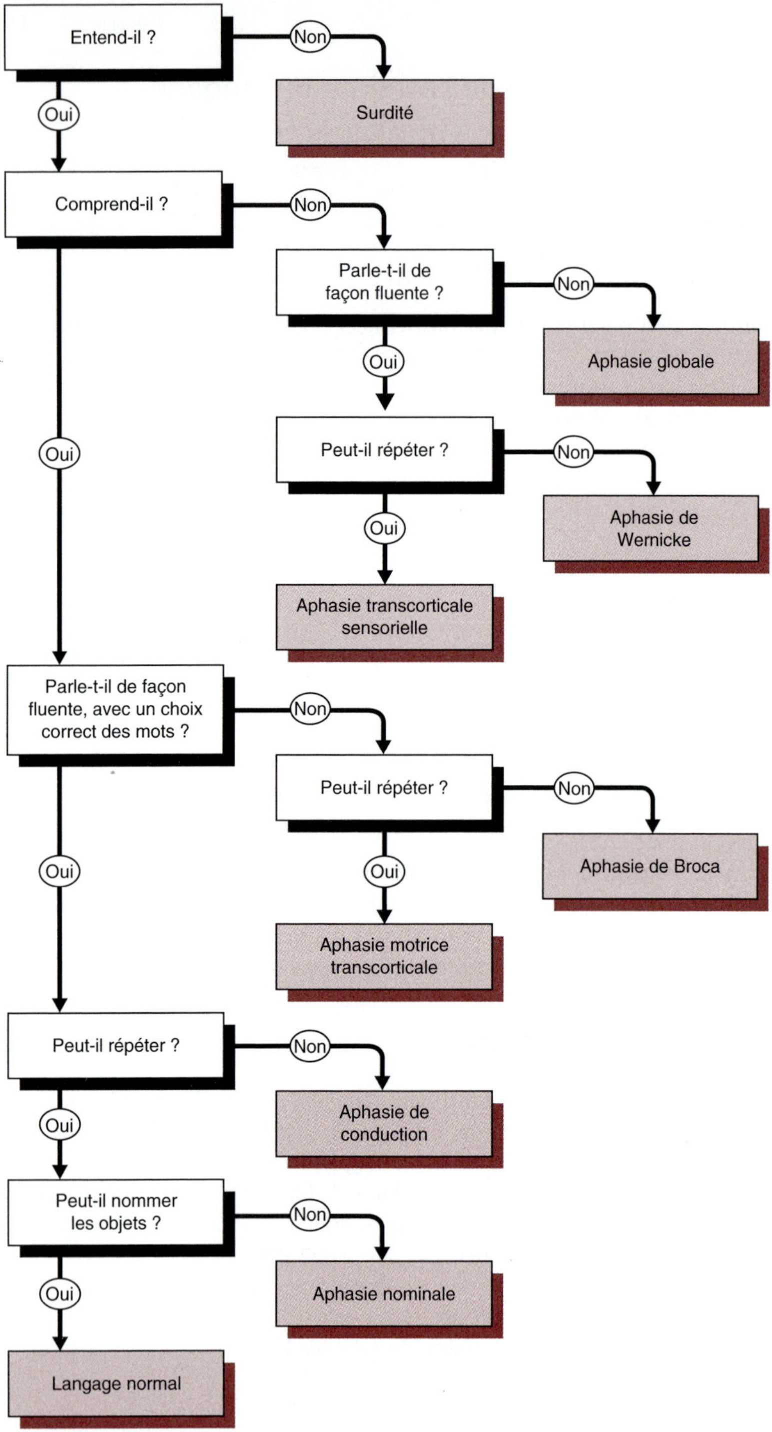

Figure 2.2. Algorithme de l'aphasie.

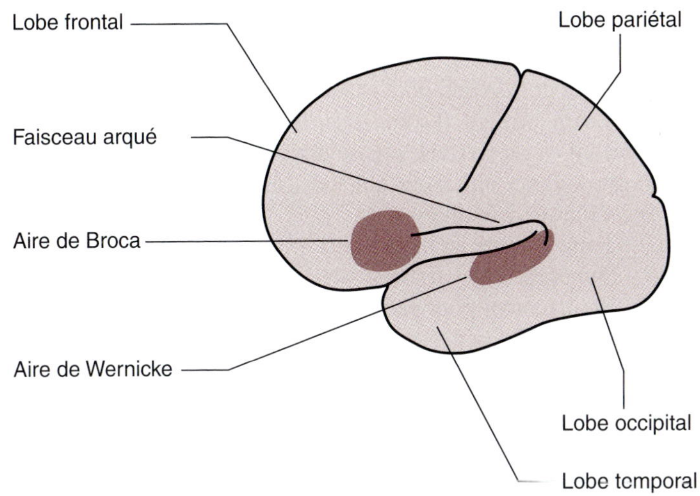

Figure 2.3. Schéma montrant la localisation des aires de Broca et de Wernicke.

Aphasie sensorielle transcorticale : lésion *pariétale postérieure*.
Aphasie motrice transcorticale : lésion partielle de l'*aire de Broca*.
Aphasie nominale : lésion du *gyrus angulaire*.
Les causes habituelles sont données page XX (Déficits focaux).

Dysphonie

Ce qu'il faut faire

Si le patient est capable de donner son nom et son adresse, mais ne peut produire un volume vocal normal ou chuchote, il s'agit d'une *dysphonie*.

- **Demandez au patient de tousser**. Écoutez la qualité de la toux.
- **Demandez au patient d'émettre de façon soutenue « eeeeeee »**. Une fatigue apparaît-elle ?

Ce que vous trouvez et ce que cela signifie

- Toux normale : motricité des cordes vocales normale.
- Dysphonie + toux normale : problème local laryngé ou hystérie.
- Toux non explosive « -toux bovine » : paralysie des cordes vocales.
- Émission vocale non soutenue : pensez à la myasthénie.

Dysarthrie

Ce qu'il faut faire

Si le patient peut donner son nom et son adresse mais que les mots ne sont pas formulés correctement, il a une *dysarthrie* (Figure 2.4).

- Demandez-lui de répéter une phrase difficile telle que « J'habite au 333, avenue Ledru-Rollin » ou « Pour qui sont ces serpents qui sifflent sur vos têtes ». Deux phrases très utiles sont :
  - « Hello Louis » : teste les linguales ;
  - « Bébé hippopotame » : teste les labiales.
- Écoutez attentivement pour percevoir :
  - le rythme du discours ;
  - les troubles de l'articulation des mots ;
  - les sons qui causent le plus de difficulté.

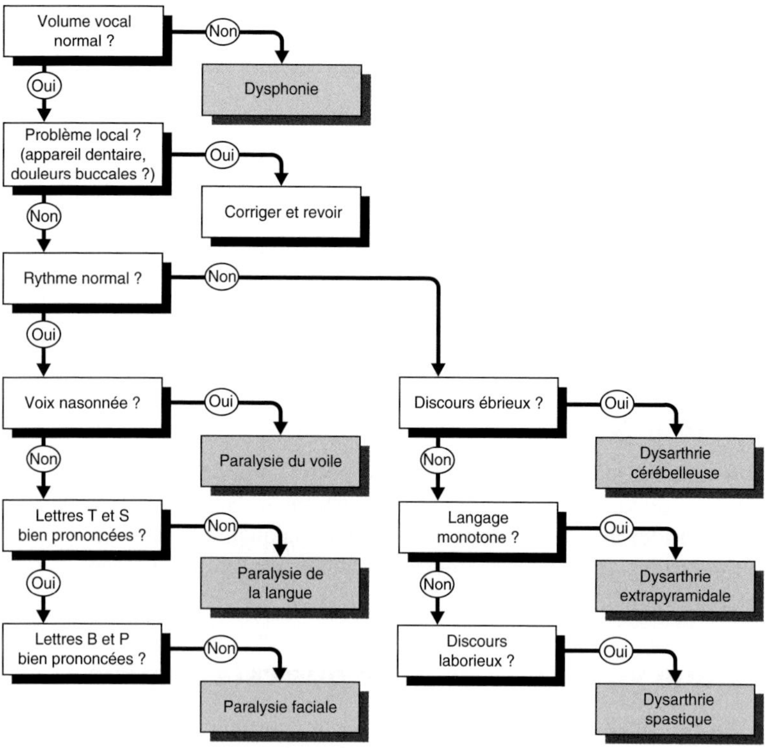

Figure 2.4. Algorithme de la dysarthrie.

Ce que vous trouvez

Type de dysarthrie

- Avec rythme anormal :
  - **dysarthrie spastique :** la parole est mal articulée, lente et laborieuse, le patient ouvre à peine la bouche, comme s'il essayait de parler du fond de la gorge ;
  - **dysarthrie extrapyramidale :** voix monotone, non rythmée, le volume de la voix diminue à la fin des phrases ;
  - **dysarthrie cérébelleuse :** le patient articule comme s'il était ivre, le rythme est irrégulier, parfois scandé (accentuation égale sur chaque syllabe).
- Avec rythme normal :
  - paralysie du neurone moteur périphérique :
    - *paralysie du voile :* voix nasale, comme avec un rhume,
    - *paralysie de la langue :* distorsion de la parole, notamment avec les lettres t, s et d,
    - *paralysie faciale :* difficultés avec les lettres b, p, m et v, les sons évités par les ventriloques ;
  - myasthénie :
    - fatigabilité musculaire démontrée en demandant au patient de compter,
    - repérer la survenue d'une dysphonie ou d'une dysarthrie du type neurone moteur périphérique (NB : la myasthénie résulte d'un déficit de la transmission neuromusculaire).

Avant de poursuivre l'examen, décrivez ce que vous avez constaté.

Ce que cela signifie

- **Dysarthrie spastique :** atteinte bilatérale du neurone moteur central. *Causes :* paralysie pseudobulbaire (lésions vasculaires multiples, maladies du motoneurone).
- **Dysarthrie extrapyramidale.** *Cause habituelle :* syndrome parkinsonien.
- **Dysarthrie cérébelleuse.** *Causes habituelles :* intoxication alcoolique, sclérose en plaques, surdosage en phénytoïne ; parfois ataxie cérébelleuse dégénérative.
- **Dysarthrie du neurone moteur périphérique.** *Causes :* lésion du X (paralysie du voile), du XII (langue) ou du VII (face) : cf. les chapitres correspondants.
- **Dysarthrie myasthénique.** *Cause :* myasthénie.

À noter

Attention : pensez à la myasthénie devant tout patient ayant une dysarthrie.

À noter

Certains patients ont plus d'un type de dysarthrie. Par exemple, un patient ayant une sclérose en plaques peut associer dysarthrie cérébelleuse et spastique.

3 État mental et fonctions supérieures

État mental

Données de base

Dans cette partie, l'examen des fonctions supérieures a été séparé de l'examen de l'état mental. La raison en est que l'examen des fonctions supérieures peut être réalisé avec des tests relativement simples alors que l'examen de l'état mental est fondé sur l'observation du patient et l'attention portée à certains points de l'histoire.

L'état mental se réfère à l'humeur et aux pensées du patient.

Des anomalies peuvent refléter :

- **une maladie neurologique** telle qu'une maladie du lobe frontal ou une démence ;
- **une maladie psychiatrique** pouvant provoquer des symptômes neurologiques (par exemple, anxiété à l'origine d'attaques de panique) ;
- **une maladie psychiatrique** secondaire à une affection neurologique (par exemple, dépression après un accident vasculaire cérébral).

L'examen de l'état mental s'efforce de distinguer :

- un déficit neurologique focal ;
- un déficit neurologique diffus ;
- une maladie psychiatrique primitive telle que dépression ou anxiété se présentant sous la forme de symptômes somatiques ;
- une maladie psychiatrique secondaire ou associée à une maladie neurologique.

L'étendue de l'évaluation de l'état mental dépendra du patient et de son problème. Chez nombre de patients, une évaluation simple sera suffisante. Cependant, il est légitime d'envisager la nécessité d'une évaluation plus poussée chez tous les patients.

Les modalités d'un examen psychiatrique approfondi ne seront pas traitées ici.

L'examen neurologique facile
© 2021 Elsevier Masson SAS. Tous droits réservés.

Ce qu'il faut faire et ce que vous trouvez

Présentation et comportement

Observez le patient en même temps que vous recueillez l'histoire. Voici quelques questions que vous pouvez vous poser concernant sa présentation et son comportement.

• **Y a-t-il des signes de négligences de soi ?** Sale ou négligé : pensez dépression, démence, alcoolisme ou toxicomanie.

• **Le patient semble-t-il déprimé ?** Sourcils froncés, faciès immobile, traits du visage tombants, voix lente, monotone (voir « Syndrome parkinsonien », chapitre 24).

• **Le patient semble-t-il anxieux ?** Remuant, instable, peu concentré.

• **Le comportement est-il approprié ?**
  - Excessivement familier et désinhibé ou agressif : penser à un *syndrome frontal.*
  - Peu réactif avec peu de réponses émotionnelles : *indifférence.*

• **L'humeur du patient change-t-elle rapidement ?** Il rit ou pleure facilement : *labilité émotionnelle.*

• **L'attitude du patient est-elle adaptée à ses symptômes et à son handicap ?** Expression du visage non en rapport avec l'importance du handicap (« belle indifférence »). Envisager si cela reflète (i) un défaut d'auto-appréciation et de « frontalité » ou (ii) un trouble de conversion.

Humeur

• **Interrogez le patient sur son humeur :**
  - « Quel est votre état d'esprit en ce moment ? » ;
  - « Comment décririez-vous votre humeur ? ».

• **Si vous pensez que le patient est peut-être déprimé, demandez :**
  - durant le mois précédent avez-vous été ennuyé par :
    - a. un sentiment de dépréciation, de dépression ou de désespoir ?
    - b. une perte d'intérêt ou de plaisir à réaliser les choses ?
  - est-ce quelque chose pour laquelle vous aimeriez être aidé ?

• Une réponse positive à (a) ou (b) associée à une demande d'aide est un test de dépistage sensible et spécifique pour un état dépressif.

Les schizophrènes semblent avoir une vacuité de l'humeur – *affect émoussé* – ou avoir une humeur inappropriée, souriant lorsque vous vous attendez à ce qu'ils soient tristes – *affect incongru.*

Dans la manie, les patients sont euphoriques.

Symptômes végétatifs

• **Demandez au patient s'il existe des symptômes végétatifs :**
  - perte ou gain de poids ;
  - troubles du sommeil (éveil précoce ou endormissement difficile) ;

– appétit ;
– constipation ;
– libido.

- **Chercher des symptômes d'anxiété :**
  – palpitations ;
  – transpiration ;
  – hyperventilation (picotements des doigts, des orteils et péribuccal, bouche sèche, sensations vertigineuses et souvent sentiment d'oppression).

Délire

Un délire est une conviction irrationnelle solidement établie, non accessible au raisonnement, sans rapport avec les croyances conventionnelles liées à la culture et à la société dans laquelle vit le patient.

Des idées délirantes peuvent apparaître lors du recueil de l'histoire, mais ne doivent pas être recherchées par un questionnement direct. Elles peuvent être classées d'après leur formule (par exemple, délire de persécution, de grandeur, hypochondriaque) et leur contenu.

Des idées délirantes sont observées dans les états confusionnels et dans les psychoses.

Hallucinations et illusions

Quand un patient se plaint de quelque chose qu'il a vu, entendu ou perçu dans le domaine cutané ou olfactif, vous devez déterminer s'il s'agit d'une illusion ou d'une hallucination.

Une illusion est une interprétation erronée d'un stimulus externe, particulièrement fréquente chez les patients ayant une altération de la conscience. Par exemple, un patient confus peut voir le poing d'un géant frappant à la fenêtre alors qu'il s'agit en fait d'un arbre agité par le vent.

Une hallucination est une perception sans objet ne pouvant être distinguée de la perception d'un stimulus externe réel.

Les hallucinations peuvent être *élémentaires* – flashs lumineux, détonation, sifflets – ou *complexes* – vision de personnes, de visages, audition de voix ou de musique. Les hallucinations élémentaires sont habituellement organiques.

Les hallucinations peuvent être décrites en fonction du type de la sensation :

- *odorat :* olfactive } habituellement organique
- *goût :* gustative }
- *vue :* visuelle
- *tact :* somatique } souvent psychiatrique
- *audition :* auditive }

Avant d'aller plus loin, décrivez pour vous même vos constatations, par exemple : « Un homme âgé, négligé, qui répond aux questions lentement mais de façon appropriée et paraît déprimé. »

Ce que cela signifie

Il existe une hiérarchie dans les diagnostics psychiatriques, allant d'un niveau élevé à un niveau inférieur. Le diagnostic retenu doit être celui du niveau le plus élevé. Par exemple, un patient ayant de l'anxiété (bas niveau) et des symptômes psychotiques (niveau élevé) doit être considéré comme psychotique (Tableau 3.1).

Psychoses organiques

Une psychose organique est un déficit neurologique produisant une altération de l'état mental comportant une altération de la conscience dont le degré est fluctuant, des troubles de la mémoire, des hallucinations visuelles, olfactives, somatiques et gustatives et des troubles sphinctériens.

Testez les fonctions supérieures à la recherche de signes de localisation.

Il y a trois syndromes majeurs de psychose organique :

- **délirium ou état confusionnel aigu.** *Causes habituelles :* médicaments (notamment sédatifs, antidépresseurs, antipsychotiques), troubles métaboliques (notamment hypoglycémie), sevrage alcoolique, épilepsie (postcritique ou crises du lobe temporal) ; il peut exister un état démentiel sous-jacent ;
- **syndromes dysmnésiques :** trouble prédominant de la mémoire à court terme, par exemple psychose de Korsakoff (déficit en thiamine) ou certaines formes d'encéphalites infectieuses ou auto-immunes ;
- **démence.** *Causes habituelles :* voir plus bas (après l'évaluation des fonctions supérieures).

Tableau 3.1. **Hiérarchie des diagnostics psychiatriques.**

Niveau le plus élevé	
Psychoses organiques	
Psychoses fonctionnelles	Schizophrénie Dépression psychotique Bipolaire (maniacodépressive)
Névroses	Dépression États d'anxiété Réaction hystérique Phobies Névrose obsessionnelle
Troubles de la personnalité	
Niveau le plus bas	

Psychoses fonctionnelles

- **Schizophrénie** : conscience claire, affectivité émoussée ou inadaptée, pensée concrète (voir plus bas), idées délirantes, hallucinations auditives élaborées, habituellement des voix pouvant parler au patient ou parler de lui. Peut se sentir sous contrôle. Peut adopter des postures étranges et les conserver (catatonie).
- **Dépression psychotique** : conscience claire, baisse de l'affectivité, négligence de sa personne, lenteur, idées délirantes (habituellement d'auto-dépréciation) ou hallucinations. Il existe habituellement des symptômes végétatifs : éveil précoce, perte de poids, réduction de l'appétit, perte de la libido, constipation. NB : important chevauchement avec la dépression névrotique.
- **Psychose bipolaire** : épisodes de dépression comme plus haut, mais aussi épisodes maniaques – élévation de l'humeur, idées délirantes de grandeur, précipitation du langage et de la pensée.

Névroses

- **Dépression** : baisse de l'humeur, perte d'énergie – survenant après un événement identifiable (par exemple, un deuil). Symptômes végétatifs moins marqués.
- **État d'anxiété** : anxiété envahissante sans cause valable, tendance aux attaques de panique, parfois hyperventilation.
- **Trouble de conversion** : production ou aggravation inconsciente d'une incapacité associée à une réaction inappropriée à l'incapacité. Il peut exister un bénéfice secondaire. Souvent, l'incapacité n'est pas conforme à un déficit neurologique correspondant aux données de l'anatomie.
- **Phobies** : peur irrationnelle de quelque chose – allant des espaces ouverts aux araignées.
- **États obsessionnels** : une pensée s'introduit de façon répétée dans la conscience du patient, l'obligeant souvent à agir (compulsions) – par exemple, l'idée d'être contaminé contraint le patient à se laver les mains de façon répétée. Le patient peut développer des rituels.

Troubles de la personnalité

Il s'agit de formes extrêmes de personnalités normales, persistant pendant toute l'existence.

Par exemple :

- manque de capacité à développer des relations sociales, comportement agressif et irresponsable = *personnalité psychopathique* ;
- personnalité histrionique, fausse, immature = *trouble* borderline *de la personnalité.*

Fonctions supérieures

Données de base

Le terme « fonctions supérieures » est utilisé pour désigner le langage (voir chapitre 2), la pensée, la mémoire, la compréhension, la perception et l'intelligence (fonctions cognitives).

De nombreux tests sophistiqués peuvent être utilisés pour évaluer ces fonctions supérieures. Ils peuvent être utilisés pour tester l'intelligence et en pathologie. Cependant, beaucoup peut être obtenu avec des tests simples praticables au lit du patient.

L'objet des tests est :

- de documenter le niveau de la fonction de façon reproductible ;
- de distinguer des déficits focaux ou diffus ;
- d'évaluer le niveau fonctionnel au sein de la communauté.

Les fonctions supérieures peuvent être segmentées de la façon suivante :

- attention ;
- mémoire (immédiate, à court terme et à long terme) ;
- calcul ;
- pensée abstraite ;
- perception spatiale ;
- perception visuelle et perception du corps.

Tous les tests nécessitent l'intégrité du langage. Celui-ci doit être testé en premier. Les tests ne peuvent pas être interprétés si l'attention du patient est mauvaise, car cela interfère avec tous les aspects de l'évaluation. Les résultats doivent être interprétés à la lumière du niveau intellectuel antérieur. Par exemple, la signification d'une erreur de calcul n'est pas la même chez un ouvrier et chez un professeur de mathématique.

Quand tester les fonctions supérieures

Quand devez-vous tester spécifiquement les fonctions supérieures ? À l'évidence, vous devez le faire si le patient se plaint d'un trouble de la mémoire ou de toute anomalie des fonctions supérieures. Chez d'autres patients, ce sont les données de l'histoire qui doivent vous inciter à tester les fonctions supérieures. Les patients ont souvent une tendance remarquable à minimiser leur perte de mémoire ; des réponses vagues à des questions précises ou des réponses inconsistantes, données sans hésitation, peuvent suggérer la nécessité de tester. En cas de doute, testez. Une histoire obtenue des membres de la famille et des amis est essentielle.

Lorsque vous testez les fonctions supérieures, les tests doivent être utilisés comme :

1. un outil d'investigation orienté vers le problème ;
2. des tests de dépistage pour chercher une atteinte d'autres fonctions supérieures.

Par exemple, si le patient se plaint d'une mauvaise mémoire, l'examinateur doit tester l'attention, la mémoire à court et à long terme, puis rechercher une atteinte du calcul, de la pensée abstraite et de l'orientation spatiale.

À noter

Si le patient reste tourné vers son accompagnant à la recherche de réponses quand vous posez des questions (signe du détournement de la tête), ceci peut indiquer un trouble mnésique.

Ce qu'il faut faire

Introduction

Avant de commencer, expliquez que vous allez poser un certain nombre de questions. Présentez vos excuses pour certaines questions qui pourront sembler très simples.

Testez l'attention, l'orientation, la mémoire et le calcul chaque fois que vous testez les fonctions supérieures. Les autres tests devront être utilisés de façon plus sélective, leurs indications seront précisées.

Attention et orientation

Orientation

Testez l'orientation dans le temps, dans l'espace et l'orientation personnelle :

- *orientation dans le temps :* quel jour sommes-nous ? Quelle est la date ? Quel est le mois, l'année ? Quelle est la saison ? Quelle heure est-il ?
- *orientation spatiale :* quel est le nom du lieu où nous sommes ? Quel est le nom de la salle/de l'hôpital ? Quel est le nom de la ville ?
- *orientation personnelle :* quel est votre nom ? Quelle est votre profession ? Où habitez-vous ?

Notez les erreurs commises.

Attention

Span digital

Annoncez au patient que vous souhaitez qu'il répète quelques chiffres que vous allez lui donner. Commencez avec trois ou quatre chiffres et augmentez jusqu'à ce que le patient fasse plusieurs erreurs pour un nombre donné de chiffres. Ensuite, expliquez-lui que vous souhaitez qu'il répète les nombres à l'envers – par exemple : « Quand je dis un, deux, trois, vous dites trois, deux, un. »

Notez le nombre de chiffres dont le patient est capable de se souvenir à l'endroit et à l'envers.

• *Normalement :* sept en avant, cinq en arrière.

À noter

Utilisez des parties de numéros de téléphone que vous connaissez (pas 999 ou le vôtre !).

Mémoire

Rappel immédiat et attention

Test du nom et de l'adresse

Dites au patient que vous voulez qu'il se souvienne d'un nom et d'une adresse. Utilisez un type d'adresse avec lequel le patient devrait être familier, par exemple « Jean Lenoir, 5, rue des Roses, Dinard » ou « Jacques Levert, 20, rue du Bois, Marseille ». Demandez-lui immédiatement de vous la répéter.

Notez le nombre d'erreurs commises dans la répétition et combien de fois vous devez répéter avant que le patient répète correctement.

Normalement : enregistrement immédiat.

À noter

Donnez un nom et une adresse que vous utilisez régulièrement de façon à ne pas faire vous-même d'erreur.

Test alternatif : la phrase de Babcock

Demandez au patient de répéter cette phrase : « Une chose qu'une nation doit avoir pour être riche et grande est un approvisionnement important et sécurisé en bois. »

Normalement : répétition correcte en trois essais.

Mémoire à court terme, mémoire épisodique

Environ cinq minutes après avoir demandé au patient de se souvenir d'un nom et d'une adresse, demandez-lui de vous les répéter.

Notez le nombre d'erreurs commises.

À noter

Les cinq minutes peuvent être utilisées pour tester le calcul et la pensée abstraite.

Mémoire à long terme, mémoire sémantique

Testez la mémoire de faits dont vous pensez que le patient a connaissance. Ceci est très variable d'un patient à l'autre et nécessite une adaptation des questions. Par exemple, un ancien soldat devrait connaître le commandant en chef de la Seconde Guerre mondiale, un fan de football l'année où la France a gagné la Coupe du monde, un neurologue, le nom des nerfs crâniens. Ce qui suit peut être utilisé comme des exemples de connaissance générale : les dates de la Seconde Guerre mondiale, le nom d'un président américain qui a été assassiné.

Calcul

De sept en sept

Demandez au patient s'il est bon en calcul, en lui expliquant que vous allez lui demander de faire quelques opérations simples. Demandez-lui de retirer sept de cent, puis en série sept de ce qui reste.

Notez les erreurs et le temps mis pour effectuer le calcul. NB : ces tests nécessitent une bonne concentration et de mauvaises performances peuvent refléter un trouble de l'attention.

Test alternatif : « doubler les trois »

Il doit être utilisé lorsque le test précédent s'avère trop difficile et si le patient fait état de difficultés en calcul. Combien font deux fois trois ? Deux fois le résultat obtenu ? Et doublez ainsi de suite.

Notez jusqu'où le patient peut aller et le temps que cela prend.

Autres tests

Demandez au patient d'effectuer un calcul mental de difficulté croissante : $2 + 3$; $7 + 12$; $21 - 9$; 4×7 ; $36 \div 9$; etc.

NB : adaptez au niveau antérieur présumé.

Pensée abstraite

Ces tests explorent la fonction du lobe frontal. Ils sont utiles en cas de lésion du lobe frontal, de démence et de maladie psychiatrique.

Dites au patient que vous souhaitez qu'il vous explique quelques proverbes.

- **Demandez-lui l'explication de proverbes bien connus.** Par exemple : « Pierre qui roule n'amasse pas mousse », « Quand le vin est tiré, il faut le boire », « L'habit ne fait pas le moine ».
- **Donne-t-il l'interprétation correcte ?**

Ce que vous trouvez

- Interprétation correcte : *normal.*
- Interprétation au sens propre : par exemple « La pierre roule jusqu'en bas si bien que la mousse ne peut pas s'y attacher » ou « Quand le verre a été rempli de vin il faut le vider ». Cela indique une *pensée concrète.*

Demandez-lui d'expliquer la différence entre deux objets : par exemple, une chemise et un pantalon, une table et une chaise.

Demandez-lui d'estimer : la longueur d'un jumbo jet (70 m) ; le poids d'un éléphant (5 t) ; la hauteur de la tour Eiffel (300 m), le nombre de chameaux aux Pays-Bas (quelques-uns dans les zoos).

Ce que vous trouvez

- Estimation raisonnable : *normal.*
- Estimation déraisonnable : *pensée abstraite anormale.*

Perception spatiale

Ces tests explorent la fonction du lobe pariétal et du lobe occipital.

Test de l'horloge

Demandez au patient de dessiner le cadran d'une horloge et de placer les chiffres. Demandez-lui ensuite de dessiner les aiguilles à une heure donnée : par exemple, quatre heures moins dix.

Étoile à cinq branches

Demandez au patient de copier une étoile à cinq branches (figure 3.1).

Ce que vous trouvez

- Horloge et étoile exactes : *normal.*
- Une moitié de l'horloge manque : *inattention visuelle.*
- Incapacité à dessiner l'horloge ou à copier l'étoile : *apraxie constructive.*

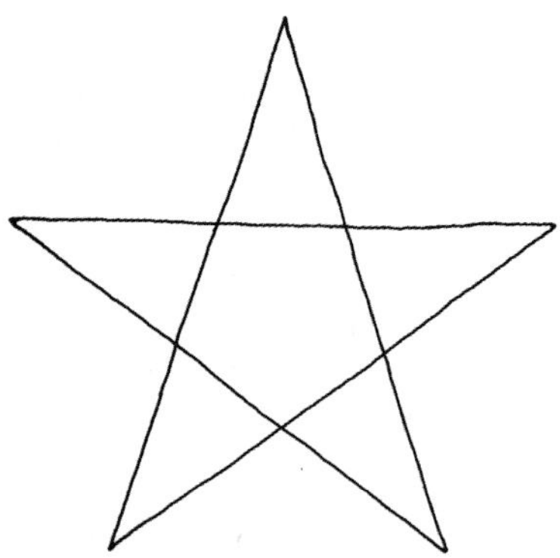

Figure 3.1. Étoile à cinq branches.

À noter

Il est difficile d'évaluer ces tests lorsqu'il existe un déficit moteur.

Perception visuelle et perception du corps

Ces tests sont utiles pour l'étude des lésions pariétales et occipitales.

Des anomalies de la perception alors que les voies sensorielles sont normales sont appelées *agnosies*. Les agnosies peuvent survenir pour toutes les modalités de sensation mais, en clinique, elles portent habituellement sur la vision, le tact et la perception du corps. Les voies sensorielles doivent avoir été examinées et trouvées intactes avant de considérer qu'un patient a une agnosie. Les agnosies sont habituellement étudiées avec les atteintes des fonctions supérieures.

Reconnaissance des visages : « les visages connus »

Prenez un journal ou un magazine au lit du patient et demandez-lui d'identifier les visages de personnes connues. Choisissez des personnes probablement connues du patient : le président de la République, le pape, la reine d'Angleterre, le Premier ministre, des vedettes de cinéma, etc.

Notez les erreurs commises.

- Les visages sont reconnus : *normal.*
- Les visages ne sont pas reconnus : *prosopagnosie.*

Perception du corps

- Le patient ignore un côté (habituellement le gauche) et est incapable de trouver sa main si on le lui demande (*héminégligence*).
- Le patient ne reconnaît pas sa main gauche si on la lui montre (*asomatognosie*).
- Le patient n'a pas conscience de la faiblesse du côté atteint (habituellement le gauche) [*anosognosie*] – et souvent bouge le côté droit quand on lui demande de bouger le côté gauche.

Demandez au patient de vous montrer son index, son annulaire, etc.

- Échec : agnosie digitale.

Demandez au patient de toucher son oreille droite avec son index gauche. Croisez vos mains et demandez-lui de montrer votre main droite.

- Échec : agnosie (indistinction) gauche-droite.

Agnosie sensitive

Demandez au patient de fermer les yeux. Placez un objet dans sa main, par exemple une pièce, une clé, un trombone, et demandez-lui ce que c'est.

- Échec : astéréognosie.

Demandez au patient de fermer les yeux. Écrivez un chiffre ou une lettre sur sa main et demandez-lui ce que c'est.

- Échec : agraphesthésie.

À noter

Testez le côté sain en premier pour vous assurer que le patient a bien compris le test.

Apraxie

« Apraxie » est un terme utilisé pour décrire une incapacité à effectuer une tâche alors qu'il n'y a pas de déficit moteur, d'incoordination ou tout autre trouble du mouvement. L'apraxie sera décrite ici, bien que l'examen du système moteur soit nécessaire avant qu'elle soit évaluée.

L'étude des praxies teste la fonction du lobe pariétal et le cortex prémoteur du lobe frontal.

Demandez au patient d'effectuer une tâche imaginaire : « Montrez-moi comment vous feriez pour vous coiffer, boire une tasse de thé, frotter une allumette et la souffler. »

Observez le patient. S'il y a une difficulté, donnez-lui un objet approprié et regardez s'il est capable d'effectuer la tâche avec une rapidité convenable. S'il y a encore des difficultés, faites une démonstration et demandez-lui de copier ce que vous faites.

- Le patient est capable d'effectuer l'action correctement : *normal*.
- Le patient est incapable d'entreprendre l'action bien qu'il ait compris la consigne : *apraxie idéatoire*.
- Le patient effectue la tâche mais en faisant des erreurs – par exemple, il utilise sa main comme une tasse au lieu de tenir une tasse imaginaire : *apraxie idéomotrice*.

L'incapacité peut être liée à une tâche spécifique, par exemple l'habillage, désignée alors sous le nom d'« apraxie de l'habillage ». On la recherche souvent en demandant au patient de mettre une robe de chambre dont une manche a été retournée. Normalement, le patient doit être capable de surmonter aisément cette difficulté.

La description des difficultés du patient est utile pour planifier la rééducation.

Test des trois positions de la main

Demandez au patient d'imiter les mouvements de votre main : (1) fermez le poing et tapez sur la table avec le pouce en haut ; (2) puis étendez les doigts et tapez sur la table avec le pouce en haut ; (3) puis placez votre paume à plat sur la table. Si le patient est incapable de faire cela après une démonstration, répétez la démonstration.

• Si le patient échoue alors que la fonction motrice est normale : *apraxie du membre*.

Ce que vous trouvez

Trois formules peuvent être reconnues.

• **Patient ayant un trouble de l'attention.** Les tests sont utiles pour évaluer le niveau fonctionnel, mais sont d'un intérêt limité pour faire la distinction entre une atteinte cérébrale focale ou diffuse. Une évaluation plus précise est discutée dans le chapitre 27.

• **Patient ayant des déficits dans plusieurs ou tous les domaines testés.** Cela indique une atteinte cérébrale diffuse ou multifocale :

- si le début a été lent : démence ou syndrome cérébral chronique. La formule du déficit et sa progression orientent vers le diagnostic (voir plus loin) ;
- si le début a été rapide : état confusionnel ou syndrome cérébral aigu.

Erreurs fréquentes

La démence doit être distinguée :

• **d'un niveau intellectuel faible** : cela est habituellement indiqué par l'historique du développement intellectuel ;

• **d'un état dépressif :** cela peut être difficile, en particulier chez le sujet âgé. Souvent suggéré par le comportement du patient ;

• **d'une aphasie** : habituellement reconnue par les tests appropriés.

• **Patient ayant un déficit dans un ou un petit nombre des domaines testés.** Cela indique un processus focal. Identifiez la région atteinte et cherchez les signes neurologiques associés (Tableau 3.2).

Formule des déficits spécifiques

• **Des troubles de l'attention et de l'orientation :** surviennent en cas de perturbation diffuse du fonctionnement cérébral. Aigus, ils sont souvent associés à un trouble de la conscience ; pour l'évaluation : chapitre 27. Chroniques, cela réduit la possibilité de poursuivre l'évaluation ; cela suggère une démence. NB : survient aussi en relation avec l'anxiété et la dépression.

Tableau 3.2. Formules de déficits focaux.

Lobes	Fonction supérieure altérée	Signes neurologiques associés
Frontal	Apathie, désinhibition	Hémiplégie, aphasie de Broca (hémisphère dominant), réflexes archaïques
Temporal	Mémoire	Aphasie de Wernicke (hémisphère dominant), quadranopsie supérieure
Pariétal	Calcul, orientation perceptive et spatiale (hémisphère non dominant)	Apraxie (hémisphère dominant), hémianopsie homonyme, déficit hémisensitif, négligence
Occipital	Orientation perceptive et spatiale	Hémianopsie

- **Mémoire** : perte de la mémoire à court terme chez un patient vigilant – habituellement dysfonctionnement bilatéral du système limbique (hippocampe, corps mamillaires) ; lésions temporales bilatérales ; ces troubles sont au premier plan dans la psychose de Korsakoff (carence en thiamine). Perte de la mémoire des faits anciens avec conservation de la mémoire à court terme : trouble de la mémoire de nature fonctionnelle.
- **Calcul** : un trouble du calcul indique habituellement une encéphalopathie diffuse. Associé à une agnosie digitale (incapacité à nommer les doigts), une agnosie gauche-droite (incapacité de distinguer le côté gauche du côté droit) et une dysgraphie – syndrome de Gerstmann – indique une atteinte du lobe pariétal dominant. Des erreurs de calcul systématiques et cohérentes suggèrent une affection psychiatrique.
- **Pensée abstraite** : une interprétation concrète de proverbes suggère une encéphalopathie diffuse. Si l'interprétation comprend des idées délirantes, cela suggère une maladie psychiatrique, particulièrement une atteinte du lobe frontal. De mauvaises estimations suggèrent un dysfonctionnement frontal, une encéphalopathie diffuse ou une maladie psychiatrique.
- **Perte des repères spatiaux** (copie de dessins) : lésion pariétale.
- **Perception visuelle et perception du corps :**
  - prosopagnosie : lésion temporopariétale bilatérale ;
  - négligence ;
  - agnosie sensorielle ;
  - astéréognosie ;
  - agraphesthésie.

  } lésion du lobe pariétal
- **Apraxie :**
  - apraxie idéomotrice : lésion du lobe pariétal de l'hémisphère dominant ou du cortex prémoteur ou lésions cérébrales diffuses ;
  - apraxie idéatoire : suggère des lésions pariétales bilatérales.

Ce que cela signifie

Anomalies diffuses ou multifocales

Habituellement

- Maladie d'Alzheimer. Débute typiquement par des troubles de la mémoire à court terme avec ensuite développement d'une apraxie et de troubles de la fonction du lobe frontal.
- Maladie vasculaire (infarctus multiples). Variable selon le siège des infarctus cérébraux ; souvent associée à des anomalies de la marche et des déficits du champ visuel.

Plus rarement

Maladies dégénératives :

- démence frontotemporale. Début par des syndromes focaux précédant une atteinte diffuse. Les modes de présentation comprennent une « variante comportementale », dans laquelle le patient a une désinhibition progressive et un syndrome frontal ; « aphasie progressive primaire » avec une perte progressive du langage ; « démence sémantique » dans laquelle le patient développe une perte progressive de ses savoirs ;
- maladie des corps de Lewy diffus. Les patients ont des troubles de la mémoire qui sont souvent fluctuants avec des hallucinations visuelles intermittentes et un syndrome parkinsonien ;
- maladie de Huntington.

Troubles nutritionnels

- Carence en thiamine, habituellement liée à une intoxication alcoolique (psychose de Korsakoff).
- Carence en vitamine B12.

Causes infectieuses

- Syphilis quaternaire.
- Maladie de Creutzfeldt-Jakob.
- Encéphalopathie VIH.

Autres causes

- Hydrocéphalie à pression normale associée à des troubles de la marche et une incontinence urinaire.
- Sclérose en plaques.
- Autres maladies démyélinisantes.

Anomalies focales

Peut être le stade initial d'une maladie multifocale.

Causes dégénératives

- Démence frontotemporale (voir plus haut).
- Atrophie corticale postérieure : variante de la maladie d'Alzheimer débutant par une atteinte pariéto-occipitale

Causes vasculaires

- Thrombose, embolies ou hémorragies.

Causes néoplasiques

- Tumeurs primitives ou secondaires.

Causes infectieuses

- Abcès.

Maladies démyélinisantes

- Sclérose en plaques.

4 Marche

Données de base

Examinez toujours la marche du patient. C'est une action coordonnée nécessitant l'intégration des fonctions sensitives et motrices. Le trouble de la marche, parfois seule anomalie de l'examen, doit vous inciter à chercher des signes associés pouvant en rendre compte. Les anomalies les plus fréquentes sont l'hémiplégie, le syndrome parkinsonien, la marche à petits pas, la marche ataxique et instable.

Le **test de Romberg** est logiquement cherché après avoir examiné la marche. C'est un test simple du sens de la position articulaire.

Ce qu'il faut faire et ce que vous trouvez

Demandez au patient de marcher.

Assurez-vous que vous pouvez bien voir les membres supérieurs et les membres inférieurs.

La marche est-elle symétrique ?

- Oui : voyez les figures 4.1 et 4.2.
- Non : voir plus bas.

(On peut distinguer des marches symétriques (même si la symétrie n'est pas parfaite) et asymétriques.)

Marche symétrique

Observez la longueur des pas :

- petite ou normale ?

Si petits pas

Observez la posture et le balancement des membres supérieurs :

- voûté, penché en avant, avec une diminution du ballant des membres supérieurs : *syndrome parkinsonien* (il peut y avoir une difficulté à démarrer et à s'arrêter : *festination* – qui peut être plus marquée d'un côté ; un tremblement peut être exagéré lors de la marche). La réduction du ballant des membres supérieurs, souvent unilatérale, est l'un des signes les plus précoces du syndrome parkinsonien ;
- tout droit, avec un balancement marqué des membres supérieurs : *marche à petits pas*.

L'examen neurologique facile
© 2021 Elsevier Masson SAS. Tous droits réservés.

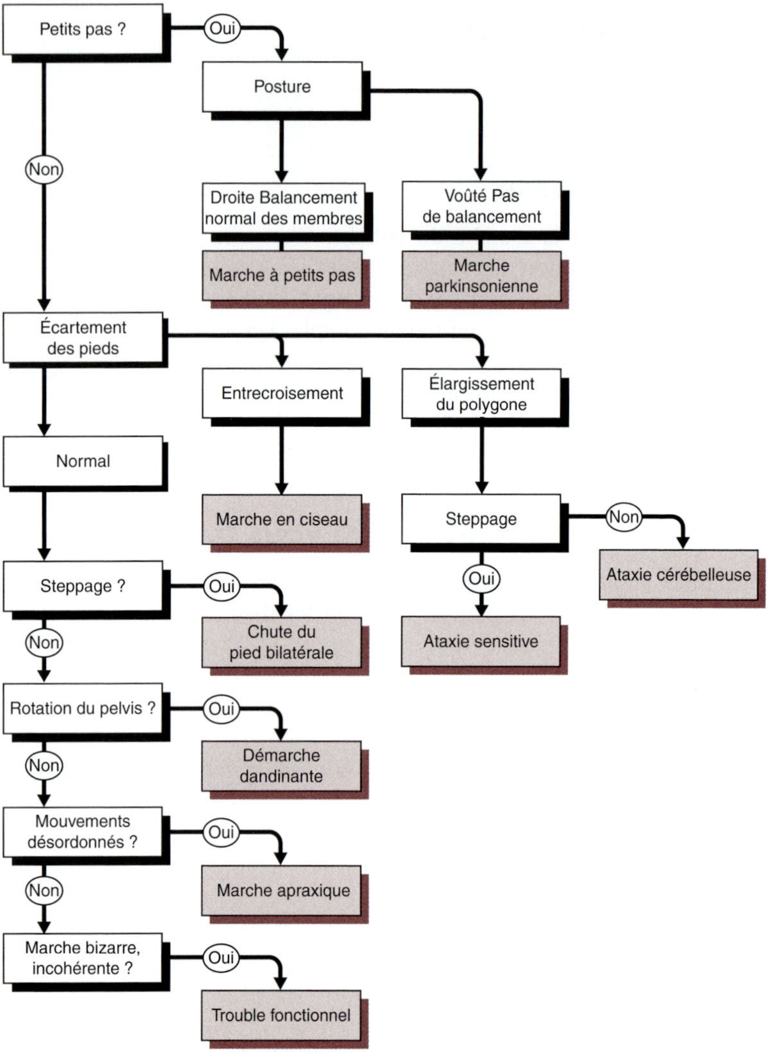

Figure 4.1. Algorithme de la marche.

Si la longueur des pas est normale

Observez l'écartement entre les pieds :

- normal ;
- largement séparés : *élargissement du polygone de sustentation* ;
- incoordination des membres inférieurs : *cérébelleux* ;
- entrecroisement, les orteils raclant le sol : *marche en ciseau*.

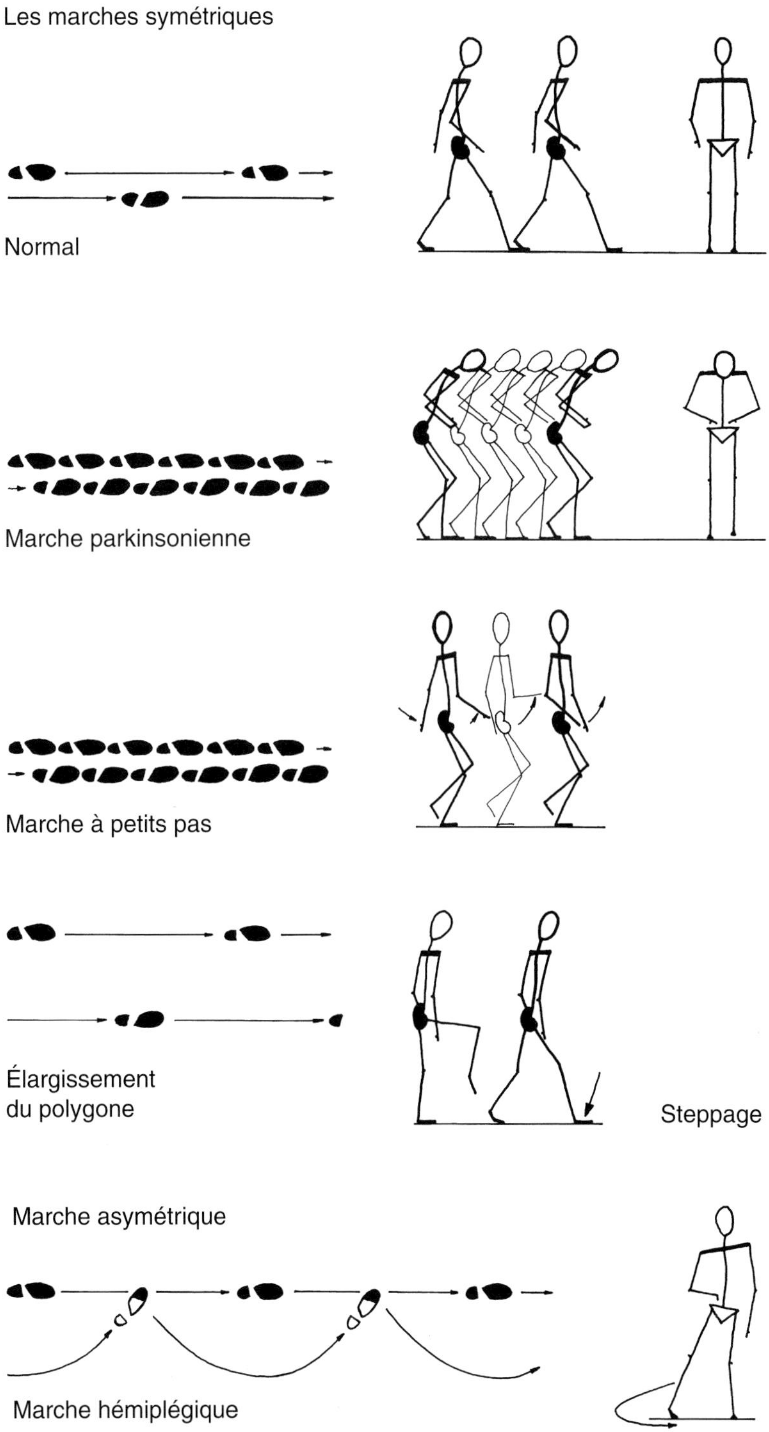

Figure 4.2. Les démarches.

Observez les genoux :
- normaux ;
- surélévation des genoux : *steppage*.

Regardez le bassin et les épaules :
- normaux ;
- rotation marquée du bassin et des épaules : *démarche dandinante*.

Regardez l'ensemble du mouvement :
- normal ;
- désordonné, comme si le patient avait oublié comment marcher – il semble souvent enraciné sur place : *apraxique* ;
- bizarre, minutieux et incohérent : *fonctionnel*.

Marche asymétrique

Le patient souffre-t-il ?
- Oui : marche douloureuse ou antalgique.

Cherchez une déformation squelettique :
- marche orthopédique.

Balance-t-il un membre inférieur sur le côté ?
- Oui : marche hémiplégique.

Regardez l'élévation du genou :
- normale ;
- élévation excessive d'un genou : *steppage*.

Autres tests

Demandez au patient de marcher comme s'il était sur une corde raide (*montrez-lui*) :
- si le patient tombe régulièrement : *instable* ;
- peut tomber de façon prédominante d'un côté ;
- les patients âgés sont souvent légèrement instables.

Demandez au patient de marcher sur les talons (*montrez-lui*) :
- s'il en est incapable : *chute du pied*.

Demandez au patient de marcher sur les orteils (*montrez-lui*) :
- s'il en est incapable : déficit du triceps sural (muscle gastrocnémien).

Ce que cela signifie

Marche parkinsonienne : dysfonctionnement des noyaux de la base. *Causes habituelles :* maladie de Parkinson, neuroleptiques.

Marche à petits pas : dysfonctionnement cortical diffus bilatéral. *Causes habituelles :* maladie cérébrovasculaire, « état lacunaire ».

Marche en ciseaux : paraparésie spastique. *Causes habituelles :* infirmité motrice cérébrale, sclérose en plaques, compression médullaire, paraplégie spastique familiale.

Ataxie sensitive : indique la perte du sens de position articulaire (signe de Romberg présent). *Cause habituelle :* neuropathies périphériques, lésions des cordons postérieurs (voir plus bas).

Ataxie cérébelleuse : dévie du côté de la lésion. *Causes habituelles :* médicaments (par exemple, phénytoïne), alcool, sclérose en plaques, maladies cérébrovasculaires.

Marche dandinante : déficit des muscles proximaux. *Causes habituelles :* myopathies proximales, luxation congénitale bilatérale de la hanche.

Marche apraxique : intégration corticale du mouvement anormale, en relation habituellement avec une pathologie du lobe frontal. *Causes habituelles :* hydrocéphalie à pression normale, maladie cérébrovasculaire.

Marche hémiplégique : lésion unilatérale du neurone moteur supérieur. *Causes habituelles :* accident vasculaire cérébral, sclérose en plaques.

Chute du pied. *Causes habituelles :* unilatérale – paralysie du nerf sciatique poplité externe (nerf péronier commun), lésion du faisceau pyramidal, radiculopathie L5 ; bilatérale – polyneuropathie.

Marche « fonctionnelle » : variable, incompatible avec le reste de l'examen, s'aggravant lorsque le patient est observé. Peut être confondue avec une marche choréique (spécialement avec la maladie de Huntington), dans laquelle la marche est saccadée et spasmodique et est associée à d'autres constatations lors de l'examen (voir chapitre 24).

Marche non neurologique

- **Marche douloureuse.** *Causes habituelles :* arthrite, traumatisme, habituellement évident.
- **Marche orthopédique.** *Causes habituelles :* raccourcissement d'un membre, pathologie de la hanche, traumatisme.

Test de Romberg

Que faire ?

Demandez au patient de se tenir debout avec les pieds joints :

- laissez-le se tenir ainsi pendant quelques secondes.

Dites-lui que vous êtes prêt à le rattraper s'il tombe (soyez sûr que vous l'êtes) :

- s'il tombe avec les yeux ouverts, restez-en là.

Sinon :

- **demandez au patient de fermer les yeux.**

Ce que vous trouvez et ce que cela signifie

- Il tient debout les yeux ouverts et les yeux fermés = le test de Romberg est négatif : *normal.*
- Il tient debout les yeux ouverts et tombe les yeux fermés = test de Romberg positif – *perte du sens de position des articulations.* Cela survient avec :
  – des lésions des cordons postérieurs dans la moelle. *Causes habituelles :* compression médullaire (par exemple, cervicarthrose, tumeur). *Causes plus rares :* carence en vitamine B12, maladies dégénératives de la moelle, tabes dorsal ;
  – des polyneuropathies périphériques. *Causes habituelles :* voir chapitre 20.
- **Incapable de tenir debout avec les yeux ouverts et les pieds joints** = instabilité sévère. *Causes habituelles :* syndromes cérébelleux, syndromes vestibulaires central et périphérique.
- **Tient debout les yeux ouverts, oscille en avant et en arrière les yeux fermés** : suggère un *syndrome cérébelleux.*

Erreurs fréquentes

- Le test de Romberg *ne peut pas* être pratiqué si le patient ne peut pas tenir debout sans aide.
- Le test de Romberg *n'est pas* positif dans les maladies du cervelet.

5 Nerfs crâniens

Généralités

Données de base

Des anomalies trouvées lors de l'examen des « nerfs crâniens » peuvent résulter de lésions situées à différents niveaux (Figure 5.1) pouvant intéresser :
a. les voies du système nerveux central allant au cortex ou en provenant, le diencéphale (thalamus et structures associées), le cervelet ou d'autres régions du tronc cérébral ;
b. le noyau du nerf crânien ;
c. le tronc du nerf ;
d. d'une atteinte généralisée des nerfs, des muscles ou de la jonction neuromusculaire.

Lorsque vous examinez les nerfs crâniens, vous devez reconnaître l'existence d'une anomalie, sa nature et son intensité et les anomalies associées.

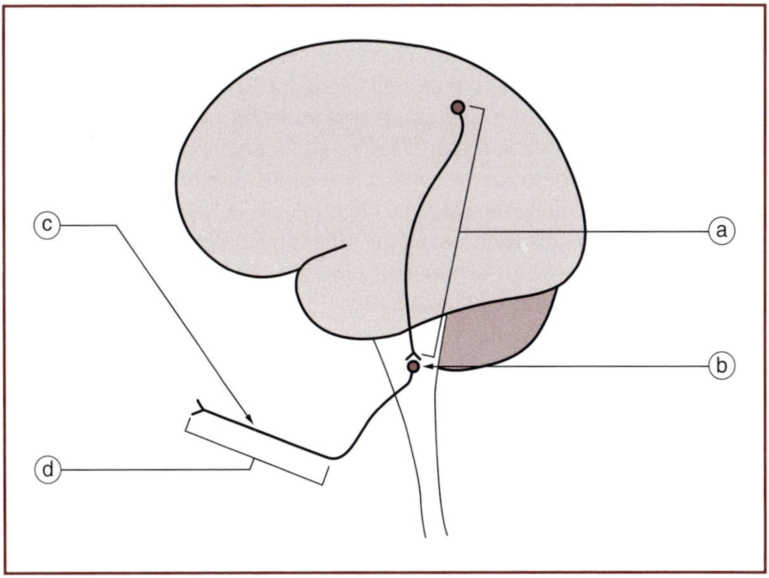

Figure 5.1. Localisation des lésions provoquant des anomalies des nerfs crâniens.

L'examen neurologique facile
© 2021 Elsevier Masson SAS. Tous droits réservés.

Erreurs fréquentes

Lorsqu'ils résument les données de l'examen neurologique, certains séparent « examen des nerfs crâniens » et « examen du système nerveux périphérique ». Cette distinction est trompeuse. Elle peut vous conduire à oublier que vous n'examinez pas seulement les nerfs crâniens ou périphériques, mais aussi leurs connexions dans le système nerveux central. Pour éviter de tomber dans ce piège, il est préférable de penser « examen de la tête et du cou » plutôt qu'« examen des nerfs crâniens » et « examen des membres » plutôt qu'« examen du système nerveux périphérique ». La tradition est si forte que l'on continue dans ce livre à parler de l'examen des nerfs crâniens, mais vous pouvez faire mieux...

Plus d'un nerf crânien peut être anormal :

- si la lésion siège dans un endroit où plusieurs nerfs crâniens sont voisins dans le tronc cérébral ou à l'intérieur du crâne (par exemple, angle ponto-cérébelleux ou sinus caverneux) ;
- si l'anomalie est due à un trouble généralisé (par exemple, myasthénie) ;
- s'il existe des lésions multiples (sclérose en plaques, maladie cérébrovasculaire, méningite de la base).

Des anomalies des nerfs crâniens sont très utiles pour localiser une lésion au sein du système nerveux central.

L'examen de l'œil et du champ visuel permet d'explorer une voie qui va de l'œil au lobe occipital et qui croise la ligne médiane.

Le siège des noyaux des nefs crâniens au sein du tronc cérébral sert de marqueur du niveau de la lésion (Figure 5.2). Les noyaux du III, du IV, du VI, du VII et du XII sont particulièrement utiles. Lorsque la langue et la face sont atteintes du même côté que l'hémiplégie, la lésion doit être située respectivement au-dessus du noyau du XII et du VII. Si un nerf crânien est atteint du côté opposé à l'hémiplégie, la lésion causale doit être située au niveau du noyau de ce nerf (Figure 5.3).

Des lésions multiples des nerfs crâniens peuvent réaliser divers syndromes :

- atteinte unilatérale du V, du VII et du VIII : lésion dans l'angle pontocérébelleux ;
- atteinte unilatérale du III, du IV, du V et du VI : lésion dans le sinus caverneux ;
- atteinte unilatérale du IX, du X et du XI : syndrome du foramen jugulaire ;
- anomalies bilatérales dans le territoire du X, du XI et du XII :
  - si neurone moteur inférieur : *paralysie bulbaire* ;
  - si neurone moteur supérieur : *paralysie pseudobulbaire*.

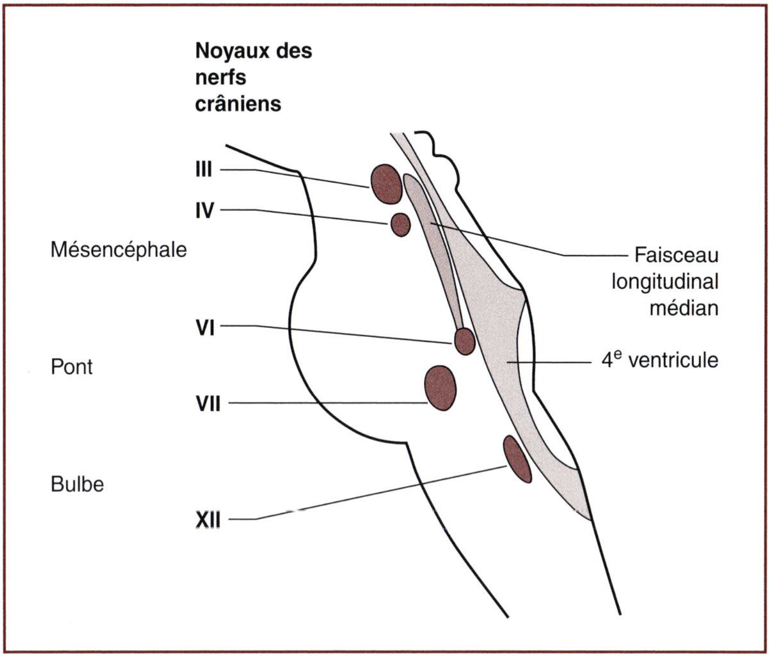

Figure 5.2. Niveau des noyaux des nerfs crâniens dans le tronc cérébral, indiqué par des chiffres romains.

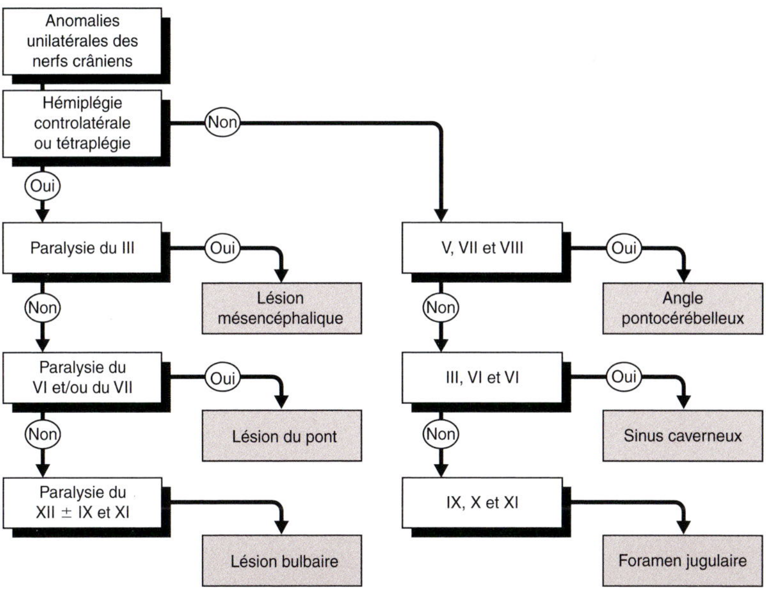

Figure 5.3. Algorithme : anomalies multiples des nerfs crâniens.

• une atteinte prédominante des muscles oculaires et des muscles de la face, particulièrement si elle est variable, suggère un syndrome myasthénique ;
• des paralysies multiples des nerfs crâniens peuvent résulter d'une méningite de la base – soit méningite carcinomateuse, soit méningite chronique infectieuse ou inflammatoire.

La cause la plus habituelle de lésion intrinsèque du tronc cérébral est, chez le sujet jeune, la sclérose en plaques et, chez le sujet âgé, une maladie cérébrovasculaire. Causes plus rares : gliomes, lymphomes, encéphalite du tronc cérébral.

À noter

Si vous pensez qu'un patient a des paralysies multiples des nerfs crâniens, demandez-vous s'il ne pourrait pas s'agir d'une myasthénie. Cherchez une fatigabilité musculaire.

6 Nerf crânien I

Nerf olfactif

Il est rarement testé en pratique clinique.

L'examen de l'olfaction est habituellement réalisé en raison d'une plainte spécifique plutôt que lors d'un examen systématique. La plupart des odeurs nécessitent l'olfaction pour être reconnues. Certaines substances telles que l'ammoniac peuvent être reconnues par l'épithélium nasal et ne nécessitent pas l'intégrité de la voie olfactive.

Ce qu'il faut faire

- **Très simplement :** demandez au patient s'il a noté une modification dans sa perception des odeurs (en fait, c'est de l'histoire plus que de l'examen).
- **Simplement :** prenez un objet au lit du malade – un morceau fruit, une orange, une bouteille de jus de fruit – et demandez-lui s'il le sent normalement.
- **De façon formelle :** on utilise une série de flacons semblables contenant des parfums identifiables. Les agents habituellement utilisés sont la menthe, le camphre et l'eau de rose. On demande au patient d'identifier ces parfums. On y ajoute habituellement un agent tel que l'ammoniac. Chaque narine est testée séparément.

Ce que vous trouvez

- Le patient peut identifier les odeurs correctement : *normal*.
- Le patient ne reconnaît pas les parfums, mais reconnaît l'ammoniac : *anosmie*. Si l'anomalie est limitée à une narine : *anosmie unilatérale*.
- Le patient ne reconnaît aucune odeur, y compris l'ammoniac : envisagez la possibilité que le déficit ne soit pas entièrement organique.

Ce que cela signifie

- **Anosmie des deux narines :** perte du sens de l'odorat. *Causes habituelles :* blocage des fosses nasales (par exemple, rhume) ; antécédent traumatique ; une diminution de l'olfaction peut survenir avec l'âge et dans la maladie de Parkinson.
- **Anosmie unilatérale :** blocage d'une fosse nasale, lésion frontale unilatérale (méningiome – extrêmement rare).

© 2021 Elsevier Masson SAS. Tous droits réservés.

7 Nerfs crâniens

Œil 1 : pupilles, acuité visuelle, champ visuel

Données de base

L'examen de l'œil peut fournir des clés diagnostiques très importantes aussi bien pour les maladies générales que pour les maladies neurologiques.

Il est possible de distinguer dans l'examen :

1. l'aspect général de l'œil ;
2. les pupilles ;
3. l'acuité visuelle ;
4. le champ visuel ;
5. le fond d'œil (voir chapitre 8).

Aspect général de l'œil

Les yeux sont habituellement symétriques.

Les paupières sont relevées par le releveur supérieur des paupières qui est innervé par le III et par le muscle tarsal supérieur qui est innervé par le système nerveux sympathique provenant du plexus péricarotidien.

Pupilles

Réponse pupillaire à la lumière

- *Voie afférente :* le nerf optique.
- *Voie efférente :* composante parasympathique du III des deux côtés.

Réaction d'accommodation

- *Voie afférente :* provient des lobes frontaux.
- *Voie efférente :* comme pour la réponse à la lumière.

© 2021 Elsevier Masson SAS. Tous droits réservés.

Acuité visuelle

Des anomalies peuvent résulter de :

• **problèmes oculaires**, tels qu'une cataracte marquée (opacités du cristallin). Cela n'est pas corrigeable avec des verres, mais est facilement identifié avec l'ophtalmoscope ;

• **problèmes optiques** : anomalies de la distance focale du système de mise au point oculaire, appelée communément « vision de loin » et « vision de près ». Cela peut être corrigé par des verres ou en demandant au patient de regarder à travers un trou d'aiguille ;

• **anomalies de la vision d'origine rétinienne ou rétro-orbitaire** qui ne peuvent pas être corrigées à l'aide de lentilles. Les causes rétiniennes sont souvent visibles à l'ophtalmoscopie.

Il est essentiel de tester l'acuité avec les lunettes de correction du patient.

Champs visuels

En raison de l'organisation des voies visuelles, différentes formules d'anomalies du champ visuel résultent de lésions de siège différent. Les voies visuelles normales sont figurées dans la Figure 7.1.

Les champs visuels sont divisés verticalement de part et d'autre du point de fixation en un champ temporal et un champ nasal. Quelque chose à votre droite lorsque vous regardez droit devant est dans le champ temporal de votre œil droit et dans le champ nasal de votre œil gauche.

Les champs visuels sont décrits du point de vue du patient.

Un défaut du champ visuel est dit « homonyme » si la même partie du champ visuel est atteinte dans les deux yeux. Le déficit peut être congruent (l'amputation du champ visuel des deux yeux correspond exactement) ou incongruent (l'amputation du champ visuel des deux yeux ne correspond pas exactement)

L'examen du champ visuel est très utile pour localiser une lésion (tableau 7.1). Le champ visuel normal est très différent selon le type du stimulus. Le champ visuel pour des objets en mouvement ou pour de grands objets est plus étendu que pour des objets immobiles ou de petits objets. Le champ visuel normal pour la reconnaissance d'objets colorés est plus limité que pour la vision monochromatique. Il est utile de vérifier cela sur vous-même. Regardez droit devant vous à distance et étendez vos membres supérieurs de côté. Remuez vos doigts et, en gardant vos membres supérieurs étendus, ramenez-les progressivement en avant jusqu'à ce que vous voyiez vos doigts en mouvement. Répétez cela en tenant un petit objet blanc puis un objet rouge jusqu'à ce que vous perceviez qu'il est rouge. Vous pourrez ainsi apprécier la différence du champ visuel pour ces stimuli différents.

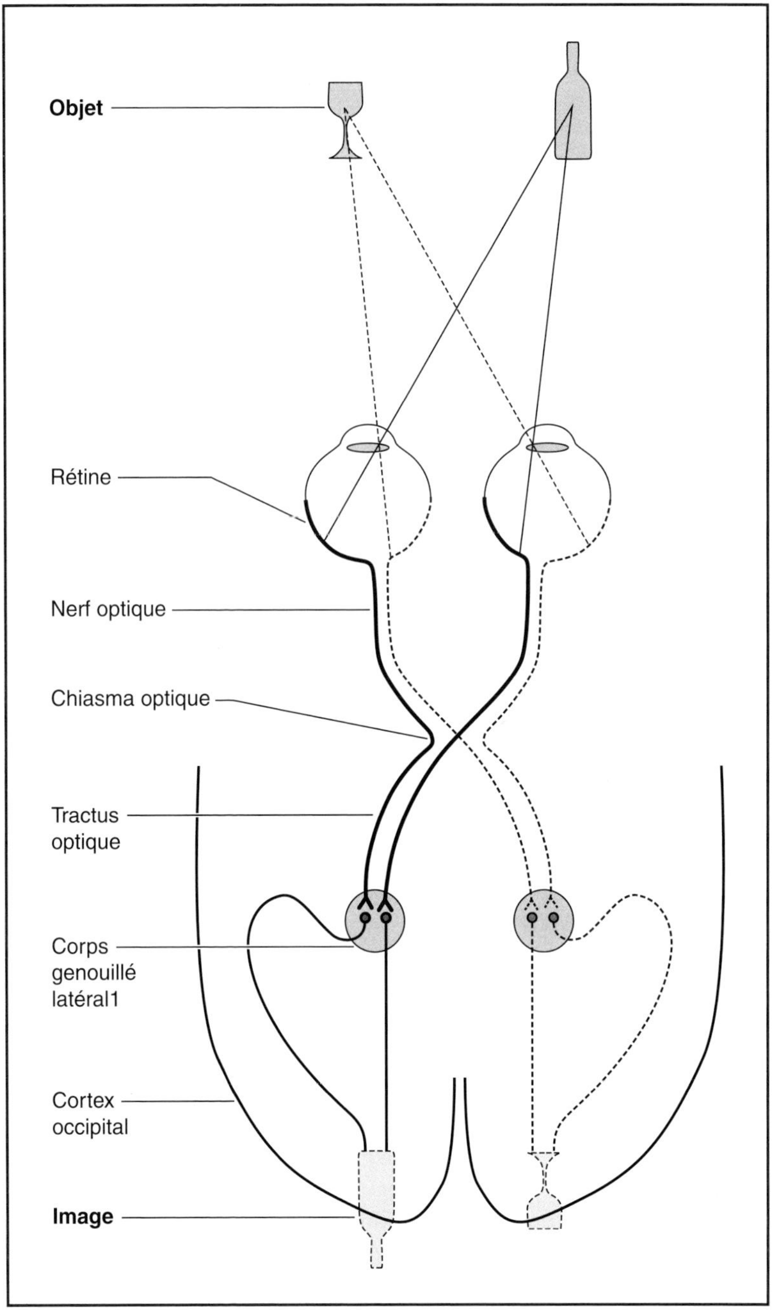

Figure 7.1. Voies visuelles.

Tableau 7.1. Déficits du champ visuel.

Type du déficit du champ visuel	Siège de la lésion
Déficit monoculaire	Préchiasmatique
Déficit bitemporal	Chiasmatique
Déficit homonyme	Rétrochiasmatique
Déficit homonyme congruent	Après le corps genouillé latéral

Aspect général de l'œil

Ce qu'il faut faire

Regardez les yeux du patient et notez toute différence entre les deux côtés.

Regardez le niveau des paupières – notez particulièrement une asymétrie :

- si une paupière est plus basse que normalement, cela s'appelle un *ptôsis* ; il peut être *partiel* ou *complet* si l'œil est fermé. Regardez le front – le muscle frontal peut être hyperactif relevant le sourcil et la paupière ; cela suggère que le ptôsis est ancien ;
- si une paupière est plus haute que normalement, habituellement au-dessus du bord supérieur de l'iris, il s'agit d'une *rétraction de la paupière.*

Regardez la position de l'œil :

- y a-t-il une protrusion (*exophtalmie*) ou l'œil apparaît-il enfoncé (*énophtalmie*) ? Si vous pensez à une exophtalmie, cela est confirmé si le devant du globe oculaire peut être vu lorsque l'on regarde d'en haut.

Méfiez-vous d'une prothèse oculaire – elle peut être de très bonne qualité mais elle est habituellement évidente en y regardant de plus près.

Ce que cela signifie

- **Ptôsis.** *Causes habituelles :* congénitale, syndrome de Horner (ptôsis toujours partiel), paralysie du III (ptôsis souvent complet avec des anomalies des mouvements oculaires) [voir plus bas] ; chez les sujets plus âgés, le muscle releveur de la paupière supérieur peut devenir faible ou être détaché de la paupière, provoquant un ptôsis lié à l'âge. *Causes plus rares :* myasthénie (ptôsis souvent variable), myopathie.
- **Exophtalmie.** *Causes habituelles :* le plus souvent dysthyroïdie – associée à une rétraction de la paupière. *Rarement :* masse rétro-orbitaire.
- **Énophtalmie :** composante du syndrome de Horner (voir plus bas).

Pupilles

Que faire chez un patient conscient

(Pour les modifications pupillaires chez un patient inconscient, voir le chapitre 27.)

Regardez les pupilles :

- sont-elles de tailles égales ?
- ont-elles des contours réguliers ?
- existe-t-il des trous dans l'iris ou des corps étrangers (par exemple, implant du cristallin) dans la chambre antérieure ?

Illuminez un œil avec une lumière vive :

- observez la réaction de cet œil – réflexe direct – puis recommencez et regardez la réaction de l'autre œil – réflexe consensuel ;
- assurez-vous que le patient **regarde dans le lointain** et ne fixe pas la lumière ;
- recommencez avec l'autre œil.

Placez votre index 10 cm devant le nez du patient. Demandez au patient **de regarder dans le lointain puis votre doigt.**

Regardez les pupilles pour observer leur réaction à *l'accommodation*.

Ce que vous trouvez

Voir la Figure 7.2.

Autres tests

Test lumineux oscillant

Ce qu'il faut faire

Illuminez un œil puis l'autre à environ 1 s d'intervalle. Balancez la lumière de façon répétée entre les deux yeux. Observez les réponses pupillaires lorsque l'œil est éclairé.

Ce que vous trouvez et ce que cela signifie

- La pupille se contracte chaque fois qu'elle est éclairée : normal.
- D'un côté la pupille se contracte lorsqu'elle est éclairée, tandis que l'autre pupille se dilate lorsqu'elle est éclairée ; il existe un déficit relatif de l'afférence pupillaire du côté qui se dilate : pupille de Marcus-Gunn. NB : ce phénomène est toujours unilatéral.

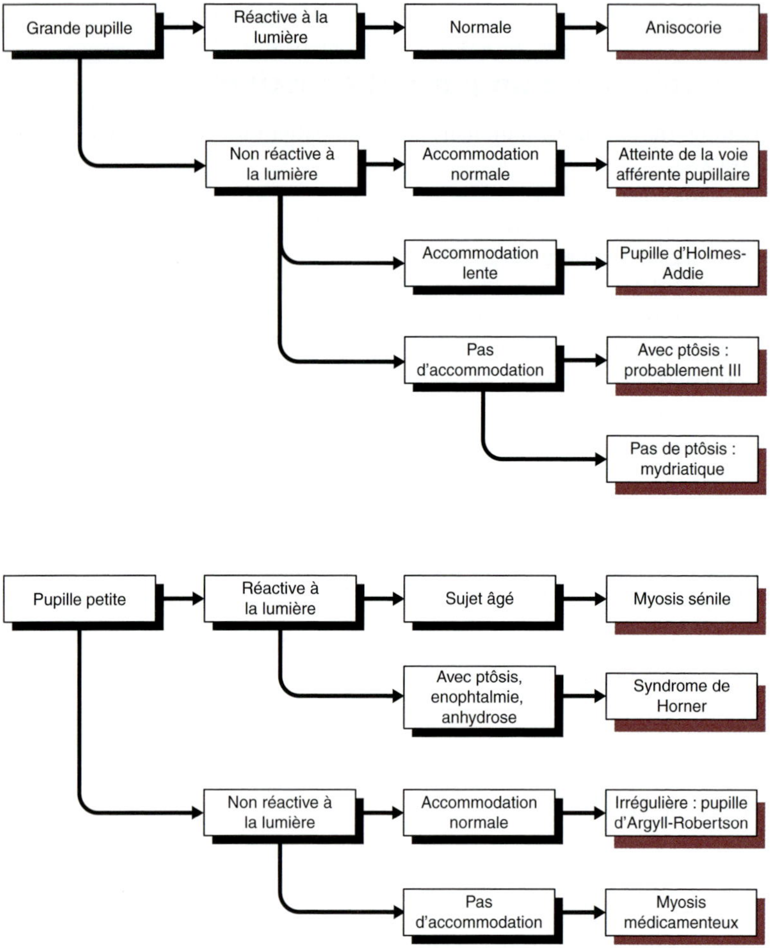

Figure 7.2. Algorithme : anomalies pupillaires.

Ce que cela signifie

- **Anisocorie** : pupilles inégales mais régissant normalement – variante normale.
- **Myosis sénile** : variante normale liée à l'âge.
- **Pupille d'Holmes-Addie** : dégénérescence du ganglion ciliaire de cause indéterminée : peut être associée à une aréflexie tendineuse.
- **Déficit pupillaire afférent** : lésion préchiasmatique. *Cause habituelle :* neuropathie optique. *Causes plus rares :* compression du nerf optique, dégénérescence rétinienne.

• **Déficit pupillaire afférent relatif :** lésion préchiasmatique partielle. *Causes :* les mêmes que pour le déficit pupillaire afférent.
• **Syndrome de Horner (myosis, ptôsis partiel, énophtalmie, anhydrose de l'hémiface) :** lésion des voies sympathiques. Cela peut être d'origine :
  – **centrale** : dans l'hypothalamus, le bulbe ou la moelle cervicale supérieure (au-dessus ou au niveau de l'émergence de la voie sympathique à T1). *Causes habituelles :* accidents vasculaires (notamment infarctus latérobulbaire), démyélinisation. *Rarement :* traumatisme ou syringomyélie ;
  – **périphérique** : dans la chaîne sympathique, le ganglion cervical supérieur ou le long de la carotide interne. *Cause habituelle :* dissection carotidienne, traumatisme. *Causes rares :* syndrome de Pancoast (cancer bronchique apical). Souvent, aucune cause n'est trouvée.
• **Pupille d'Argyll-Robertson :** probablement lésion mésencéphalique supérieure ; actuellement très rare. *Causes :* syphilis, diabète. *Plus rarement :* sclérose en plaques.

Acuité visuelle

Que faire et que trouvez-vous

Le patient peut-il voir des deux yeux ?

Demandez au patient de **mettre ses lunettes** s'il en utilise.

Couvrez un des deux yeux. Testez chaque œil séparément.

L'acuité peut être testée de plusieurs façons :

• en utilisant le tableau de Snellen :
  – placez le patient à 6 m du tableau bien éclairé. Demandez-lui de lire les lettres en descendant des plus grandes aux plus petites,
  – notez les résultats : distance en mètres du tableau ; distance en mètres à laquelle les lettres peuvent être lues (par exemple : 6/6 quand la lettre est lue à la distance correcte ou 6/60 quand la plus grande lettre normalement lue à 60 m est lue à 6 m) ;
• en utilisant le tableau pour la vision de près (Figure 7.3) :
  – tenez le tableau à 30 cm du patient et demandez-lui de lire les lignes,
  – notez la ligne lue ayant les lettres les plus petites (par exemple n° 6),
  – assurez-vous que le patient utilise ses lunettes de lecture ;
• en utilisant le matériel présent au lit du malade, tel que le journal : notez la dimension des lettres lues (par exemple, seulement les titres ou toutes les lignes). *S'il est incapable de lire les plus grandes lettres*, voyez si le patient peut :
  – **compter les doigts** : demandez-lui combien de doigts vous lui montrez,
  – **voir les mouvements de la main** : demandez-lui s'il voit votre main bouger devant son œil,
  – **percevoir la lumière** : demandez-lui de dire quand il voit une lumière s'allumer devant son œil.

Demandez au patient de regarder à travers un trou d'épingle percé dans une carte.

Si l'acuité est améliorée, il s'agit d'un trouble de la réfraction et non d'une cause optique ou neurologique.

N°5.

Bateau, maison, cheval, chat, chou, homme, pantalon, jaune.

N°6.

Œil, oreille, terre, lion, mensonge, route, vert, chien.

N°8.

Oiseau, mur, argent, tour, train, ajonc.

N°10.

Escargot, voile, bleu, veste, palourde, jockey.

N°12.

Voiture, corbeau, gris, crochet, écarlate.

N°14.

Blanc, banque, turbot, bijou.

N°18.

Jeu, grain, rouge, chèvre.

N°24.

Noir, grenouille, arbre.

Figure 7.3. Vision de près.

Une nouvelle variante

Les ophtalmologistes tendent à utiliser des tables de logarithme de l'angle minimum de résolution (LogMAR) pour mesurer l'acuité. Les tableaux LogMAR peuvent avoir différentes présentations. Ils sont lus comme le tableau de Snellen. Cependant, le résultat est exprimé comme le logarithme de l'angle minimum de résolution, qui est l'inverse du rapport de Snellen, par exemple, pour les acuités Snellen :

- 6/6 ou 20/20 = LogMAR 0,0 ;
- 6/24 ou 20/80 = LogMAR + 0,6 ;
- 6/60 ou 20/200 = LogMAR + 1,0.

Ce que cela signifie

- Baisse de l'acuité corrigeable par le « trou d'épingle » ou des lunettes : anomalie de la réfraction optique.
- Baisse de l'acuité non corrigeable : classement selon le niveau antéro-postérieur de la lésion sur les voies visuelles.

Antérieur	Lésion cornéenne : ulcération, œdème
	Cataracte
	Dégénérescence maculaire : particulièrement liée à l'âge
	Hémorragie ou infarctus rétinien
	Neuropathie optique : • inflammatoire (SEP) • ischémique • compressive
	Rétrochiasmatique : déficit du champ visuel coupant la macula (voir plus loin)
Postérieur	Lésions occipitales bilatérales : cécité corticale

SEP : sclérose en plaques.

Champ visuel

Ce qu'il faut faire

Évaluer les déficits majeurs du champ visuel

- Demandez au patient de vous regarder dans les yeux.
- Placez vos mains des deux côtés à environ 50 cm l'une de l'autre, 30 cm au-dessus du niveau des yeux. Étendez vos index (Figure 7.4). Vos doigts devraient être dans le champ temporal supérieur du patient des deux côtés.
- Demandez au patient de dire quel est l'index qu'il voit remuer : le droit, le gauche ou les deux.
- Recommencez en plaçant vos mains environ 30 cm au-dessous du niveau des yeux.

Si un côté est ignoré quand les deux doigts bougent ensemble mais est vu si le doigt bouge seul, il s'agit d'inattention visuelle.

Testez chaque œil séparément

Avec quoi tester ?

Les grands objets sont mieux vus que les petits ; les objets blancs sont vus plus facilement que les rouges. Ainsi, le champ visuel sera-t-il variable selon la taille et la couleur du stimulus utilisé.

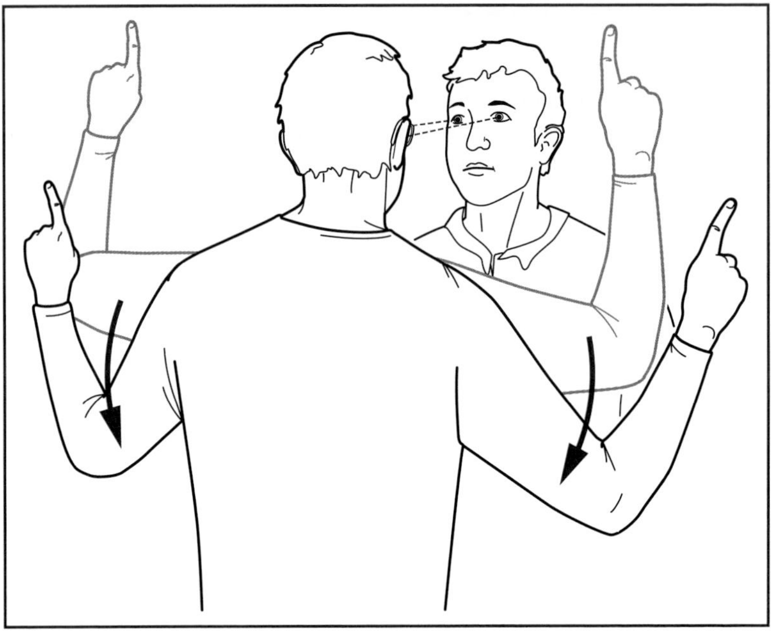

Figure 7.4. Évaluation grossière du champ visuel.

La vision centrale sert aux couleurs (cônes), la vision périphérique est monochrome (bâtonnets).

L'évaluation la plus précise du champ visuel au lit du malade peut être obtenue en associant la perception d'un doigt mobile (comme indiqué plus haut) et d'une tête d'épingle rouge.

- Asseyez-vous au niveau du patient, à la distance d'un membre supérieur.
- Couvrez l'œil droit du patient et demandez-lui de regarder votre œil droit avec son œil gauche ; ainsi, vous contrôlez son point de fixation pendant toute la durée du test.
- Inclinez la tête du patient de façon que les sourcils et le nez ne fassent pas écran.

En testant avec une tête d'épingle rouge (recommandé)

- Imaginez un plan, comme une plaque de verre verticale, à mi-distance entre vous et le patient (Figure 7.5A). Vous allez comparer sur cette plaque votre champ visuel avec celui du patient. Le champ pour le rouge est d'environ 30-40° autour du point de fixation.
- Placez l'épingle rouge sur ce plan au-delà du point où vous voyez qu'elle est rouge. Déplacez-la dans ce plan vers le point de fixation. Demandez au patient de vous dire quand il peut voir qu'elle est rouge.

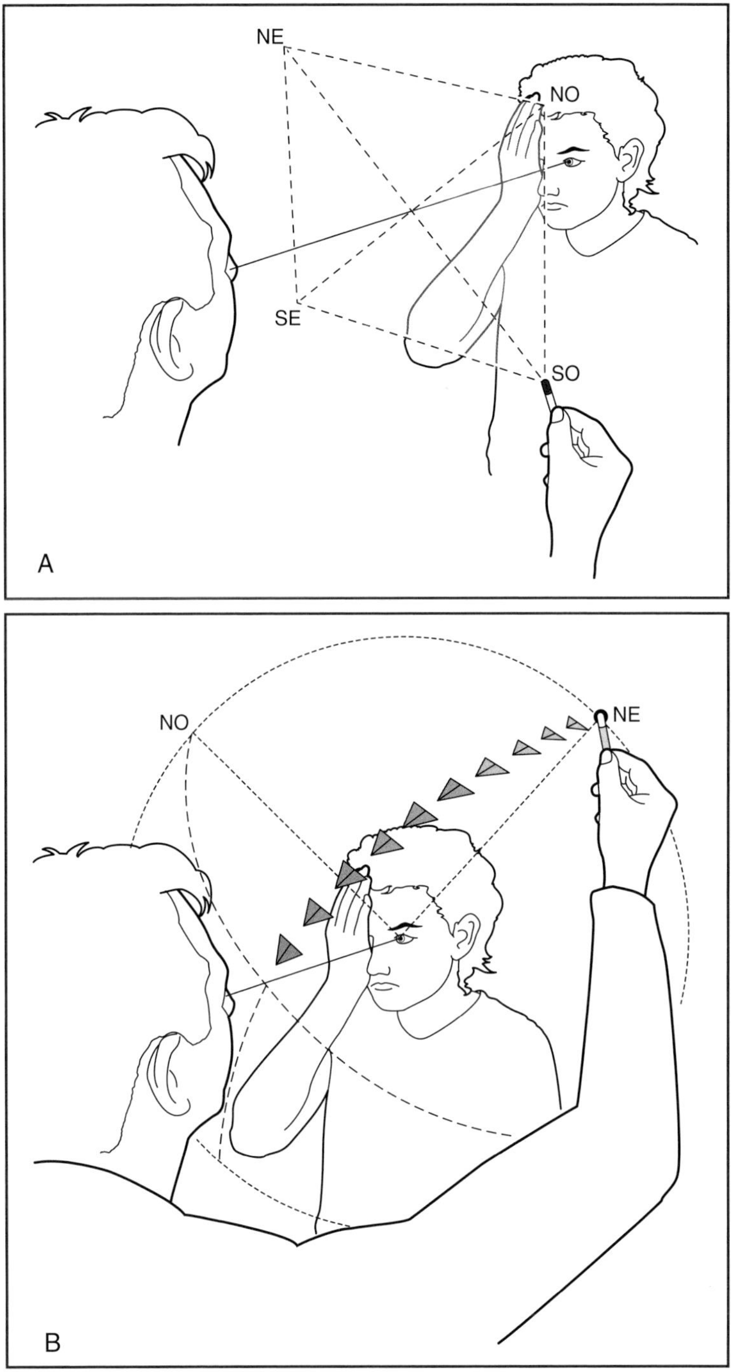

Figure 7.5. Étude du champ visuel périphérique.
Avec une aiguille rouge (A) ; avec une aiguille blanche (B).

- Amenez l'épingle **lentement** à partir de quatre directions : nord-est, nord-ouest, sud-est, sud-ouest (nord et sud étant sur la verticale).
- Comparez le champ visuel du patient avec le vôtre.
- Pour trouver la tache aveugle, déplacer l'épingle du point de fixation à mi-distance entre vous, le long du méridien horizontal, jusqu'à ce que vous trouviez votre propre tache aveugle. Demandez au patient de vous dire quand l'épingle disparaît.

Autre technique en utilisant une épingle blanche (test moins sensible)

- Imaginez une sphère de 30 cm de rayon centrée sur l'œil du patient.
- Introduisez une épingle blanche vers la ligne de fixation le long d'un arc de la sphère centré sur l'œil du patient (Figure 7.5B).
- Assurez-vous que l'épingle ne peut pas être vue d'où vous partez (habituellement derrière le plan de l'œil). Demandez au patient de vous le dire, dès qu'il voit l'épingle.
- Déplacez l'épingle lentement dans quatre directions : nord-est, nord-ouest, sud-est et sud-ouest (nord et sud étant la verticale).

Lorsque vous trouvez une amputation du champ visuel

Définissez ses limites, en déplaçant l'épingle d'où elle n'est pas vue vers là où elle est vue.

À noter

Les limites d'un déficit du champ visuel sont souvent verticales ou horizontales (Figure 7.6).

Lorsqu'il existe une hémianopsie homonyme

La vision maculaire doit être testée.

Déplacez l'épingle horizontalement du côté du déficit vers le point de fixation.

- Si l'épingle est vue avant d'atteindre la ligne médiane, il y a épargne maculaire.
- Si l'épingle est vue seulement lorsqu'elle dépasse la ligne visuelle, il n'y a pas d'épargne maculaire.

Décrivez l'amputation du champ visuel du point de vue du patient.

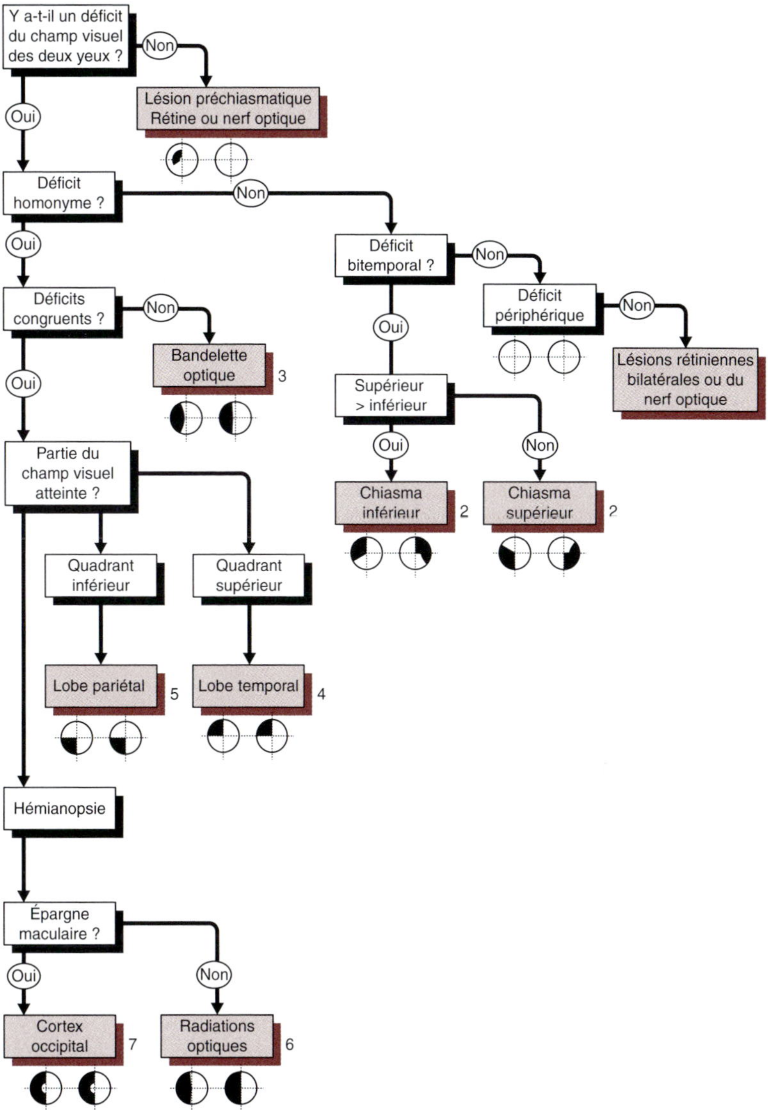

Figure 7.6. Algorithme : déficits du champ visuel.

Un déficit central du champ visuel – *scotome* – et la *tache aveugle* (déficit du champ visuel dû au disque optique) sont habituellement trouvés en utilisant une épingle rouge.

À noter

Si le patient se plaint d'un trou dans son champ visuel, il est souvent préférable de lui donner l'épingle et de lui demander de la placer dans son trou de vision.

Erreurs fréquentes

- Déficit du champ temporal supérieur : *le sourcil.*
- Déficit du champ nasal inférieur : *le nez.*
- Le patient bouge les yeux (« triche ») en regardant d'un côté : *hémianopsie homonyme ancienne de ce côté.*

Ce que vous trouvez

Voir la Figure 7.7.

Déficit limité à un œil

Rétrécissement du champ visuel :

- **vision tubulaire** : les dimensions du champ rétréci restent les mêmes quelle que soit la distance à laquelle l'objet testé se trouve de l'œil ;
- **scotome** : un trou dans le champ visuel – décrit par son siège (par exemple, *central* ou *centrocœcal*, reliant le point de fixation à la tache aveugle) et par sa forme (par exemple, *rond* ou *en anneau*) ;
- **déficit altitudinal** : limité à la moitié supérieure ou inférieure du champ visuel mais traversant la ligne médiane.

Déficit intéressant les deux yeux

- **Hémianopsie bitemporale** : déficit dans le champ temporal des deux yeux. Notez soigneusement si les quadrants supérieurs ou inférieurs sont plus atteints.
- **Quadranopsie homonyme :** déficit dans le même quadrant de vision des deux yeux. Classée comme *congruente* ou *incongruente* (voir plus haut).
- **Hémianopsie homonyme** : déficit dans le même hémichamp des deux yeux. Classée selon le degré de la préservation fonctionnelle dans le champ atteint (par exemple, capacité à voir des cibles mobiles), selon son caractère *congruent* ou *incongruent* et selon qu'il y a ou non *épargne maculaire.*
- **Autres**, comprenant des déficits bilatéraux comme décrit ci-dessus (« Déficit limité à un œil »).

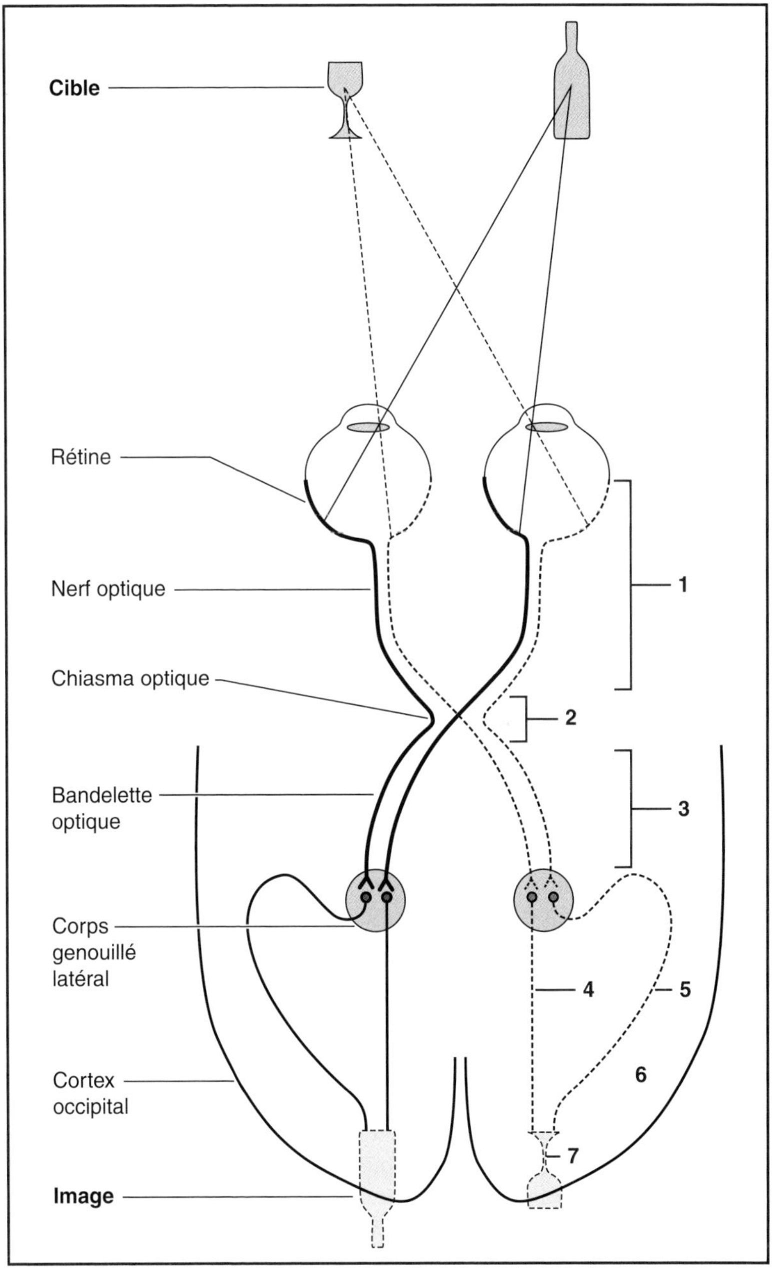

Figure 7.7. Voies visuelles.
Les chiffres (les mêmes que dans la Figure 7.6) indiquent le siège des lésions.

Décrivez vos constatations, par exemple : « Cet homme a une réponse pupillaire normale à la lumière et à l'accommodation. Son acuité visuelle est de 6/6 à droite et de 6/12 à gauche. Il a une hémianopsie homonyme droite qui est congruente et une épargne maculaire. »

Ce que cela signifie

Voir les figures 7.6 et 7.7.

Déficit limité à un œil

Indique une pathologie de l'œil, de la rétine ou du nerf optique.

- **Rétrécissement du champ visuel :** œdème papillaire chronique, glaucome chronique.
- **Vision tubulaire :** n'indique pas une pathologie organique – suggère un trouble de conversion.
- **Scotome :** sclérose en plaques, neuropathie optique toxique, neuropathie optique ischémique, hémorragie ou infarctus de la rétine.
- **Élargissement des taches aveugles :** œdème papillaire.
- **Déficit altitudinal :** suggère une cause vasculaire, infarctus de la rétine ou neuropathie optique ischémique.

Déficit intéressant les deux yeux

Indique une lésion au niveau ou derrière le chiasma optique ou une lésion bilatérale préchiasmatique.

- Hémianopsie bitemporale :
  - *quadrant supérieur > inférieur,* compression chiasmatique inférieure, habituellement adénome hypophysaire ;
  - *quadrant inférieur > supérieur* : compression chiasmatique supérieure (beaucoup plus rare, habituellement crâniopharyngiome).

Les causes habituelles des lésions mentionnées plus bas sont des infarctus ou hémorragies cérébrales, des tumeurs ou des traumatismes crâniens.

- Quadranopsie homonyme :
  - *supérieure :* lésion du lobe temporal ;
  - *inférieure :* lésion du lobe pariétale.
- Hémianopsie homonyme :
  - *incongruente :* lésion de la bandelette optique ;
  - *congruente :* lésion en arrière du corps genouillé latéral ;
  - *épargne maculaire :* lésion du cortex occipital (ou lésion partielle de la bandelette ou des radiations optiques).

8 Nerfs crâniens

Œil 2 : fond d'œil

Données de base

L'ophtalmoscope procure une source lumineuse et un système optique permettant l'examen du fond d'œil (Figure 8.1).

Ses parties mobiles sont :

- un bouton on/off, habituellement avec un contrôle de l'intensité lumineuse ;
- une molette de mise au point (parfois deux) ;
- parfois un sélecteur de rayonnement ;
- parfois une protection.

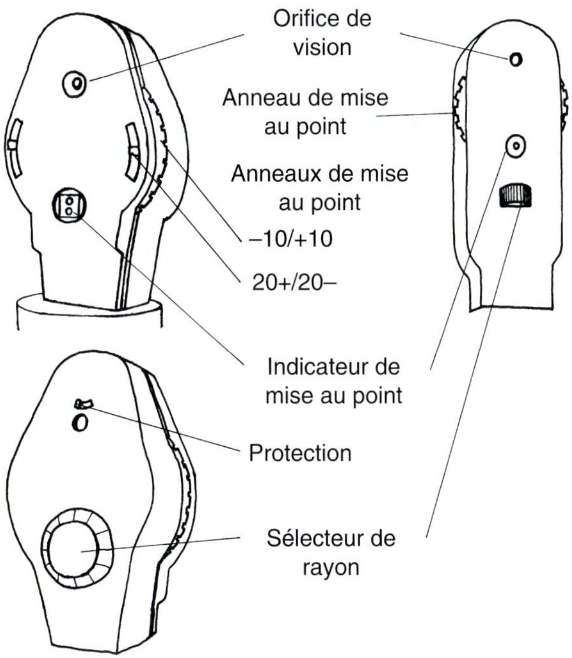

Figure 8.1. Les éléments de deux ophtalmoscopes communément utilisés.

© 2021 Elsevier Masson SAS. Tous droits réservés.

La **molette de mise au point** est utilisée pour corriger (1) votre vision, (2) la vision du patient :
1. si vous êtes *myope* et si vous n'utilisez pas de lunettes ou de verres de contact, vous aurez à tourner la molette dans le sens antihoraire pour obtenir une focalisation normale ; tournez-la dans le sens horaire si vous être *hypermétrope*. Établissez votre correction avant d'examiner le patient ;
2. si le patient est myope, tournez la molette dans le sens antihoraire ; s'il est hypermétrope, dans le sens horaire.

À noter

Une vue oblique du patient portant ses lunettes vous indique s'il est myope ou hypermétrope. Si son visage apparaît plus petit à travers ses lunettes, il est myope ; s'il paraît plus large, il est hypermétrope. L'importance de ce phénomène donne une idée sur la sévérité.

Choix du sélecteur de rayon :
- standard en général ;
- étroit pour examiner la macula ;
- ciblé (comme le viseur d'un fusil) pour mesurer l'excavation papillaire ;
- vert pour voir les hémorragies (le rouge apparaît beaucoup plus sombre).

Erreurs fréquentes

- La deuxième molette de mise au point, avec les choix 0, +20 et −20, n'est pas mise à 0.
- Un faisceau inapproprié est choisi ou la molette est arrêtée entre deux sélections.
- La protection n'est pas retirée.
- La pile est à plat (problème le plus habituel).

Ce qu'il faut faire

- Éteignez la lumière ou tirez les rideaux.
- Asseyez-vous en face du patient.
- Vérifiez que la focalisation est à 0, que la lumière est présente et que le faisceau correct est choisi.
- Demandez au patient de fixer un point distant au niveau de ses yeux (par exemple, un interrupteur, un point lumineux sur le mur).

Pour examiner l'œil droit (Figure 8.2) :
- tenez l'ophtalmoscope dans la main droite ;
- approchez le patient par le côté droit ;

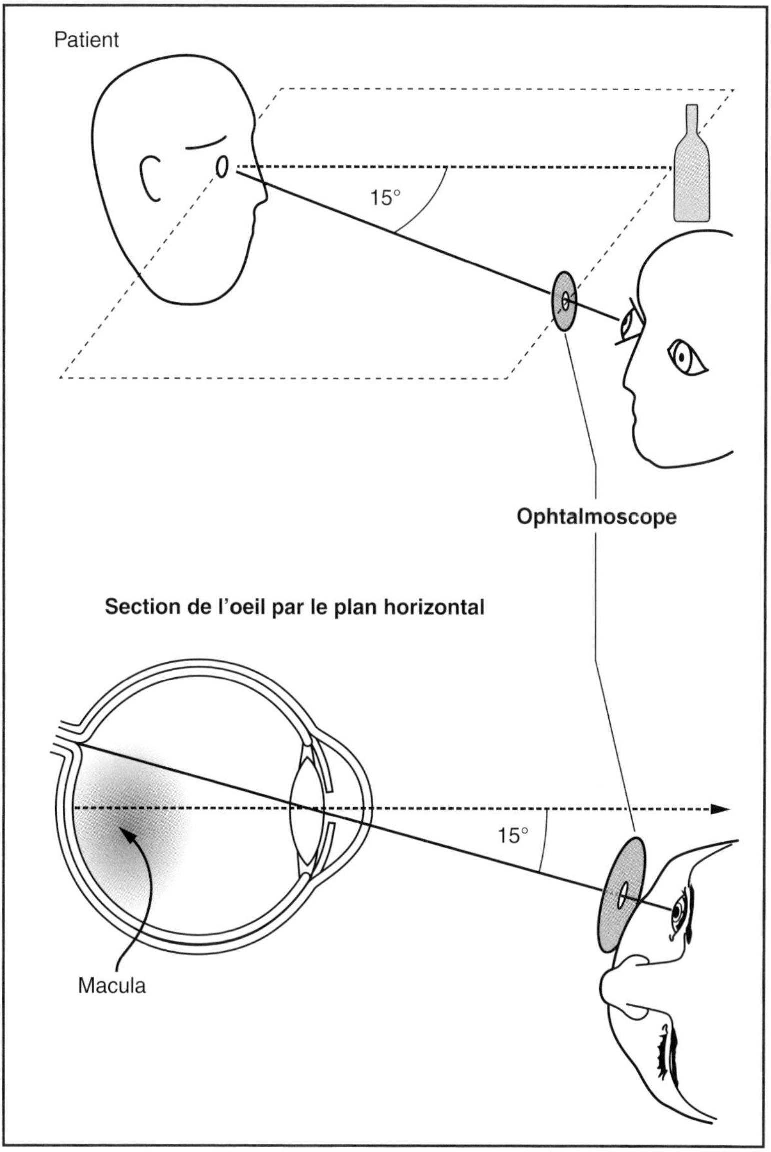

Figure 8.2. Approche du patient avec un ophtalmoscope.

- regardez son œil droit à une distance d'environ 30 cm, l'ophtalmoscope étant dans le même plan horizontal que son œil, à environ15° de la ligne de fixation. Visez le centre de l'arrière de la tête. Restez en dehors de la ligne de fixation de l'autre œil ;
- la pupille doit apparaître rose, comme une photographie mal exposée ;
- des opacités intraoculaires, notamment cataracte et corps flottants, apparaissent comme des silhouettes. La cataracte a habituellement l'aspect d'une toile délicate ;
- approchez-vous progressivement de l'œil ;
- restez dans le même plan horizontal en visant l'arrière de la tête du patient. Cela doit vous placer à environ 15° de sa ligne de fixation ;
- demandez au patient de continuer à regarder un point distant et non la lumière ;
- approchez l'ophtalmoscope à 1-2 cm de l'œil ;
- maintenez l'ophtalmoscope au même niveau que l'œil du patient et que le point de fixation ;
- mettez au point l'ophtalmoscope comme indiqué plus haut.

Si l'œil est approché de cette façon, la papille doit être vue. Sinon, mettez au point sur un vaisseau et suivez-le. Les angles aigus des bifurcations et la convergence des artères et des veines vous indiquent la direction à suivre. Ou bien, recommencez.

À noter

Il est essentiel de maintenir l'œil du patient, le point de fixation et l'ophtalmoscope dans le même plan.

Erreurs fréquentes

Œil aphaque (absence de cristallin) : hypermétropie sévère. Utilisez une lentille fortement corrigée ou examinez le patient portant ses lunettes.

Pour examiner l'œil gauche : tenez l'ophtalmoscope de la main gauche et utilisez votre œil gauche. Si vous utilisez votre œil droit pour examiner l'œil gauche du patient, vous finirez nez à nez avec le patient. Pour la plupart, cette partie de l'examen paraît d'abord difficile et vous devez persévérer.

Examinez la papille (disque optique)

- Notez sa couleur.
- Examinez le bord de la papille : est-il bien vu ?
- Examinez l'excavation papillaire.

Examinez les vaisseaux

Le diamètre des artères (de couleur claire) devrait être les deux tiers de celui des veines (de couleur bordeaux).

- Examinez le diamètre des artères.
- Examinez les croisements artérioveineux.
- Examinez l'aspect des vaisseaux.
- Examinez les veines rétiniennes à leur entrée dans la papille et regardez si elles sont pulsatiles, successivement convexes et concaves. Cela est mieux apprécié en suivant le trajet d'une veine au moment où elle entre dans le disque papillaire.

Examinez l'arrière-plan rétinien

- Au voisinage des vaisseaux.
- De façon systématique, les quatre quadrants.

Ce que vous trouvez

Disque optique

Voir les figures 8.3 et 8.4.

L'excavation papillaire est légèrement sur le côté nasal du centre de la papille. Son diamètre est normalement inférieur à 50 % de celui de la papille (figures 8.5A et 8.6).

Gonflement de la tête du nerf optique (Figure 8.5B).Cela peut être provoqué par un œdème papillaire ou par une papillite. L'œdème papillaire provoque habituellement un gonflement plus important avec une saillie du bord de la papille – habituellement non associé à une baisse de l'acuité visuelle (peut élargir la tache aveugle). Une papillite est associée à une perte visuelle, notamment à un scotome central.

Un gonflement de la papille est souvent difficile à identifier, les vaisseaux disparaissant en l'absence d'un disque papillaire évident.

La **différence entre œdème papillaire et papillite** peut être mémorisée de la façon suivante :

- vous ne voyez rien (la papille ne peut être trouvée) + le patient voit tout (vision normale) = *œdème papillaire* ;
- vous ne voyez rien + le patient ne voit rien (perte visuelle sévère) = *papillite* ;
- vous voyez tout (papille d'aspect normal) + le patient ne voit rien = *neuropathie optique rétrobulbaire*.

La tête du nerf optique est très pâle – atrophie optique (Figure 8.5C).

L'excavation est fortement élargie, prenant la majeure partie du disque – glaucome (Figure 8.5D).

Ce que vous trouvez :

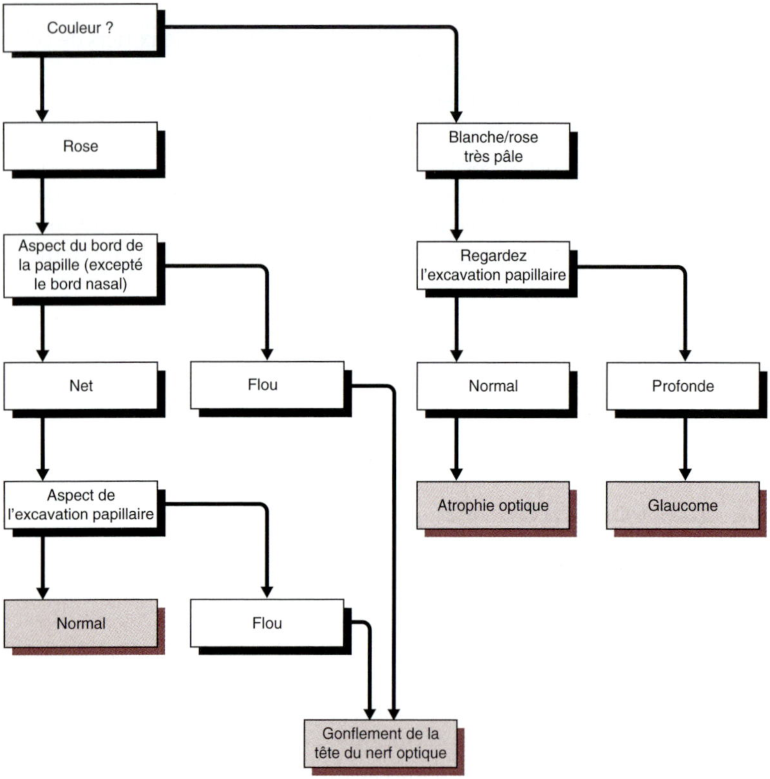

Figure 8.3. Algorithme des anomalies de la papille.

Erreurs fréquentes

- *Bord nasal de la papille flou :* normal, souvent confondu avec un œdème papillaire.
- *Pâleur temporale :* normalement, le secteur temporal est plus pâle que le secteur nasal ; souvent interprété de façon erronée comme étant anormal.
- *Fond d'œil de myope :* l'œil myopique est grand ; le disque paraît plus pâle, peut être pris par erreur pour de l'atrophie optique.
- *Fond d'œil d'hypermétrope :* l'œil est petit, le fond de l'œil semble encombré, peut être pris à tort pour de l'œdème papillaire.
- *Drusen :* corps colloïdes pouvant intéresser le disque papillaire, peut être pris pour de l'œdème papillaire.
- *Pigmentation du bord du disque papillaire* : normal, peut faire paraître le disque pâle.
- *Fibres nerveuses myélinisées :* fibres blanches opaques rayonnant habituellement à partir du disque, peut être pris à tort pour de l'œdème papillaire.

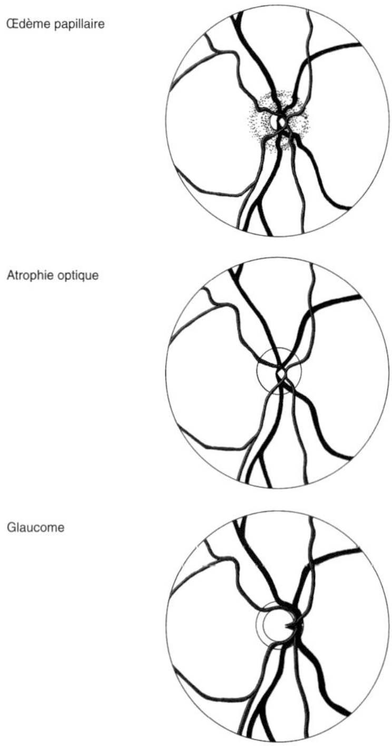

Figure 8.4. Anomalies de la papille.

Vaisseaux sanguins

- Irrégularités du calibre artériel.
- Croisement artérioveineux : rétrécissement marqué de la veine lorsqu'elle croise une artère.
- Néovascularisation : de nouveaux vaisseaux apparaissant comme de fines nervures, souvent près du disque, se détachant fréquemment du plan de la rétine et pouvant donc être en dehors de la mise au point.
- Objets brillants dans la lumière d'une artère : embolies de cholestérol.
- Pulsatilité des veines rétiniennes.

Erreurs fréquentes

(Voir la Figure 8.6.)

- *Artère choroïdienne :* un petit vaisseau allant du bord de la papille vers la macula. Peut être prise pour une néovascularisation.
- *Vaisseaux tortueux :* normal.

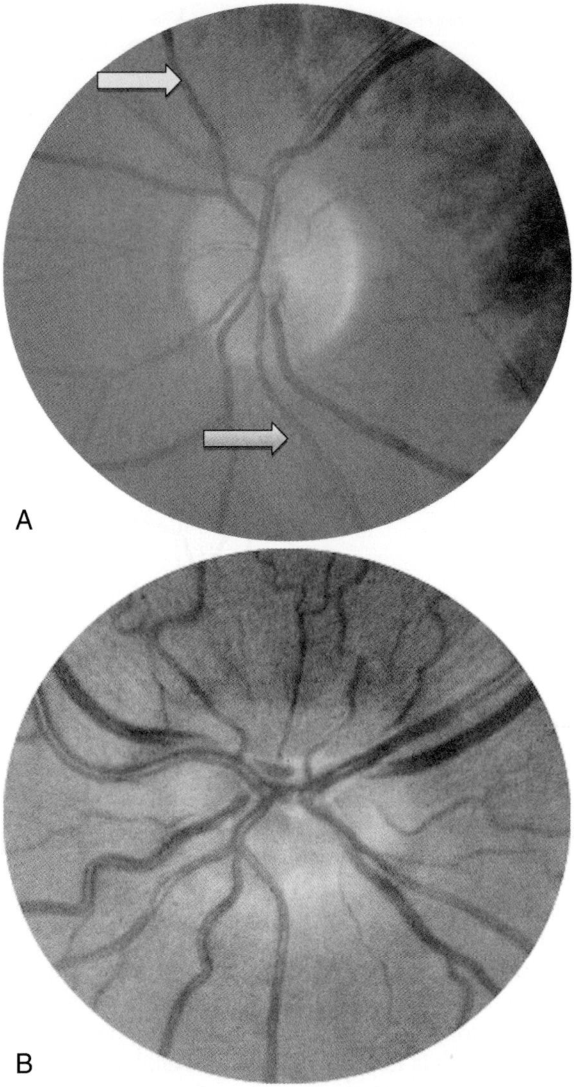

Figure 8.5. Quelques aspects du fond d'œil normal et du fond d'œil pathologique. A. Disque normal, flèche bleue = artère ; flèche jaune = veine. B. Œdème papillaire. C. Atrophie optique, notez la pâleur du disque. D. Glaucome, notez l'agrandissement de l'excavation papillaire.

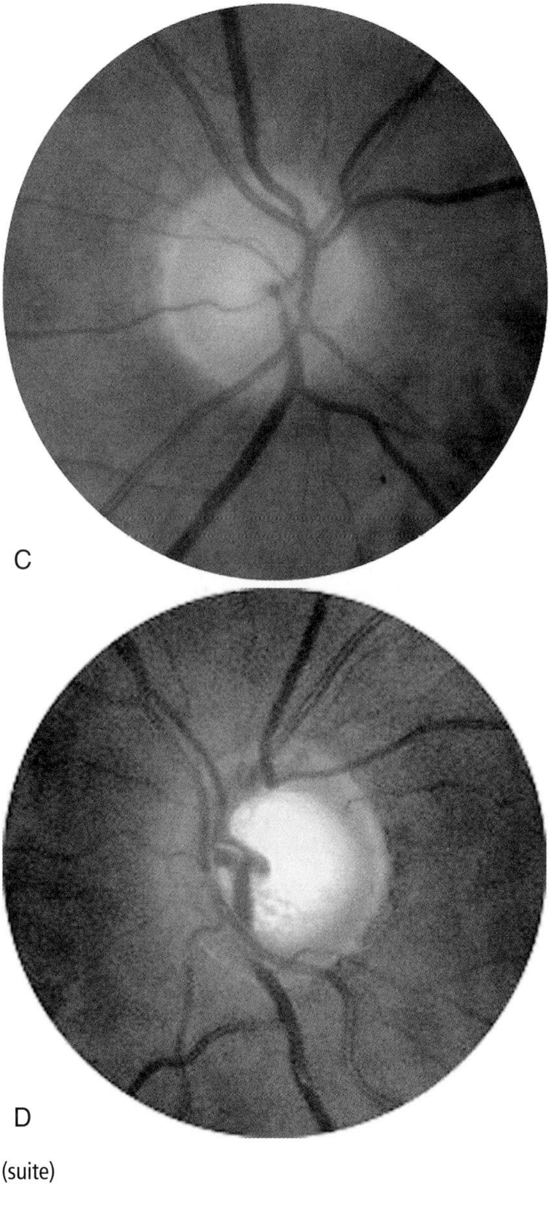

Figure 8.5. (suite)

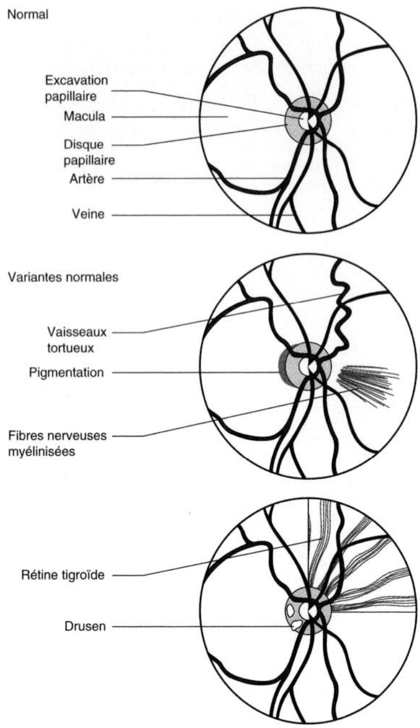

Figure 8.6. Variantes normales.

Arrière-plan rétinien (Figure 8.7)

Généralités

- **Arrière-plan pigmenté** : normal, en particulier dans les ethnies à peau sombre. Si aspect rayé : tigroïde.
- **Pâle** :
  - *clair :* normal chez les gens à la peau claire ; vu aussi chez les albinos ;
  - *nuageux :* la macula apparaît comme une tache rouge cerise, les vaisseaux sont étroits – vu dans les occlusions artérielles rétiniennes.

Lésions rouges

- **Hémorragies ponctiformes** : microanévrismes adjacents aux vaisseaux.
- **Taches hémorragiques** : saignement dans la couche profonde de la rétine à partir de microanévrismes. Des hémorragies punctiformes et en flaques sont vues dans la rétinopathie diabétique.
- **Hémorragies en flammèches** : hémorragies superficielles dissociées par les fibres nerveuses en un éventail pointant vers la papille. Vues dans la rétinopathie hypertensive ; des hémorragies florides sont vues dans les

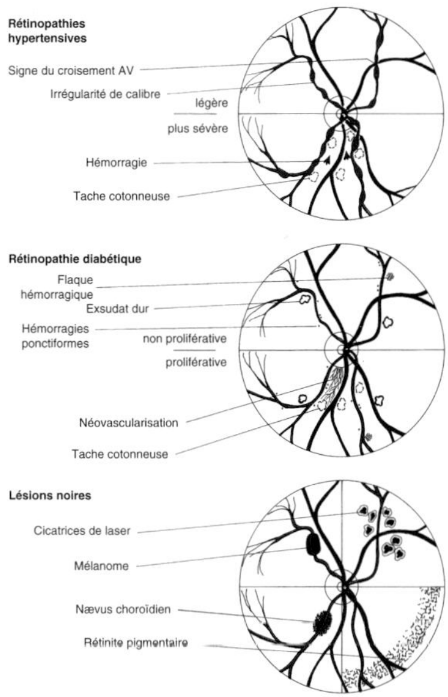

Figure 8.7. Anomalies rétiniennes.

thromboses veineuses rétiniennes – pouvant être limitées à un quart ou à la moitié de la rétine.

• **Hémorragies sous-hyaloïdiennes :** hémorragies superficielles irrégulières, habituellement planes. Vues dans les hémorragies sous-arachnoïdiennes.

Lésions blanches/jaunes

• **Exsudats durs :** lésions jaunâtres à bords nets. Peuvent former un anneau autour de la macula : *étoile maculaire*. Vus dans le diabète et l'hypertension artérielle.

• **Taches cotonneuses :** taches blanches duveteuses, dites parfois « exsudats mous », causées par des infarctus rétiniens. Vues dans le diabète, le lupus érythémateux systémique et le syndrome d'immunodéficience acquise (sida).

Lésions noires

• **Taches pigmentées (nævus choroïdien) :** lésions planes, habituellement rondes – normal.

• **Cicatrice de laser :** lésions rondes, bordées de noir, habituellement disposées régulièrement. Souvent prises à tort pour une rétinite pigmentaire.

• **Rétinite pigmentaire :** rare, lésion noire ressemblant à des spicules osseux à la périphérie de la rétine.

• **Mélanome :** tumeur maligne irrégulière surélevée.

Ce que cela signifie

Disque optique

- **Pulsations veineuses rétiniennes présentes :** indique une pression intracrânienne normale ; cette constatation lorsqu'elle est présente est très utile. Les pulsations veineuses rétiniennes sont absentes chez 15 % des sujets normaux ; ainsi, cette absence peut être normale ou traduire une élévation de la pression intracrânienne.
- **Œdème papillaire.** *Causes habituelles :* augmentation de la pression intracrânienne (NB : l'absence d'œdème papillaire n'exclut pas une hypertension intracrânienne). *Causes plus rares :* hypertension artérielle maligne, hypercapnie.
- **Papillite.** *Causes habituelles :* sclérose en plaques, idiopathique.
- **Atrophie optique :**
  - primaire. *Causes habituelles :* sclérose en plaques, compression du nerf optique, ischémie du nerf optique. *Rarement :* carences nutritionnelles (B12, B1), héréditaire ;
  - secondaire : succédant à un œdème papillaire.
- **Excavation profonde de la papille :** glaucome chronique – habituellement idiopathique.

Vaisseaux sanguins et arrière-plan rétinien

- Rétinopathie hypertensive (figures 8.7 et 8.8a et b) :
  - *stade I :* rétrécissement artériolaire et irrégularité des vaisseaux ;
  - *stade II :* signe du croisement artérioveineux ;
  - *stade III :* hémorragies en flammèches, exsudats durs et taches cotonneuses ;
  - *stade IV :* œdème papillaire.
- Rétinopathie diabétique (figures 8.7 et 8.8c et d) :
  - *non proliférative :* microanévrismes, points et taches hémorragiques, exsudats durs ;
  - *proliférative :* taches cotonneuses et néovascularisation.
- Embolies de cholestérol : lésions athéroscléreuses proximales – habituellement sténose de l'artère carotide interne ou de l'artère carotide primitive.

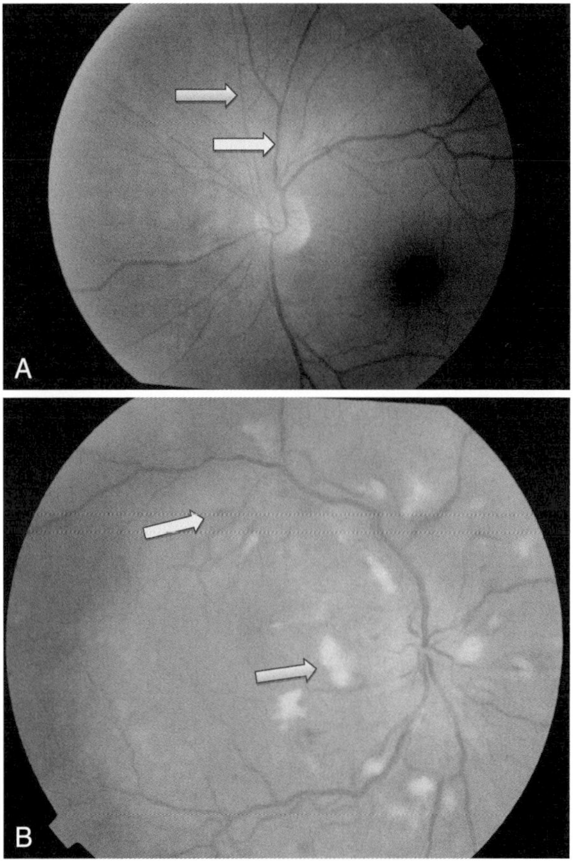

Figure 8.8. Quelques aspects de la rétine normale et de la rétine pathologique.
A. Rétine normale : flèche bleue = artère ; flèche jaune = veine. B. Rétinopathie hypertensive sévère : flèche bleue = taches cotonneuses ; flèche jaune = hémorragies en flammèches. C. Rétinopathie diabétique : flèche bleue = tache hémorragique ; flèche jaune = hémorragie ponctiforme. D. Rétinopathie diabétique sévère : flèche bleue = exsudat dur ; flèche jaune = tache hémorragique.

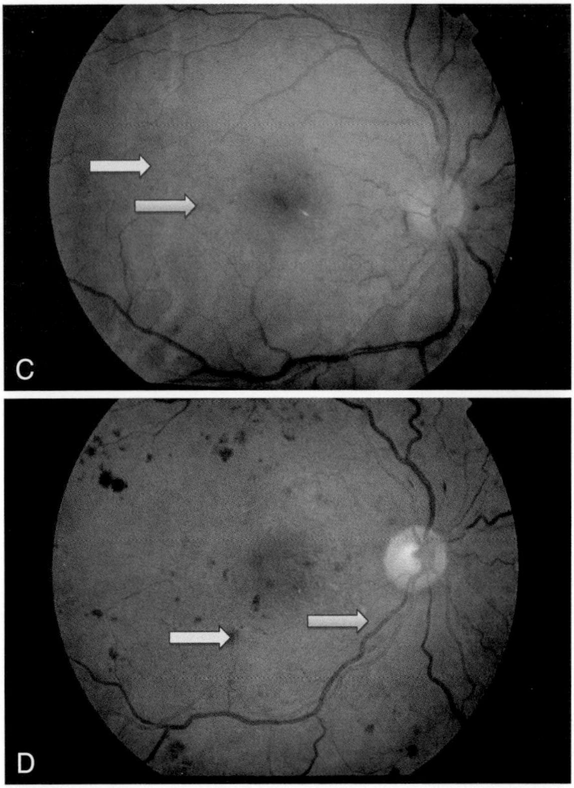

Figure 8.8. (suite)

9 Nerfs crâniens III, IV, VI
Mouvements oculaires

Données de base

On peut distinguer quatre types de mouvements oculaires :

- **mouvements oculaires saccadiques** : mouvements rapides d'un point de fixation à un autre. Vous utiliseriez une saccade oculaire pour regarder de la page à quelqu'un dans la pièce ou si l'on vous demandait de regarder en l'air ;
- **mouvements oculaires de poursuite** : mouvement oculaire lent utilisé pour maintenir la fixation sur un objet en mouvement ; par exemple, pour maintenir le contact oculaire avec une personne se déplaçant dans une pièce ;
- **mouvements oculaires vestibulaires-positionnels (réflexe oculovestibulaire)** : mouvements oculaires compensant les mouvements de la tête pour maintenir la fixation ;
- **convergence** : mouvements maintenant la fixation lorsqu'un objet est rapproché du visage. Ils sont rarement atteints en pratique clinique.

Ces divers mouvements oculaires sont soumis à des contrôles dont le siège est différent (Figure 9.1).

Type du mouvement oculaire	Siège du contrôle
Saccade (commande)	Lobe frontal
Poursuite	Lobe occipital
Vestibulaire-positionnel	Noyaux cérébellovestibulaires
Convergence	Mésencéphale

Les afférences du lobe frontal, du lobe occipital, du cervelet et des noyaux vestibulaires sont intégrées dans le tronc cérébral de telle sorte que les deux yeux bougent ensemble. Des structures importantes pour le regard latéral sont le centre de la latéralité dans le pont et le faisceau longitudinal médian (FLM), qui court entre les noyaux du III et du IV (dans le mésencéphale) et du VI (dans le pont).

Le III, le IV et le VI contrôlent les muscles suivants (Figure 9.2) :

- VI : seulement le muscle droit externe ;
- IV : seulement le muscle oblique supérieur (« grand oblique ») ;
- III : les autres muscles oculomoteurs.

© 2021 Elsevier Masson SAS. Tous droits réservés.

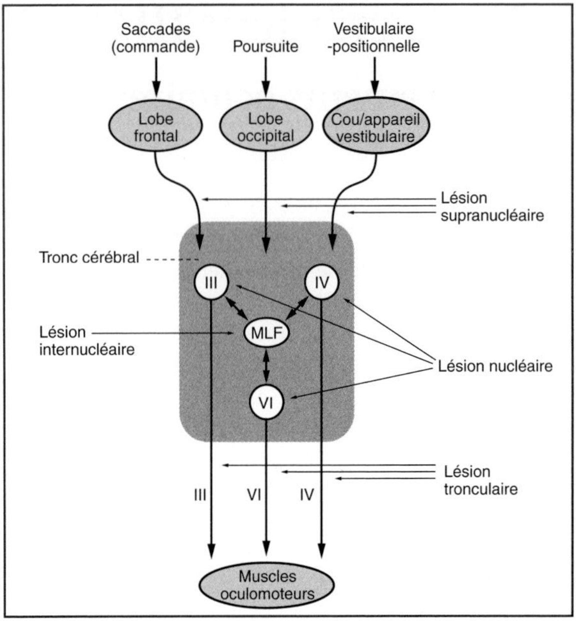

Figure 9.1. Contrôle des mouvements oculaires.

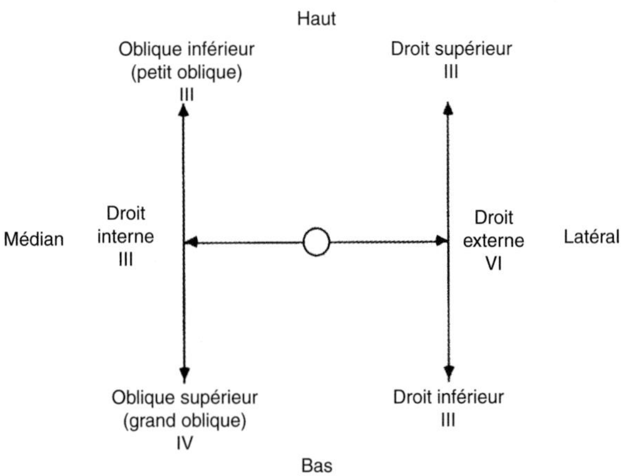

Figure 9.2. Action des muscles oculaires.

Les anomalies peuvent siéger à différents niveaux (Figure 9.1) :

- *pas de diplopie (habituellement) :*
  - supranucléaire (au-dessus des noyaux),
  - internucléaire (connexions entre les noyaux ; FLM),
  - nucléaire ;
- *diplopie présente :*
  - tronc du nerf,
  - jonction neuromusculaire,
  - muscle.

Les lésions internucléaires et supranucléaires ne provoquent que rarement de la diplopie.

Diplopie : règles

- La diplopie est au maximum dans la direction du regard correspondant au muscle atteint.
- La fausse image est l'image la plus éloignée.
- La fausse image provient de l'œil dont la fonction est anormale.

Ce qu'il faut faire

Examinez la position de la tête.

- La tête est inclinée du côté opposé à une lésion du IV.
  Examinez les yeux.
- Notez l'existence d'un ptôsis (voir chapitre 7) ;
- Notez la position de repos des yeux et la position du regard primaire.
  Examinez la position des yeux dans le regard primaire.
- Existe-t-il une convergence ou une divergence ?
- Un œil semble-t-il regarder vers le haut ou vers le bas : *skew deviation* ?
  Faites le test de couverture de l'œil (Figure 9.3).

Test de couverture de l'œil

Ce qu'il faut faire

C'est un test pour objectiver un strabisme latent.

Demandez au patient de regarder avec ses deux yeux votre œil droit, puis couvrez son œil gauche. Puis, rapidement, découvrez l'œil gauche et couvrez l'œil droit. Regardez si l'œil gauche doit effectuer une correction pour refixer votre œil droit. Recommencez en couvrant l'œil gauche et en observant l'œil droit.

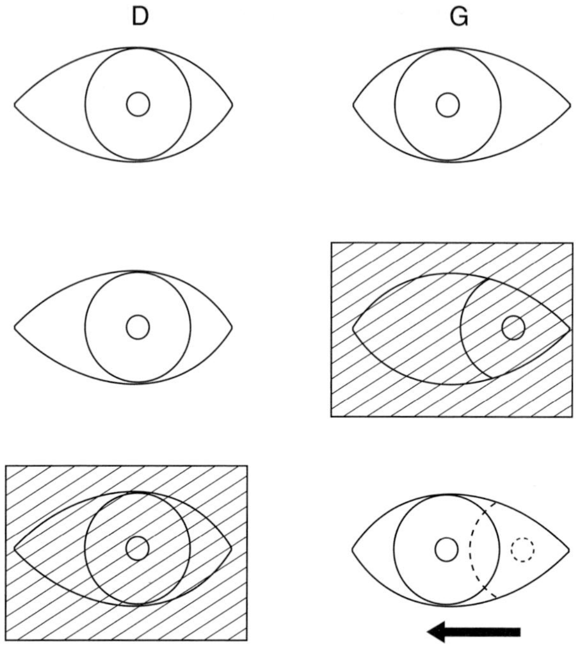

Figure 9.3. Test de couverture de l'œil (explication dans le texte).

Ce que vous trouvez

Si un œil doit effectuer une correction lorsqu'il est découvert, cela indique que le patient a un strabisme latent, qui peut être classé comme convergent ou divergent.

Ce que cela signifie

• **Strabisme latent** : un strabisme congénital intéressant habituellement l'œil le plus faible (et myopie chez l'enfant) est fréquent.

Testez les mouvements de poursuite

• Tenez un crayon verticalement à environ 50 cm du patient dans l'axe de son regard. Demandez-lui de le suivre des yeux sans bouger la tête et de vous dire s'il voit double. Tenez légèrement son menton pour prévenir les mouvements de la tête ;

• Déplacez le crayon lentement. Demandez au patient de vous dire s'il voit double :
  – d'un côté à l'autre ;
  – vers le haut et vers le bas en vision directe ;
  – vers le haut et vers le bas dans le regard latéral extrême.

• Assurez-vous que le nez du patient n'empêche pas le crayon d'être vu dans le regard latéral extrême.

Erreurs fréquentes

• La cible est trop près.
• La cible est déplacée trop vite.
• Le patient bouge sa tête.
• Chez un patient ayant une hémianopsie, la cible peut disparaître du champ visuel si elle est déplacée trop vite du côté de l'hémianopsie. Ainsi, en présence d'une hémianopsie, la cible doit être déplacée très lentement.

Ce faisant, observez les mouvements des yeux :
• les mouvements des yeux ont-ils une amplitude complète ? Évaluez le pourcentage de la réduction de l'amplitude dans chaque direction ;
• les yeux se déplacent-ils de façon régulière ?
• les deux yeux se déplacent-ils ensemble ?
• regardez s'il y a un nystagmus (voir chapitre 10).

Si le patient dit voir double à un moment quelconque :
• précisez si les images sont l'une à côté de l'autre, l'une au-dessus de l'autre, ou décalées obliquement ;
• précisez la direction dans laquelle les images sont le plus écartées ;
• dans cette position, couvrez brièvement un œil et demandez quelle image disparaît : l'image interne ou externe. Recommencez en couvrant l'autre œil (Figure 9.4).

Testez les saccades oculaires

• Face au patient, placez vos deux mains devant vous avec un écartement d'environ 30 cm, à une distance de 30 cm du patient.
• Demandez au patient de regarder alternativement une main puis l'autre.
• Observez les mouvements oculaires : leur amplitude est-elle complète, les yeux se déplacent-ils régulièrement ? Se déplacent-ils ensemble ?
• Observez particulièrement la vitesse de l'adduction.
• Ensuite, placez vos mains verticalement l'une au-dessus de l'autre, distantes d'environ 30 cm, et demandez au patient de regarder de l'une à l'autre.
• Observez les mouvements des yeux. Se déplacent-ils avec une vitesse et une amplitude normales entre les deux cibles ?

Testez la convergence

Demandez au patient de regarder dans le lointain puis de fixer votre doigt placé 50 cm en face de lui. Graduellement, rapprochez votre doigt en observant les limites de la convergence des yeux.

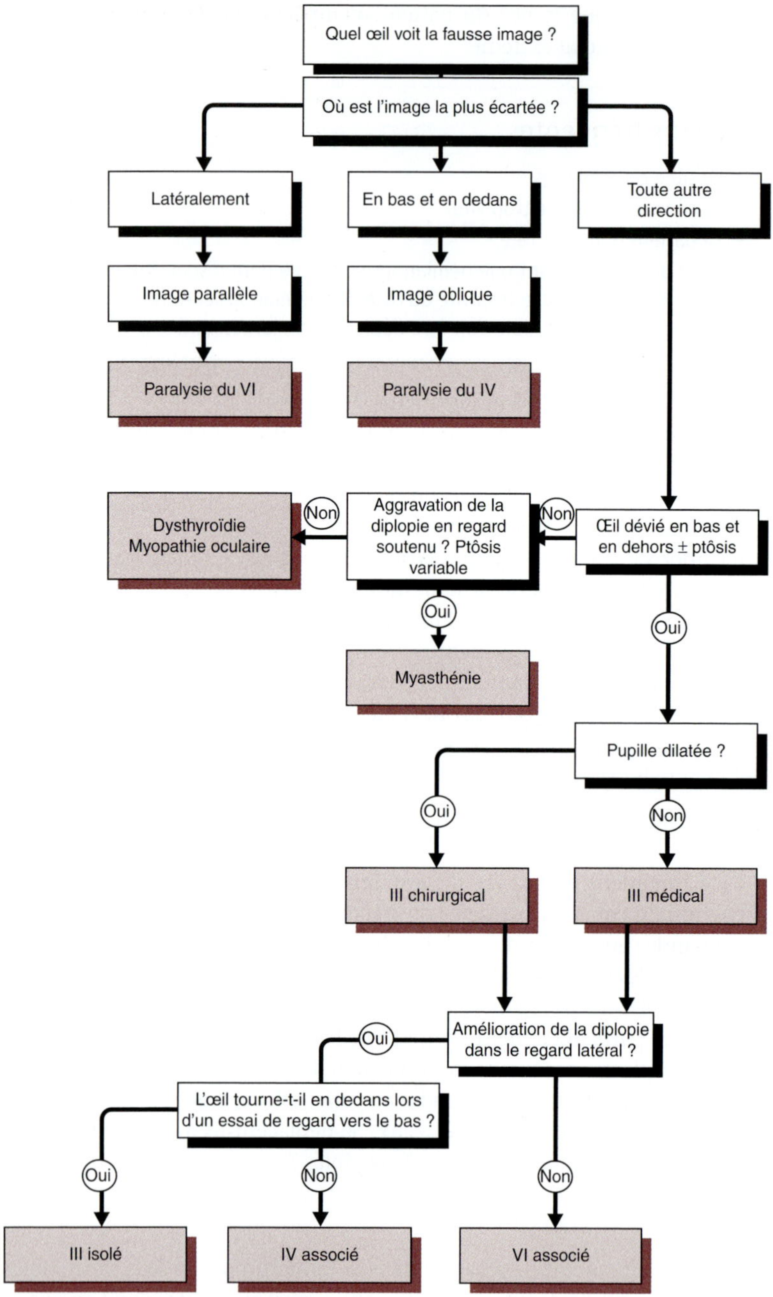

Figure 9.4. Algorithme : diplopie.

Réflexes oculovestibulaires (manœuvre des yeux de poupée)

Ce test est surtout utilisé chez les patients inconscients, permettant de tester les mouvements oculaires. Chez un patient conscient dont les mouvements oculaires sont limités sur commande ou en poursuite, ce test peut être utilisé pour montrer que les mouvements oculaires sont conservés lors d'une stimulation vestibulopositionnelle, indiquant l'origine supranucléaire du trouble oculomoteur.

Demandez au patient de fixer un point à distance ; tournez sa tête vers la gauche puis vers la droite, puis fléchissez et étendez le cou.

Les yeux doivent se déplacer dans les orbites, maintenant la direction du regard vers l'avant.

Ce que vous trouvez

- **Les yeux sont mal alignés** dans le regard primaire :
  - le mauvais alignement reste constant dans toutes les directions du regard = strabisme concomitant convergent ou divergent ;
  - *un œil est dévié* en bas et en dehors, avec un ptôsis = lésion du III ;
  - les yeux ne sont pas alignés dans le même plan vertical = *skew deviation*.
- Le patient voit double (Figure 9.4) ; **essayez de répondre aux questions suivantes** :
  - *le déficit est-il limité à un seul nerf* (VI, III ou IV) (Figure 9.5) ?
    - s'il y a une paralysie du III, est-elle médicale (respectant la pupille) ou chirurgicale (dilatation pupillaire) ?
  - *si le déficit n'est pas limité à un seul nerf :*
    - s'agit-il de la combinaison de l'atteinte de plusieurs nerfs ?
    - s'agit-il d'une myasthénie ou des manifestations oculaires d'une dysthyroïdie ?
- Le patient ne voit pas double : comparez les mouvements sur commande, en poursuite et en stimulation vestibulopositionnelle.

Autres anomalies oculaires communes

- Le patient ne regarde pas d'un côté = paralysie de la latéralité du regard ; contrôlez la réponse aux réflexes oculovestibulaires (Figure 9.6).
- Le patient ne regarde pas vers le haut = paralysie de la verticalité vers le haut (élévation).
- Le patient ne regarde pas vers le bas = paralysie de la verticalité vers le bas (abaissement).

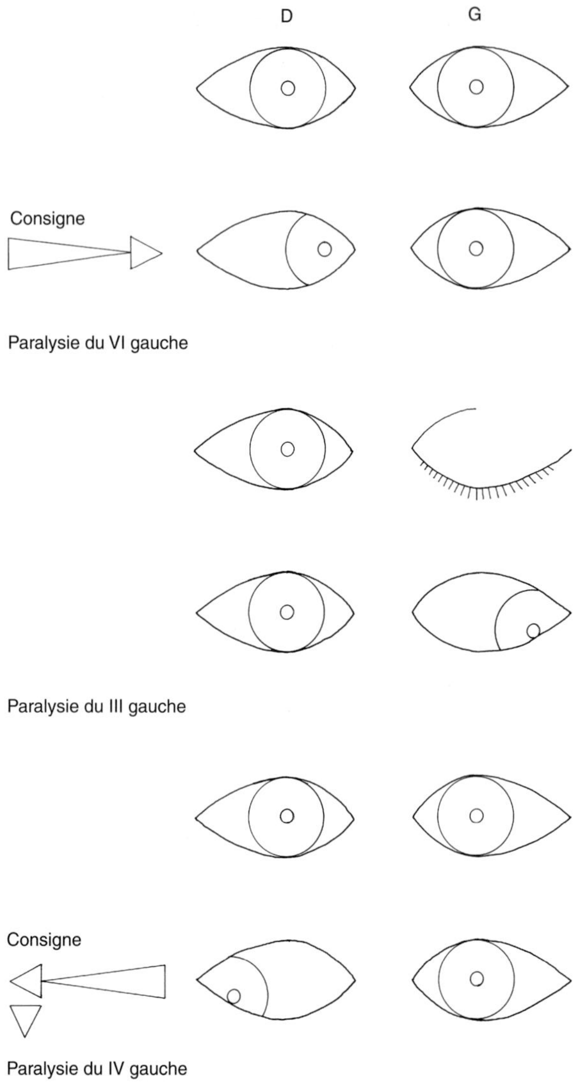

Figure 9.5. Paralysies isolées d'un nerf oculomoteur.

• Les yeux ne se déplacent pas ensemble avec un ralentissement marqué de l'œil effectuant l'adduction et un nystagmus de l'œil effectuant l'abduction = ophtalmoplégie internucléaire avec nystagmus ataxique (Figure 9.7).
• Le mouvement oculaire s'arrête avant la cible et nécessite un second mouvement pour atteindre la fixation = saccades hypométriques.

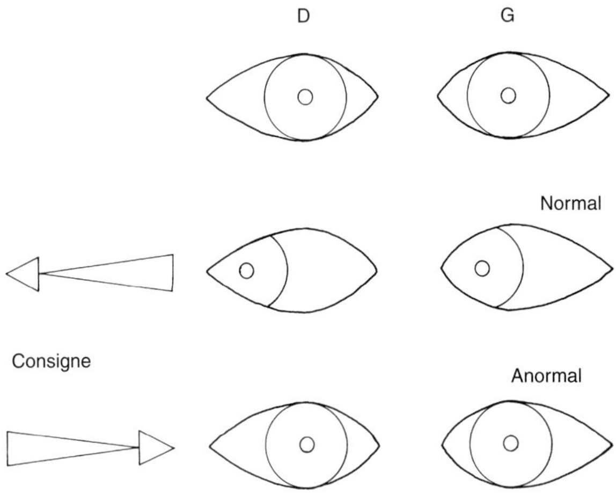

Figure 9.6. Paralysie de la latéralité vers la gauche.

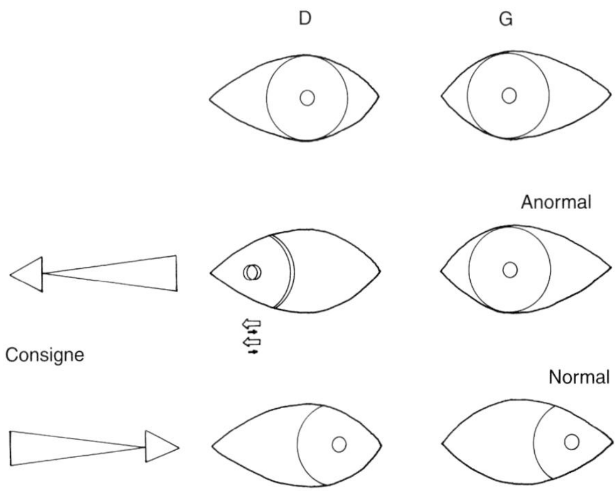

Figure 9.7. Ophtalmoplégie internucléaire gauche.
Il existe un nystagmus de l'œil droit dans le regard vers la droite.

Anomalies plus rares

- Perte limitée aux mouvements sur commande = lésions frontales.
- Perte limitée aux mouvements de poursuite = lésions occipitales.
- Mouvements oculaires limités sur commande ou lors de la poursuite avec des mouvements normaux par le réflexe oculovestibulaire = paralysie supranucléaire du regard.

Ce que cela signifie

- ***Skew deviation*** : lésion du tronc cérébral. *Causes habituelles :* accident vasculaire cérébral, démyélinisation – cherchez des signes associés du tronc cérébral.
- **Paralysie isolée du III, du IV ou du VI :** lésion sur le trajet du nerf ou lésion nucléaire. *Causes habituelles :*
  – *médicale :* diabète, athérosclérose. *Rarement :* vascularite, syndrome de Miller-Fischer (une forme du syndrome de Guillain-Barré) ;
  – *chirurgicale* (NB : atteinte pupillaire dans la paralysie du III) : tumeur, anévrisme, traumatisme, faux signe de localisation, hernie de l'uncus temporal (III).

À noter

L'anévrisme de l'artère communicante postérieure est une cause fréquente de paralysie chirurgicale du III.

- **Lésions nucléaires :** pathologies du tronc cérébral comprenant un infarctus du tronc cérébral, une sclérose en plaques et, rarement, une hémorragie du tronc cérébral et une tumeur.
- **Paralysie de la latéralité**, pouvant résulter de :
  – une grosse lésion du lobe frontal ou du lobe pariétal lorsque le patient se détourne de son côté paralysé (un mouvement de latéralité peut être obtenu par la manœuvre des yeux de poupée) ;
  – une lésion du pont lorsque le patient ne peut pas regarder du côté non paralysé ; il peut y avoir d'autres anomalies pontines (paralysie faciale ; un mouvement de la latéralité ne peut pas être obtenu par la manœuvre des yeux de poupée).
- **Paralysie de la verticalité :** lésions du tronc cérébral supérieur.

  Causes habituelles des paralysies de la latéralité et de la verticalité : infarctus du tronc cérébral, sclérose en plaques, tumeur.
- **Ophtalmoplégie internucléaire** : lésion du faisceau longitudinal médian. *Cause habituelle :* sclérose en plaques. *Causes plus rares :* pathologie vasculaire, gliome du pont.
- **Une paralysie supranucléaire**, avec préservation du réflexe oculovestibulaire : peut survenir en association avec un syndrome akinétorigide (chapitre 24), correspondant à la *paralysie supranucléaire progressive* (connue antérieurement sous le nom de *Steele Richardson*). Elle peut être aussi observée dans d'autres affections dégénératives.
- **Saccades hypométriques :** lésions cérébelleuses (voir chapitre 23).

10 Nerfs crâniens

Nystagmus

Données de base

Le nystagmus est une oscillation des yeux. Ce peut être une oscillation symétrique – nystagmus pendulaire – ou plus rapide dans une direction – nystagmus à ressort. Dans le nystagmus à ressort, il y a une déviation lente dans une direction suivie d'une correction rapide dans la direction opposée. Par convention, le nystagmus est défini par la direction de la secousse rapide. Si l'oscillation est un mouvement de torsion, c'est un nystagmus rotatoire.

Le nystagmus peut être :

- *physiologique :* nystagmus optocinétique (comme on le voit chez quelqu'un regardant le paysage par la fenêtre d'un train) ;
- *périphérique :* dû à une anomalie du système vestibulaire au niveau de l'oreille interne, du nerf ou du noyau vestibulaire ;
- *central :* dû à des anomalies des connexions vestibulaires centrales ou du cervelet ;
- *rétinien :* dû à une incapacité de la fixation.

Ce qu'il faut faire

Demandez au patient de suivre votre doigt du regard. Déplacez votre doigt successivement vers le haut, le bas et de chaque côté. Maintenez brièvement votre doigt dans chaque position en un point où il peut être vu aisément par les deux yeux.

Observez le nystagmus. Notez :

- s'il est symétrique, battant à la même vitesse dans les deux directions (*nystagmus pendulaire*) ou s'il y a une phase rapide dans une direction et une phase lente dans l'autre direction (*nystagmus à ressort*) ;
- la direction de la phase rapide : est-elle horizontale, verticale ou rotatoire ?
- la position de l'œil dans laquelle le nystagmus apparaît et celle dans laquelle il est le plus marqué ;
- s'il survient seulement dans la direction du regard (*premier degré*), en position primaire du regard (*second degré*) et s'il apparaît avec la phase rapide battant du côté opposé à la direction du regard (*troisième degré*) ;

L'examen neurologique facile
© 2021 Elsevier Masson SAS. Tous droits réservés.

- s'il est plus marqué sur l'œil en abduction que sur l'œil en adduction ;
- s'il survient dans une seule direction ;
- s'il survient dans plusieurs directions du regard (*nystagmus du regard multi-directionnel*).

Pour décider s'il est central ou périphérique, notez :
- s'il est persistant ou se fatigue ;
- s'il est associé à une sensation de vertige ;
- s'il est amélioré par la fixation visuelle.

Erreurs fréquentes

- Dans le regard latéral extrême, une ou deux secousses nystagmiques peuvent être vues normalement, spécialement si la cible est trop proche – assurez-vous que la cible reste dans le champ de la vision binoculaire.
- Si des secousses nystagmiques sont présentes, répétez le test. S'il s'agit d'un vrai nystagmus, il apparaîtra avant le regard latéral extrême.

Test spécial : recherche du nystagmus optocinétique (OKN)

Il peut être cherché en faisant tourner un tambour portant des rayures devant les yeux du patient ; cela provoque normalement un nystagmus battant du côté opposé au sens de la rotation. Ce test est utile chez les patients ayant une cécité hystérique.

La façon de tester le vertige positionnel bénin est décrite dans le chapitre 12.

Ce que vous trouvez

Voir la figure 10.1.

Décidez si le nystagmus est central ou périphérique.

Nystagmus central versus périphérique.

	Soutenu	Fatigable	Associé à une symptomatologie vertigineuse	Réduit par la fixation
Central	+	–	–	–
Périphérique	–	+	+	+

Le nystagmus périphérique n'est pas associé à d'autres anomalies oculomotrices et il a habituellement une composante rotatoire.

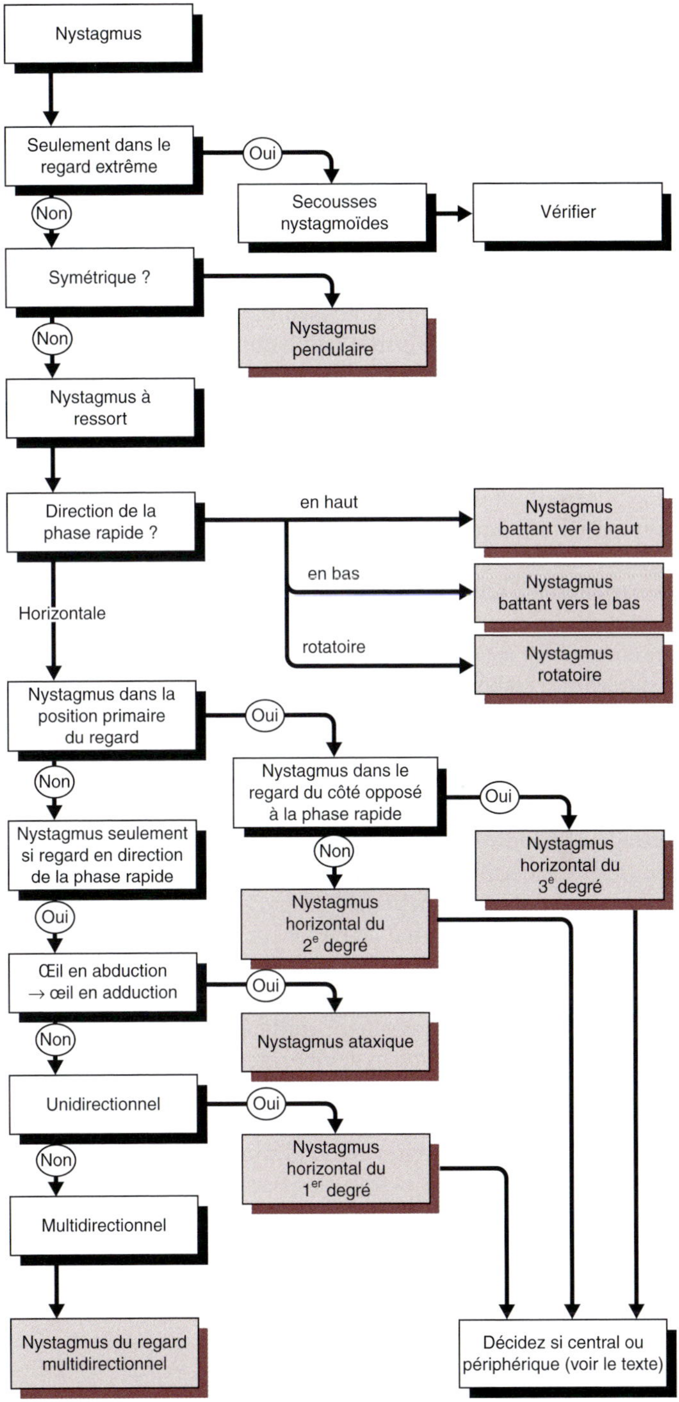

Figure 10.1. Algorithme : nystagmus.

Ce que cela signifie

- Secousses nystagmiques rapidement épuisables : normal.
- Nystagmus pendulaire : incapacité à fixer = congénital ; survient dans l'albinisme et la cécité et peut être observé chez les mineurs de fond.
- Nystagmus rotatoire :
  - nystagmus rotatoire *pur* : central. Un nystagmus périphérique horizontal a habituellement une composante rotatoire.
- **Nystagmus vertical** (rare) : lésion du tronc cérébral.
  - *Vers le haut :* lésion de la partie haute du tronc cérébral. *Causes habituelles :* démyélinisation, accident vasculaire cérébral, encéphalopathie de Wernicke.
  - *Vers le bas :* lésion de la jonction bulbocervicale. *Causes habituelles :* malformation d'Arnold-Chiari, syringobulbie, démyélinisation.
- Nystagmus horizontal (fréquent) :
  - **nystagmus ataxique** : nystagmus de l'œil en abduction > œil en adduction associé à une ophtalmoplégie internucléaire (voir chapitre 9). *Causes habituelles :* sclérose en plaques, accident vasculaire cérébral ;
  - **nystagmus du regard multidirectionnel :** nystagmus survenant dans plus d'une direction du regard. Toujours central – cérébelleux ou vestibulaire :
    - **syndrome cérébelleux.** *Causes habituelles :* médicaments (particulièrement anticonvulsivant), alcool, sclérose en plaques. *Causes plus rares* : maladies dégénératives du cervelet, tumeurs cérébelleuses,
    - **syndrome vestibulaire central.** *Causes habituelles :* sujet jeune – sclérose en plaques ; sujet âgé – lésion vasculaire ;
  - **nystagmus unidirectionnel** : un nystagmus horizontal du deuxième ou du troisième degré est habituellement central ; s'il est périphérique, il doit être aigu et associé à un vertige sévère. Un nystagmus horizontal du premier degré peut être central ou périphérique :
    - *périphérique :* **syndrome vestibulaire périphérique**. *Causes habituelles* : neuronite vestibulaire, maladie de Ménière, lésions vasculaires,
    - *central* : **syndrome cérébelleux unilatéral**. *Causes habituelles :* les mêmes que dans les syndromes vestibulaires centraux. *Causes plus rares :* tumeur ou abcès ; **syndrome vestibulaire central unilatéral**. *Causes habituelles :* les mêmes que dans les syndromes vestibulaires centraux.
- Anomalies inhabituelles et rares des mouvements oculaires :
  - **opsoclonus** : oscillations rapides des yeux dont la direction est horizontale, rotatoire ou verticale – indique une maladie du tronc cérébral, de siège imprécis, souvent un syndrome paranéoplasique ;
  - ***bobbing* oculaire :** mouvements lents (dérive) des yeux vers le haut et vers le bas dans le plan vertical – associés à des lésions pontines.

11 Nerfs crâniens V et VII

Face

Données de base

Nerf facial : VII

La fonction du VII peut être résumée de la façon suivante : « face, oreille, goût, larmes »

- *Face :* muscles de l'expression faciale et du clignement.
- *Oreille :* muscle stapédien (le muscle qui atténue les sons bruyants) et innervation sensitive du conduit auditif externe, du méat et de la conque adjacente.
- *Goût :* deux tiers antérieurs de la langue.
- *Larmes :* innervation parasympathique des glandes lacrymales.

En cas d'atteinte du neurone moteur périphérique (NMP), tous les muscles de la face sont déficitaires.

En cas d'atteinte du neurone moteur central (NMC), le front est relativement préservé.

Nerf trijumeau : V

Sensitif

Il y a trois divisions :

- ophtalmique (V1) ;
- maxillaire (V2) ;
- mandibulaire (V3).

Pour la distribution, voir la Figure 11.1. NB : le V innerve la cornée.

Moteur

Le nerf trijumeau innerve les muscles de la mastication.

Ce qu'il faut faire

Regardez la face dans son ensemble :

- existe-t-il des signes d'une maladie générale (par exemple, hyper- ou hypothyroïdie, maladie de Cushing, acromégalie ou maladie de Paget) ?
- la face est-elle immobile ?
- existe-t-il des mouvements anormaux (voir chapitre 24) ?

© 2021 Elsevier Masson SAS. Tous droits réservés.

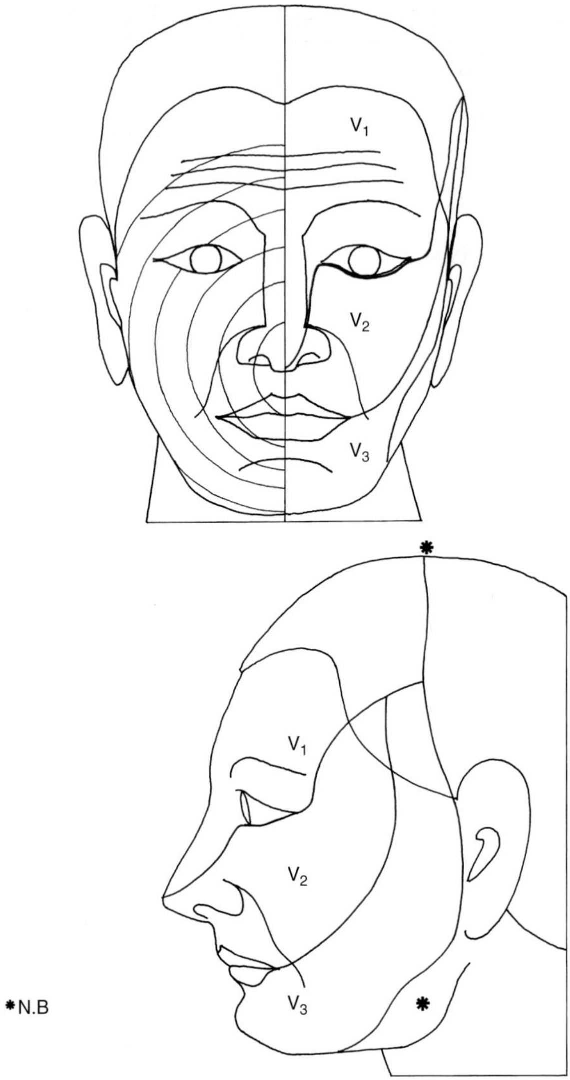

Figure 11.1. Sensibilité de la face.
Côté gauche : territoire des branches du nerf trijumeau : ophtalmique (V1), maxillaire (V2) et mandibulaire (V3). Côté droit : distribution en museau concentrique de l'innervation. Les anneaux les plus éloignés du nez projettent le plus bas dans le tronc cérébral. * NB : l'angle de la mâchoire n'est pas innervé par le nerf trijumeau.

Nerf facial : ce qu'il faut faire

Vérifiez la symétrie de la face :

- observez les plis nasolabiaux et les rides du front (Figure 11.2) ;
- observez les mouvements spontanés : sourire, clignement.
  Demandez au patient de :
- **vous montrer les dents** (*faites la démonstration*) ;
- **siffler** ;
- **fermer les yeux fortement comme s'il avait du savon dans les yeux** (*faites la démonstration*) :
  - observez le mouvement des yeux,
  - évaluez la force en essayant de lui ouvrir les yeux avec vos doigts ;
- regarder au plafond.
  Vérifiez la symétrie des mouvements.
  Comparez la motilité du front et de la partie inférieure de la face.

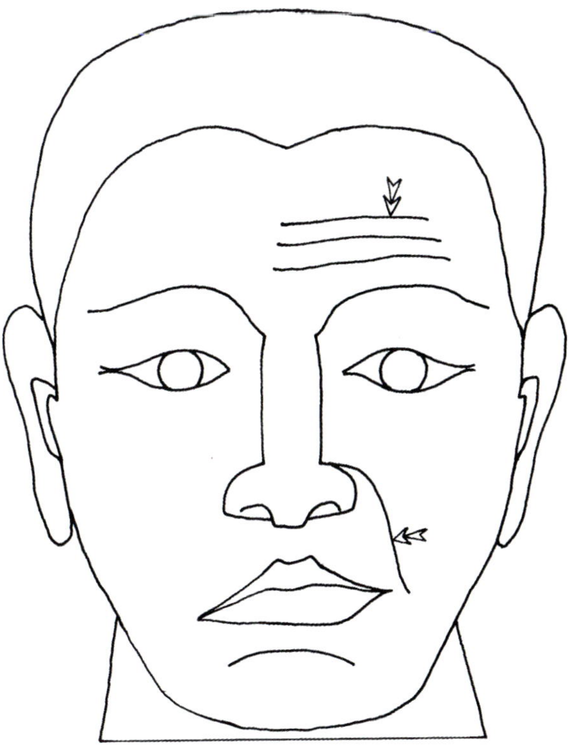

Figure 11.2. Paralysie faciale périphérique droite (atteinte du neurone moteur inférieur du VII du côté droit).
Notez l'effacement des plis du visage et la bouche tombante.

Dans les lésions du neurone moteur périphérique, vous pouvez voir l'œil s'élever lors d'un effort de fermeture – *signe de Charles-Bell.*

Erreurs fréquentes

- *Discrète asymétrie faciale sans déficit :* normal. Demandez au patient de se regarder dans un miroir.
- Un ptôsis *n'est pas* dû à un déficit de muscles innervés par le VII.

Autres fonctions du nerf facial

Regardez le conduit auditif externe – région cutanée innervée par le VII. Notez la présence de vésicules suggérant un zona.

Testez le goût sur les deux tiers antérieurs de la langue. Le goût est rarement testé ; il nécessite une solution salée et une solution sucrée. Un coton-tige est plongé dans la solution, puis appliqué sur la langue et l'on demande au patient d'identifier le goût. Testez de chaque côté les deux tiers antérieurs et le tiers postérieur.

Nerf facial : ce que vous trouvez

Voir la Figure 11.3.

Un déficit bilatéral du nerf facial peut être aisément méconnu à moins d'être spécifiquement recherché. Pensez-y si un patient vous paraît impassible lorsque vous discutez avec lui. Il n'est peut-être pas déprimé. Son visage est peut-être incapable de bouger !

Le fait que le patient ne sourit pas lorsqu'on lui demande de siffler a été noté chez les patients ayant une amimie liée à un syndrome parkinsonien.

Nerf facial : ce que cela signifie

- **Paralysie faciale périphérique unilatérale (NMP)** : lésion du nerf facial ou de son noyau dans le pont. *Cause habituelle :* paralysie de Bell *Plus rarement :* accidents vasculaires du pont, lésions de l'angle pontocérébelleux, zona (syndrome de Ramsay-Hunt : notez les vésicules dans le conduit auditif externe), maladie de Lyme, méningite de la base, lésion sur le trajet du nerf dans le rocher, tumeurs parotidiennes.
- **Paralysie faciale périphérique bilatérale (NMP).** *Causes habituelles :* sarcoïdose, syndrome de Guillain-Barré. *Causes plus rares :* la myasthénie peut provoquer un déficit facial bilatéral avec fatigabilité (jonction neuromusculaire) ; une myopathie peut produire une faiblesse bilatérale de la face (dystrophie myotonique et dystrophie facio-scapulo-humérale).

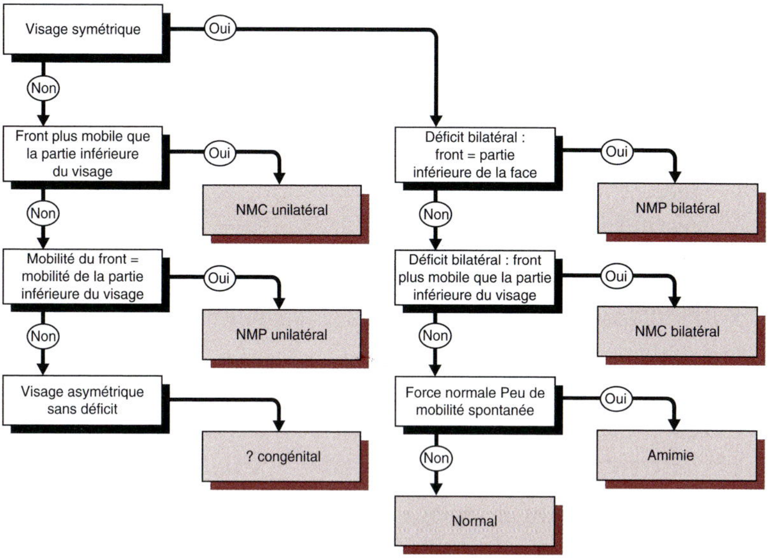

Figure 11.3. Algorithme : anomalies du nerf facial.
NMC : neurone moteur central ; NMP : neurone moteur périphérique.

- **Paralysie faciale centrale unilatérale** (NMC) : accidents vasculaires cérébraux, démyélinisation, tumeurs – peut être associée à une hémiplégie ipsilatérale (lésion supratentorielle) ou à une hémiplégie controlatérale (lésion du tronc cérébral).
- **Paralysie faciale bilatérale** (NMC) : paralysie pseudobulbaire, maladie du neurone moteur (sclérose latérale amyotrophique).
- **Paralysie émotionnelle (amimie)** : syndrome parkinsonien.

Nerf trijumeau : ce qu'il faut faire

Motricité

Testez les muscles de la mastication (nerf trijumeau moteur).

Regardez sur le côté du visage.

- Y a-t-il une atrophie du muscle temporal ?

Demandez au patient de serrer les dents.

- Palpez le muscle masséter et le muscle temporal ;

Demandez au patient d'ouvrir la bouche et de pousser contre votre main.

- Résistez à l'ouverture de la bouche avec votre main placée sous son menton. Notez si la mâchoire dévie d'un côté.

Réflexe massétérin.

- Demandez au patient de laisser sa bouche entrouverte. Placez votre doigt sur son menton. Percutez votre doigt avec le marteau à réflexe. Sentez et observez le mouvement de la mâchoire.

Sensibilité

Testez la sensibilité de la face (nerf trijumeau sensitif) : voir chapitre 19 pour les généralités sur l'examen de la sensibilité.

Testez le tact léger et la piqûre dans chaque division des deux côtés.

- V : front.
- V : joue.
- V : lèvre inférieure (Figure 11.1).

Comparez un côté avec l'autre.

- *Si anormal,* testez la température.
- *Si un déficit sensitif est trouvé,* délimitez ses limites en allant de l'anormal vers le normal.

Réflexe cornéen (afférence – branche ophtalmique du V ; efférence – VII)

- Demandez au patient de regarder en haut et sur le côté. Avec un bout de coton effilé, touchez la cornée sur le côté.
- Observez le clignement des deux yeux.
- S'il existe une paralysie unilatérale du VII, la sensibilité de la cornée peut être appréciée en observant l'autre œil.

Erreurs fréquentes

- La conjonctive est touchée au lieu de la cornée (Figure 11.4).
- Le réflexe est légèrement diminué chez les porteurs de lentilles.
- Le coton approché trop rapidement est perçu comme une menace provoquant un clignement.

Après la simulation cornéenne

- Absence d'occlusion des yeux des deux côtés : lésion du V.
- Absence d'occlusion d'un seul côté : lésion du VII.
- Diminution subjective de la sensibilité cornéenne : lésion partielle du V.
- L'absence d'un réflexe cornéen peut être un signe précoce de lésion du nerf trijumeau sensitif.

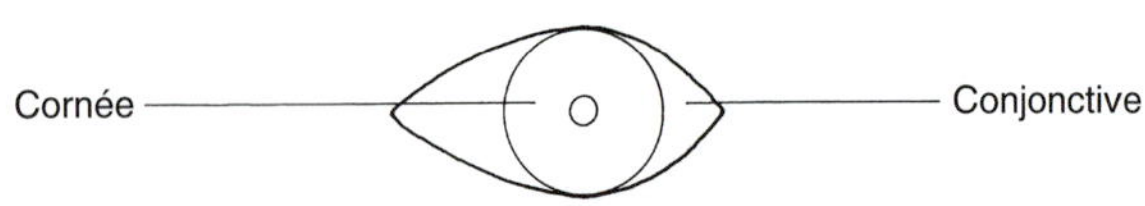

Figure 11.4. Réflexe cornéen : touchez la cornée.

Nerf trijumeau : ce que vous trouvez

Motricité

- Atrophie des muscles temporal et masséter : rare. *Causes :* dystrophie myotonique, maladie du motoneurone, dystrophie facio-scapulo-humérale.
- Faiblesse de la fermeture de la mâchoire : très rare.
- Faiblesse de l'ouverture de la mâchoire : la mâchoire dévie du côté de la lésion. *Cause* : lésion unilatérale du V moteur

Réflexe massétérin

- Pas de mouvement : *réflexe massétérin absent.*
- Mouvement minime : *réflexe massétérin présent normal.*
- Mouvement brusque : *réflexe massétérin vif.*

Sensibilité

- *Diminution ou abolition dans une ou plusieurs divisions du V d'un côté* (Figure 11.1) : du tact léger ou de la piqûre et de la température ou des deux.
- *Atteinte unilatérale de la face :* une ou toutes les modalités.
- Déficit « en museau » pour la piqûre et la température.
- *Déficit sensitif unilatéral* limité à une partie d'une division.
- *Zone gâchette provoquant une douleur faciale.*

NB :

- l'angle de la mâchoire n'est pas innervé par le trijumeau mais par le grand nerf auriculaire (C) ;
- le nerf trijumeau innerve le scalp jusqu'au vertex, pas seulement jusqu'à l'implantation des cheveux.

Nerf trijumeau : ce que cela signifie

- Perte de toutes les modalités sensitives dans une ou plusieurs branches :
  - *lésion du ganglion sensitif* (ganglion de Gasser) : le plus souvent, zona ;
  - *lésion d'une branche dans le trajet intracrânien du nerf :* V : sinus caverneux (associé à III, IV, VI) ou fente orbitaire ; V : traumatisme ; V : tumeur de la base (habituellement associée à V moteur).
- Déficit sensitif dans toutes les branches pour toutes les modalités :
  - lésion du ganglion de Gasser, de la racine sensitive ou du noyau sensitif : lésion de l'angle pontocérébelleux (associée à VII et VIII), méningite de la base (par exemple, sarcoïdose, carcinome), neuropathie sensitive trigéminale pouvant survenir dans le syndrome de Sjögren. Il est assez fréquent de ne trouver aucune cause à un déficit sensitif subjectif de la face, en particulier si le déficit sensitif ne correspond pas clairement à la distribution du nerf trijumeau.

- Déficit limité au tact léger :
  - associé à un déficit ipsilatéral de l'hémicorps pour le tact léger : lésion du lobe pariétal controlatéral ;
  - sans autre déficit sensitif : lésion de la racine sensitive dans le pont.
- Perte de la sensibilité pour la piqûre et la température associée à un déficit pour ces modalités dans l'hémicorps controlatéral : lésion ipsilatérale dans le tronc cérébral.
- Déficit sensitif avec distribution en museau : lésion du noyau sensitif descendant spinal du trijumeau, avec un déficit sensitif d'autant plus périphérique que la lésion est plus bas située – syringomyélie, démyélinisation.
- Déficit sensitif sur la joue ou la mâchoire inférieure : infiltration néoplasique métastatique des branches V ou V.
- Zone gâchette : névralgie du trijumeau.

12 Nerf crânien VIII

Nerf auditif

Le VIII a deux composantes : auditive et vestibulaire.

Nerf auditif

Ce qu'il faut faire

Testez l'audition

Testez une oreille à la fois. Neutralisez l'oreille opposée soit en la couvrant avec votre main, soit par un bruit neutre tel que le froissement d'une feuille de papier.

Mettez votre montre à côté de l'oreille du patient. Précisez jusqu'à quelle distance elle est encore entendue. On peut aussi utiliser le chuchotement ou le frottement des doigts. Augmentez le volume jusqu'à la voix normale et forte jusqu'à ce que le patient entende.

Si l'audition d'une oreille est réduite, faites les tests de Rinne et de Weber. Ces deux tests ont une sensibilité relativement faible, mais lorsqu'ils sont pratiqués correctement, ils ont une spécificité raisonnable. Ils ont une place importante dans l'enseignement traditionnel des étudiants, mais ils sont très rarement utilisés par les neurologues.

Test de Rinne

- Placez un diapason réglé à 256 ou 512 Hz sur la mastoïde (conduction osseuse [CO]) puis en regard de l'oreille (conduction aérienne [CA]).
- Demandez au patient dans quelle position le son est le plus fort.

Test de Weber

- Placez le diapason réglé à 256 ou 512 Hz sur le vertex.
- Demandez au patient dans quelle oreille le son est le plus fort : la bonne oreille ou l'oreille sourde.

Ce que vous trouvez

	Test de Rinne du côté de la mauvaise oreille	Test de Weber
Surdité de conduction	CO > CA	Oreille sourde
Surdité sensorineurale (surdité de perception)	CA > CO	Bonne oreille

L'examen neurologique facile
© 2021 Elsevier Masson SAS. Tous droits réservés.

NB : avec une surdité sensorineurale complète d'une oreille, la conduction osseuse de l'autre oreille sera meilleure que la conduction aérienne.

Ce que cela signifie

- **Surdité de conduction.** *Causes habituelles :* maladie de l'oreille moyenne, obstruction du conduit auditif externe, par exemple par un bouchon de cérumen.
- **Surdité sensorineurale (de perception) :**
  - *lésion de la cochlée* (fréquente) *:* ostéosclérose, maladie de Ménière, cause médicamenteuse, traumatisme sonore ;
  - *lésion du nerf* (rare) *:* méningite, tumeur de l'angle pontocérébelleux, traumatisme ;
  - *lésion du noyau dans le pont* (très rare) : lésion vasculaire ou démyélinisante.

Nerf vestibulaire

Données de base

Le système vestibulaire n'est pas facile à examiner au lit du patient parce qu'il est difficile de tester isolément une partie du système ou même un côté. D'une certaine façon, cela est heureux, car c'est cette capacité du système vestibulaire qui permet au patient d'avoir une bonne récupération après une lésion vestibulaire unilatérale même sévère, en apprenant à fonctionner avec seulement un système vestibulaire.

Le système vestibulaire peut être examiné indirectement en observant la marche, en recherchant un nystagmus ou en pratiquant des tests plus spécifiques (voir plus bas).

Marche

Voir chapitre 4. Testez toujours la marche sur les talons et sur les orteils. La marche est instable, déviant du côté de la lésion.

Nystagmus

Voir chapitre 10. Le nystagmus vestibulaire est associé à un vertige, il est horizontal et unidirectionnel. Il peut être positionnel.

Test oculocéphalique

Voir chapitre 25. C'est un test dynamique de la fonction vestibulaire.

Test calorique

Il n'est habituellement pas réalisé au lit du malade.

Le patient est allongé la tête à 30 % sur un oreiller de telle sorte que le canal semicirculaire latéral soit vertical.

De l'eau froide (habituellement environ 250 mL à 30 °C) est instillée dans une oreille en 40 s. On demande au patient de regarder droit devant lui et on observe ses yeux. Cela est répété dans l'autre oreille, puis dans chaque oreille avec de l'eau chaude (44 °C).

Test calorique : ce que vous trouvez

- Réponses normales :
  - *eau froide* : phase rapide du nystagmus du côté opposé à l'oreille stimulée ;
  - *eau chaude* : phase rapide du nystagmus vers l'oreille stimulée.
- Réponses réduites aux stimuli froid et chaud dans une oreille : *parésie canalaire.*
- La réponse nystagmique est diminuée dans une direction après stimulation chaude d'une oreille et stimulation froide de l'autre : *prépondérance directionnelle.*

NB :

- chez le patient inconscient, les réponses normales sont comme suit :
  - *eau froide :* déviation tonique des yeux vers le stimulus ;
  - *eau chaude :* déviation tonique des yeux du côté opposé au stimulus.

(La phase rapide du nystagmus normalement produite pour corriger cette réponse lente est absente chez le patient inconscient.)

Test calorique : ce qu'il signifie

- **Parésie canalaire** : lésion du canal semicirculaire (maladie de Ménière) ou lésion du nerf (même causes que pour la surdité sensorineurale plus neuronite vestibulaire).
- **Prépondérance directionnelle** : lésion vestibulaire nucléaire (tronc cérébral). *Causes habituelles :* maladies vasculaires, démyélinisation.

Autres tests de la fonction vestibulaire

Test de Hallpike (test clinique très utile)

Il est utilisé chez les patients ayant un vertige positionnel.

- Asseyez le patient sur un lit plat, de telle sorte que lorsqu'il sera allongé, sa tête ne soit pas soutenue.
- Tournez sa tête d'un côté et demandez au patient de regarder de ce côté.

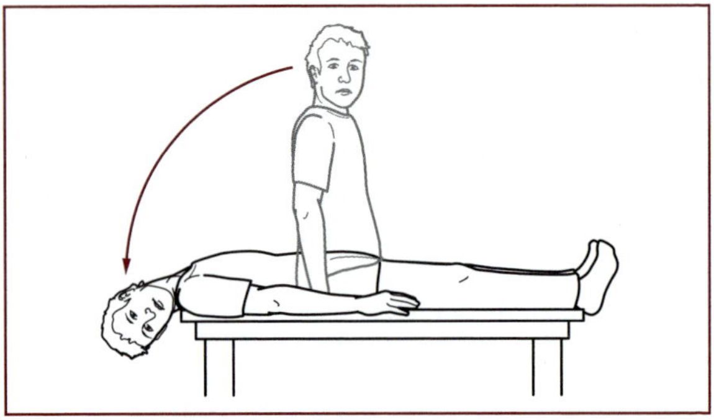

Figure 12.1. Manœuvre de Hallpike.

• Le patient s'allonge ensuite rapidement sur le dos jusqu'à ce qu'il soit à plat, avec le cou étendu et la tête soutenue par l'examinateur (figure 12.1).
• Rechercher un nystagmus dans la direction du regard. Notez s'il apparaît après un délai, si le nystagmus s'épuise lorsque le test est répété et si le patient ressent un vertige. Répétez le test de l'autre côté.

Ce que vous trouvez et ce que cela signifie

• Pas de nystagmus : normal.
• Nystagmus rotatoire épuisable vers le sol survenant après un délai : nystagmus positionnel bénin du canal postérieur.
• Nystagmus non épuisable survenant sans délai : syndrome vestibulaire central.

Test de rotation (équivalent de la marche en étoile)

• Demandez au patient de se tenir devant vous.
• Demandez-lui de pointer les membres supérieurs devant lui vers vous.
• Demandez-lui de marcher sur place et de fermer les yeux.
• Observez sa position.

Ce que vous trouvez et ce que cela signifie

Le patient tourne progressivement dans un sens, cette rotation pouvant atteindre 180°. Cela indique une lésion du côté vers lequel se fait la rotation.

13 Nerfs crâniens IX, X, XII

Bouche

Données de base

Nerf glossopharyngien : le IX

- *Sensitif :* tiers postérieur de la langue, pharynx, oreille moyenne.
- *Moteur :* stylopharyngien.
- *Autonome :* glandes salivaires (parotide).

Nerf pneumogastrique (nerf vague) : le X

- *Sensitif :* tympan, conduit auditif externe et oreille externe.
- *Moteur :* muscles du palais, pharynx, larynx (via le nerf laryngé récurrent).
- *Autonome :* afférences des barorécepteurs carotidiens, innervation parasympathique pour le thorax et l'abdomen (efférences et afférences).

Nerf grand hypoglosse : le XII

- *Sensitif :* aucun.
- *Moteur :* muscles intrinsèques de la langue.

Bouche et langue : ce qu'il faut faire

Demandez au patient d'ouvrir la bouche.

Regardez les gencives :

- sont-elles hypertrophiées ?

Regardez la langue :

- est-elle de taille normale ?
- présente-t-elle des ondulations (fasciculations) ?
- la couleur et la texture sont-elles normales ?

Demandez au patient de tirer la langue :

- est-elle droite ou dévie-t-elle d'un côté ?

> **Erreurs fréquentes**
>
> - De petites ondulations de la langue sont normales lorsque la langue est tirée ou maintenue dans une position particulière.
> - Les fasciculations doivent être cherchées, la langue étant à l'intérieur de la bouche.

L'examen neurologique facile
© 2021 Elsevier Masson SAS. Tous droits réservés.

Pour évaluer un déficit

Demandez au patient de pousser sa langue contre sa joue et testez sa force en résistant à cette pression, d'un côté puis de l'autre.

Testez les mouvements répétés

Demandez au patient de sortir et de rentrer la langue et de la déplacer d'un côté à l'autre aussi vite que possible. Évaluer la vitesse des mouvements de la langue.

Demandez au patient de dire aussi vite que possible : « Ticket, ticket, ticket. »

Testez la parole

Voir « Dysarthrie » (chapitre 2).

Bouche : ce que vous trouvez et ce que cela signifie

- **Hypertrophie gingivale** : traitement par la phénytoïne.
- **Langue rouge vernissée** : carence en vitamine B12.
- **Macroglossie** : amyloïdose, acromégalie, hypothyroïdie congénitale.
- **Accumulation de salive dans la bouche** : trouble de la déglutition.
- **Petite langue** *avec des fasciculations* = atteinte bilatérale du neurone moteur périphérique ; maladie du motoneurone (type paralysie bulbaire progressive) ; méningite de la base ; syringobulbie.
- **Petite langue** *avec diminution de la vitesse des mouvements* = atteinte bilatérale du neurone moteur supérieur – souvent associée à une labilité émotionnelle et à une exagération du réflexe massétérin : paralysie pseudobulbaire.
- **Petite langue** *avec fasciculations et vitesse diminuée des mouvements de la langue* = atteinte bilatérale mixte des neurones moteurs supérieurs et inférieurs : maladie du motoneurone (type paralysie bulbaire progressive – sclérose latérale amyotrophique).
- **La langue dévie d'un côté** = déficit du côté vers lequel se déplace la langue.
  - *Avec amyotrophie unilatérale et fasciculations :* atteinte unilatérale du neurone moteur inférieur (rare). *Causes :* syringomyélie, méningite de la base, maladie du neurone moteur débutante, tumeur du foramen magnum.
- NB : si un patient a une faiblesse faciale unilatérale, cela peut produire une déviation de la langue de ce côté simulant une faiblesse de la langue. Pour tester cette hypothèse, demandez au patient de relever le coin de sa bouche avec un doigt, puis demandez-lui de tirer la langue – cela corrigera une apparence de déficit.
  - *Avec un volume normal :* déficit unilatéral du neurone moteur supérieur (fréquent) – associé à une hémiparésie : accidents vasculaires cérébraux, tumeur.

• **Lors de la protrusion, la langue effectue des mouvements antéropostérieurs (« signe du trombone »)** : atteinte cérébelleuse, tremblement essentiel, syndromes extrapyramidaux.

Pharynx : ce qu'il faut faire

- Regardez la position de l'uvula (luette) :
  - est-elle au milieu ?
  - si vous ne pouvez voir l'uvula, utilisez un abaisse-langue.
- Demandez au patient de dire « Ahh ».
  - Regardez l'uvula :
    - s'élève-t-elle sur la ligne médiane ?
    - dévie-t-elle d'un côté ?
- Autres tests : si le patient est vigilant, coopératif, assis et que la déglutition semble sans risque, demandez au patient de déglutir (fournir un verre d'eau).
  - Regardez si la déglutition est bien coordonnée.
  - Notez :
    - s'il y a deux phases avec un délai entre la phase buccale et la phase pharyngée,
    - si la déglutition est suivie de toux ou d'un étouffement suggérant une fausse route.

Réflexe nauséeux : ce qu'il faut faire

L'examen du réflexe nauséeux est désagréable de telle sorte que vous devez seulement le faire s'il paraît cliniquement justifié – par exemple, existence de troubles de la déglutition ou déficit des nerfs crâniens inférieurs.

Voie afférente : nerf glossopharyngien. *Voie efférente :* nerf vague.

- Touchez la paroi du pharynx derrière les piliers du voile (figure 13.1).
- Regardez l'uvula : elle doit s'élever lors de la stimulation.
- Demandez au patient de comparer la sensation entre les deux côtés.

Pharynx et le réflexe nauséeux : ce que vous trouvez

- L'uvula dévie d'un côté : lésion du neurone moteur supérieur ou inférieur du vague du côté opposé.
- L'uvula ne bouge pas lorsque le patient dit « Ahh » ou lors de la recherche du réflexe nauséeux : paralysie bilatérale des muscles du voile.
- L'uvula bouge lorsque le patient dit « Ahh » mais non lors de la recherche du réflexe nauséeux, avec une diminution de la sensibilité pharyngée : atteinte du IX (rare).

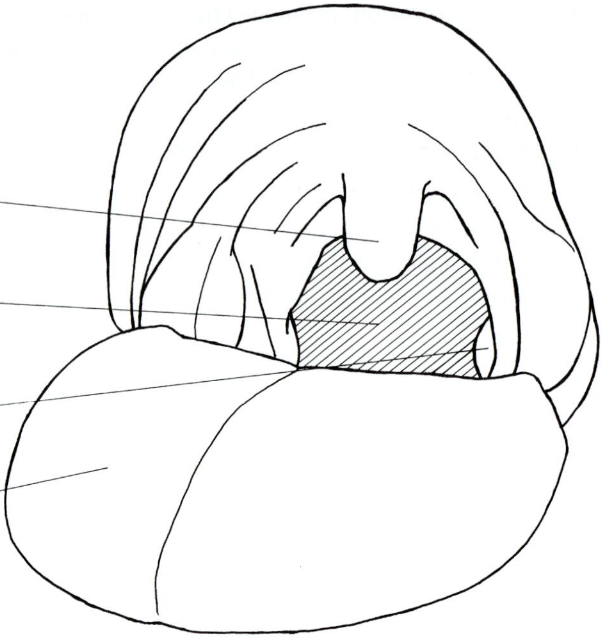

Figure 13.1. La bouche.

Larynx : ce qu'il faut faire

Demandez au patient de tousser.

Écoutez le début :

- explosif ou progressif ?

Écoutez-le parler (voir chapitre 2) :

- le volume et la qualité sont-ils normaux ?
- y a-t-il une fatigabilité du discours ?

Laryngoscopie

La visualisation directe des cordes vocales peut être obtenue par la laryngoscopie qui permet d'évaluer la position et les mouvements des cordes vocales. Cela nécessite normalement l'avis d'un ORL.

Larynx : ce que vous trouvez

- Toux « bovine » : suggère une paralysie d'une *corde vocale*.
- Voix et toux gargouillantes : suggèrent la combinaison de *la paralysie d'une corde vocale et d'un encombrement pharyngé due à une paralysie du X*.

• La déglutition suivie par de la toux indique une fausse route due à une mauvaise protection des voies aériennes : suggère une *lésion du X*.
• Paralysie unilatérale d'une corde vocale : *lésion du nerf récurrent laryngé ou du vague*.

Pharynx et larynx : ce que cela signifie

• **Une paralysie du X** peut être due à des lésions à différents niveaux :
  - à des lésions bulbaires. Cherchez des signes cérébelleux ipsilatéraux, la perte de la sensibilité douloureuse et thermique dans la face du même côté et sur le corps de l'autre côté et un syndrome de Horner ipsilatéral (syndrome latérobulbaire) ;
  - à des lésions extrabulbaires et intracrâniennes : cherchez une atteinte associée du XI crânien et du IX ;
  - NB : le nerf récurrent laryngé gauche peut être atteint par des pathologies intrathoraciques, notamment médiastinales.

• **Une atteinte bilatérale du neurone moteur inférieur du X** survient dans la paralysie bulbaire progressive (une variante de la maladie du motoneurone) : cherchez l'association de fasciculations de la langue et des signes d'atteinte des neurones moteurs supérieurs et inférieurs sans déficit sensitif au niveau des membres.
• **Une paralysie pharyngée bilatérale et/ou une paralysie bilatérale des cordes vocales** peut aussi survenir dans la myasthénie. Ce déficit est habituellement accentué par la fatigue.

14 Nerf crânien XI

Nerf accessoire (nerf spinal)

Données de base

Le nerf accessoire spinal naît du bulbe et il reçoit un apport spinal venant de C2 à C4. Purement moteur, il innerve les muscles sterno-cléido-mastoïdien et trapèze.

Un hémisphère cérébral innerve le trapèze controlatéral et le sterno-cléido-mastoïdien ipsilatéral. Ainsi, une lésion unique de la voie motrice supérieure peut-elle donner des signes des deux côtés.

Ce qu'il faut faire

- Regardez le cou :
  - le sterno-cléido-mastoïdien est-il amyotrophié et fascicule-t-il ?
  - est-il hypertrophié ?
  - la position de la tête est-elle normale ?
- Regardez les épaules :
  - sont-elles le siège d'une amyotrophie et de fasciculations ?

Sterno-cléido-mastoïdien

Demandez au patient de porter sa tête en avant.

- Poussez sa tête en arrière avec la main appliquée sur son front. Regardez les deux sterno-cléido-mastoïdiens.

Demandez au patient de tourner la tête d'un côté.

- Résistez avec la main à ce mouvement. Regardez le sterno-cléido-mastoïdien controlatéral.

Trapèze

Demandez au patient de hausser les épaules.

- Y a-t-il une asymétrie ?
- Poussez les épaules vers le bas.

© 2021 Elsevier Masson SAS. Tous droits réservés.

Ce que vous trouvez et ce que cela signifie

- Faiblesse du sterno-cléido-mastoïdien et du trapèze du même côté : *lésion ipsilatérale du nerf spinal.* Cherchez une atteinte associée ipsilatérale du IX et du X suggérant une lésion au niveau du foramen jugulaire (tumeur glomique ou neurofibrome).
- Faiblesse ipsilatérale du sterno-cléido-mastoïdien et controlatérale du trapèze : *atteinte ipsilatérale du neurone moteur supérieur.*
- Un retard unilatéral au haussement des épaules suggère une lésion *controlatérale du neurone moteur supérieur.*
- Une amyotrophie et une faiblesse bilatérale des sterno-cléido-mastoïdiens indiquent une *myopathie* (telle qu'une dystrophie myotonique, une dystrophie facio-scapulo-humérale ou une polymyosite) ou une *maladie du motoneurone* (cherchez des signes associés d'atteinte bulbaire).
- Une faiblesse unilatérale du sterno-cléido-mastoïdien suggère une *atteinte unilatérale du XI ou du neurone moteur supérieur* (vérifiez le trapèze controlatéral).
- Une position anormale de la tête et une hypertrophie des muscles cervicaux surviennent dans la *dystonie cervicale* (voir chapitre 24).

15 Système moteur
Introduction

Bases anatomiques

Les faisceaux corticospinaux (aussi appelés faisceaux pyramidaux) véhiculent les fibres motrices qui croisent dans les pyramides. Il s'agit des pyramides dans le bulbe, plutôt qu'en Égypte.

Généralités

Il y a cinq types de déficit musculaire :
1. **neurone moteur supérieur(NMS)** : exagération du tonus, exagération des réflexes tendineux, répartition pyramidale du déficit (faiblesse des extenseurs aux membres supérieurs, des fléchisseurs aux membres inférieurs) ;
2. **neurone moteur inférieur** (NMI) : amyotrophie, fasciculations, hypotonie, hypo- ou aréflexie tendineuse ;
3. **maladie musculaire** : amyotrophie, hypotonie, réflexes tendineux diminués ou absents ;
4. **jonction neuromusculaire** : faiblesse, fatigabilité, tonus normal ou diminué, réflexes normaux ;
5. **déficit « fonctionnel »** : tonus et réflexes normaux, pas d'amyotrophie, variabilité atypique du déficit.

Le niveau de l'atteinte peut être déterminé par la distribution et la formule du déficit, et par les constatations associées (tableau 15.1).

Exemple de signes du tronc cérébral (tous controlatéraux au déficit du neurone moteur supérieur) : paralysie du III, du IV, du VI, du VII, nystagmus, dysarthrie.

Signes hémisphériques : aphasie, déficit du champ visuel, inattention ou négligence, déficit des fonctions supérieures.

Atteinte mixte du NMS et du NMI : maladie du neurone moteur (avec une sensibilité normale) ou association myélopathie cervicale et radiculopathie cervicale et lombaire (avec des troubles sensitifs).

Un **déficit fonctionnel** doit être envisagé quand :
- le déficit a une distribution incompatible avec les données anatomiques ;
- la mobilité est très variable et la force irrégulière ;
- il existe une différence entre la force évaluée lors de l'examen et celle mise en jeu dans la mobilité spontanée ;
- lorsqu'il n'y a pas de modification du tonus et des réflexes.

L'examen neurologique facile
© 2021 Elsevier Masson SAS. Tous droits réservés.

Tableau 15.1. Approche d'un déficit moteur*.

Déficit généralisé (membres et nerfs crâniens)	
Maladie diffuse :	
• des nerfs • de la jonction neuromusculaire • des muscles	Polyradiculopathie Myasthénie Myopathie
Déficit des quatre membres	
Neurone moteur supérieur	Lésion de la moelle cervicale Lésion du tronc cérébral
Neurone moteur inférieur	Lésion hémisphérique bilatérale Polyradiculopathie
Mixte : neurone moteur supérieur et inférieur	Polyneuropathie Maladie du motoneurone
Muscle	Myopathie
Déficit unilatéral ou limité à un membre inférieur	
Neurone moteur supérieur	Hémisection de la moelle cervicale NB : signes sensitifs Lésion du tronc cérébral NB : signes du tronc cérébral Lésion hémisphérique NB : signes hémisphériques
Déficit des deux membres inférieurs	
Neurone moteur supérieur	Lésion de la moelle
Neurone moteur inférieur	Lésion de la queue de cheval NB : troubles sphinctériens dans les deux cas
Un seul membre	
Neurone moteur supérieur	La lésion siège au-dessus du niveau clinique NB : d'autres signes peuvent aider à la localisation
Neurone moteur inférieur	Un seul nerf = mononeuropathie Une seule racine = monoradiculopathie
Déficit irrégulièrement réparti	
Neurone moteur supérieur	Lésions multiples du système nerveux central
Neurone moteur inférieur	Plusieurs racines Plusieurs nerfs : mononeuropathies multiples
Déficit variable	
Répartition non anatomique	Envisagez un déficit fonctionnel ou une myasthénie

* Envisagez la distribution et la formule : neurone moteur supérieur ou inférieur ou musculaire.

Des tests additionnels tels que le test de Hoover peuvent être utiles (voir chapitre 25).

Évaluation de la force musculaire

La force, lorsqu'elle est mesurée, est cotée conventionnellement selon l'échelle du Medical Research Council (MRC). Cette échelle est habituellement modifiée en divisant le grade 4 en 4 + , 4 et 4 − .

5 = force normale.
4 + = mouvement sub-maximal contre résistance.
4 = mouvement modéré contre résistance.
4 − = léger mouvement contre résistance.
3 = mouvement contre pesanteur mais non contre résistance.
2 = pas de mouvement contre pesanteur.
1 = ébauche de mouvement.
0 = aucun mouvement.

La force doit être cotée en fonction de la force maximale atteinte, quelle que soit la brièveté de son maintien.

Ce qu'il faut faire

Regardez l'attitude générale du patient.

• Cherchez particulièrement une posture hémiplégique : flexion du coude et du poignet ; extension du genou et de la cheville.

Cherchez une amyotrophie.

• Comparez les deux côtés.

Cherchez des fasciculations.

• Les fasciculations sont de petites secousses sous-cutanées qui correspondent à la contraction d'unités motrices.

Testez le tonus.

Testez la force des groupes musculaires de façon systématique.

Testez les réflexes.

Erreurs fréquentes

• Les fibrillations correspondent à la contraction de fibres musculaires isolées trouvées par l'électromyographie. Elles ne peuvent être vues à l'œil nu. Des fasciculations de la langue ont parfois été appelées par erreur « fibrillations ».

Le testing des muscles respiratoires et des muscles du tronc peut être très important dans des situations spécifiques (voir chapitre 25).

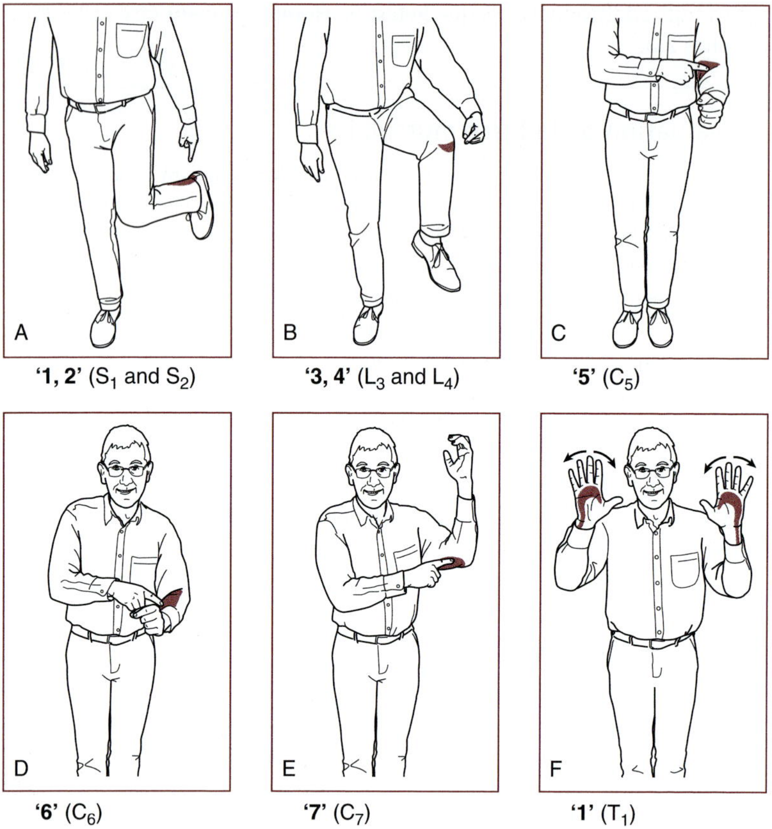

Figure 15.1. « Danse » des myotomes.

Une façon utile de se souvenir approximativement des myotomes. A. « 1, 2 » – S1 et S2 : toute la face postérieure du membre inférieur – extension de la cuisse, flexion du genou, flexion plantaire et réflexe achilléen. B. « 3, 4 » – L3 et L4 : le quadriceps et le réflexe rotulien. (La dorsiflexion du pied est au-dessous de L3 et de L4 et au-dessus de S1 et de S2 – elle est donc assurée par L5.) (La flexion de la hanche est au-dessus de L3 et de L4 donc elle dépend de L1 et de L2.) C. « 5 » – Le muscle biceps brachial et le réflexe bicipital dépendent principalement de C5. D. « 6 » – Le muscle brachioradial et le réflexe supinateur (styloradial) dépendent essentiellement de C6. E. « 7 » – C7 : extension du coude, extension du poignet et des doigts, et réflexe tricipital. F. « 1 » – Les petits muscles de la main sont innervés par T1. (La flexion des doigts est au-dessous de C7 et au-dessus de T2 – dépend donc de C8.) (L'abduction de l'épaule est au-dessus de C5 – dépend donc de C4.)

Commentaires généraux

Toujours :

- décrire ce que vous faites en termes simples ;
- montrer le mouvement à exécuter ;
- tester les mouvements élémentaires des articulations ;
- fixer ou tenir l'articulation pour individualiser le mouvement à exécuter ;
- permettre au patient d'effectuer le déplacement articulaire complet avant de tester la force. Lorsque vous testez la force, regardez et palpez le muscle qui se contracte ;
- comparer la force des deux côtés ;
- ne pas hésiter à répéter l'évaluation de la force de façon à être sûr de ce que vous trouvez ;
- penser à ce que vous trouvez au cours de l'examen. Il peut être utile de résumer mentalement ce que vous trouvez. Il vous sera ainsi plus facile de rédiger vos notes ou de faire part de vos constatations à un examinateur.

16 Système moteur

Tonus

Données de base

L'examen du tonus musculaire est important pour déceler un état pathologique et en localiser le siège. Il peut être étonnamment difficile à évaluer.

Ce qu'il faut faire

Assurez-vous que le patient est relaxé ou tout au moins que son attention est détournée par la conversation. Répétez chaque déplacement à des vitesses différentes.

Membres supérieurs

Prenez la main du patient comme pour la serrer et soutenez l'avant-bras. Étudiez d'abord la pronation et la supination de l'avant-bras, puis mobilisez la main autour du poignet (Figure 16.1).

Tenez l'avant-bras et mobilisez le membre supérieur en flexion et extension complète au niveau du coude.

Membres inférieurs

Tonus à la hanche

Le patient est allongé, les membres inférieurs étant étendus. Faites rouler le genou d'un côté à l'autre (Figure 16.2).

Tonus au genou

Mettez votre main sous le genou et soulevez-le rapidement. Observez le talon. Tenez le genou et la cheville. Fléchissez et étendez le genou.

Tonus à la cheville

Tenez la cheville et fléchissez et étendez le pied.

> **Erreurs fréquentes**
>
> Le patient ne parvient pas à se relâcher. Cela est habituellement aggravé avec la consigne « Relâchez-vous », amélioré si l'on parle d'autre chose ou en faisant compter à reculons à partir de 100.

L'examen neurologique facile
© 2021 Elsevier Masson SAS. Tous droits réservés.

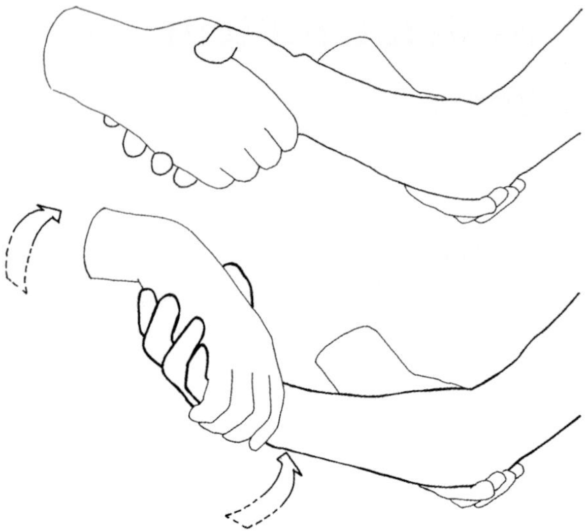

Figure 16.1. Faire tourner le poignet.

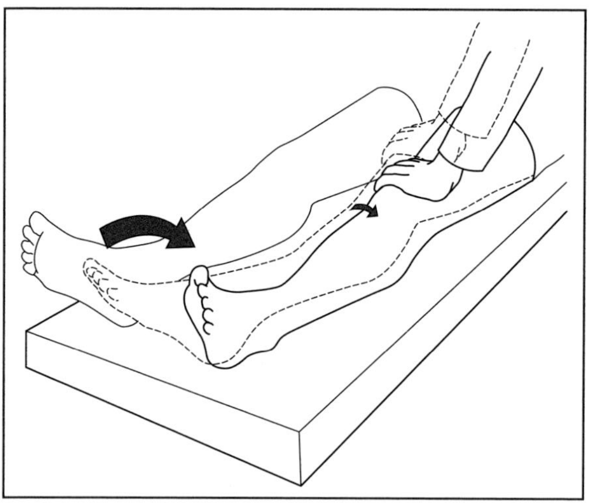

Figure 16.2. Faire rouler le genou.

Ce que vous trouvez

• *Normal :* légère résistance pendant tout le déplacement. Le talon quitte à peine le plan du lit.
• *Hypotonie :* diminution de la résistance pendant tout le déplacement. Le talon ne se détache pas du plan du lit quand le genou est soulevé rapidement. Hypotonie importante : flaccidité.
• *Hypertonie :*
  – la résistance augmente brusquement ; le talon quitte le plan du lit quand le genou est soulevé rapidement : *spasticité* ;
  – la résistance est augmentée pendant toute la durée du déplacement, comme si l'on pliait un tuyau de plomb : *rigidité en tuyau de plomb*. Rupture intermittente du tonus pendant tout le déplacement : *signe de la roue dentée* ;
  – le patient semble s'opposer au déplacement : hypertonie oppositionnelle, *gegenhalten*, « paratonie ».

Aspects particuliers

• **Myotonie** : relaxation lente après une contraction. Cherchée en demandant au patient de serrer le poing puis de relâcher brusquement la contraction. En cas de myotonie, la main s'ouvre lentement.
• **Dystonie** : postures résultant de la contraction simultanée des agonistes et des antagonistes (voir chapitre 24).
• **Myotonie à la percussion** : apparaît après percussion du muscle par un marteau à réflexe sous la forme d'une dépression. Cherchée le plus souvent au niveau du court abducteur du pouce ou de la langue.

Ce que cela signifie

• **Flaccidité** ou hypotonie. *Causes habituelles :* maladie du motoneurone, lésions cérébelleuses. *Causes rares :* myopathie, « choc spinal » (par exemple, immédiatement après un infarctus médullaire), chorée.
• **Spasticité** : lésion du neurone moteur supérieur. Habituellement, la spasticité met un certain temps à apparaître.
• **Rigidité et signe de la roue dentée** : syndromes extrapyramidaux. *Causes habituelles :* maladie de Parkinson, phénothiazines.
• **Hypertonie oppositionnelle** (***gegenhalten*** **ou paratonie**) : lésions bilatérales du lobe frontal. *Causes habituelles :* lésions cérébrovasculaires, démences.
• **Myotonie** (rare). *Causes :* dystrophie myotonique (associée à une calvitie frontale, un ptôsis, une cataracte, des troubles de la conduction cardiaque), myotonie congénitale. Une myotonie à la percussion peut être trouvée dans les deux cas.

17 Système moteur
Membres supérieurs

Données de base

L'atteinte du neurone moteur supérieur (déficit pyramidal) affecte particulièrement l'extension des doigts et du coude et l'abduction de l'épaule. NB : la flexion du coude et la préhension de la main sont relativement préservées.

Un muscle est généralement innervé par plus d'une racine. La distribution exacte varie selon les individus. L'innervation radiculaire principale et le réflexe correspondant sont indiqués de façon schématique dans le tableau 17.1. La danse des myotomes est un aide-mémoire utile. La distribution radiculaire est indiquée de façon plus détaillée plus loin.

Les trois nerfs les plus importants du membre supérieur sont le nerf radial, le nerf ulnaire (cubital) et le nerf médian :

- le **nerf radial** et ses branches innervent tous les extenseurs du membre supérieur ;
- le **nerf ulnaire** innerve tous les petits muscles de la main à l'exception des « LOAF » (voir ci-dessous) ;
- le **nerf médian** innerve :
  - L : les deux lombricaux latéraux,
  - O : l'opposant du pouce,
  - A : le court abducteur du pouce,
  - F : le court fléchisseur du pouce.

NB : tous les muscles intrinsèques de la main sont innervés par la racine T1.

Tableau 17.1. Innervation radiculaire simplifiée et principaux réflexes.

Racine	Mouvement	Réflexe
C5	Abduction de l'épaule, flexion du coude	Bicipital
C6	Flexion du coude (en semi-pronation)	Styloradial
C7	Extension des doigts, extension du coude	Tricipital
C8	Flexion des doigts	Réflexe digital
T1	Petits muscles de la main	Pas de réflexes

L'examen neurologique facile
© 2021 Elsevier Masson SAS. Tous droits réservés.

Ce qu'il faut faire

Regardez les membres supérieurs

Notez la présence d'amyotrophie et de fasciculations, notamment au niveau de la ceinture scapulaire, du deltoïde et des petits muscles des mains (le premier espace interosseux et le court abducteur du pouce).

Testez le tonus (voir chapitre 16).

Test de la pronation

Demandez au patient d'étendre les membres supérieurs devant lui, les paumes tournées vers le haut, et de fermer les yeux fermement (*faites la démonstration*).

Observez la position des membres supérieurs.

Ce que vous trouvez et ce que cela signifie

- Un membre supérieur tend à se mettre en pronation et à s'abaisser : *faiblesse de ce côté.*
- Les deux membres supérieurs s'abaissent : *faiblesse bilatérale.*
- Un membre supérieur s'élève : suggère une *lésion cérébelleuse.*
- Les doigts se déplacent continuellement vers le haut et vers le bas – pseudo-athétose – *déficit du sens de position articulaire* (main instable ataxique).

Examen de dépistage de base

Une procédure de dépistage simple est décrite ci-dessous. D'autres tests de la force musculaire seront indiqués ensuite. Effectuez chaque test d'un côté puis comparez avec l'autre côté.

Abduction de l'épaule

Demandez au patient d'élever ses coudes sur le côté (*montrez*). Demandez-lui de pousser vers le haut (Figure 17.1).

- *Muscle :* deltoïde.
- *Nerf :* axillaire
- *Racine :* C5.

Flexion du coude

Tenez le coude et le poignet du patient. Demandez-lui de pousser sa main vers son visage. NB : assurez-vous que son avant-bras est en supination (Figure 17.2).

- *Muscle :* biceps brachial.
- *Nerf :* musculocutané.
- *Racines :* C5-C6.

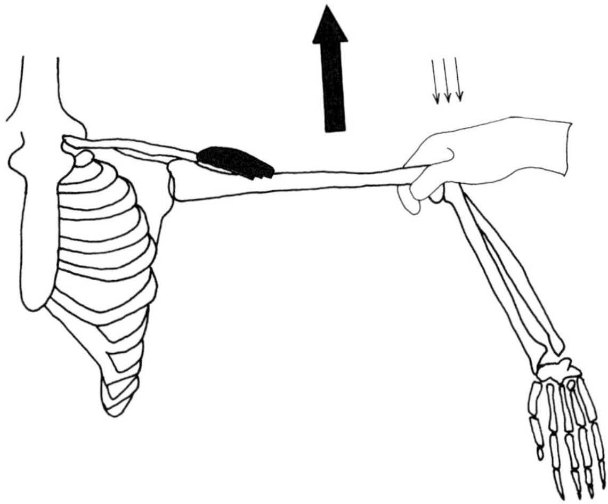

Figure 17.1. Testez l'abduction de l'épaule.

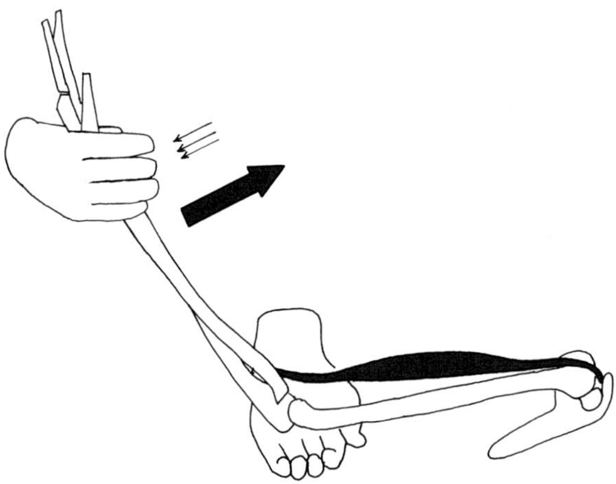

Figure 17.2. Testez la flexion du coude.

(Le mouvement peut être « truqué » par la pronation de l'avant-bras et l'utilisation du brachioradial/coracobrachial : voir plus bas.)

Extension du coude

Tenez le coude et le poignet du patient. Demandez-lui d'étendre le coude (Figure 17.3).

- *Muscle :* triceps.
- *Nerf :* radial.
- *Racines :* (C6) C7 (C8).

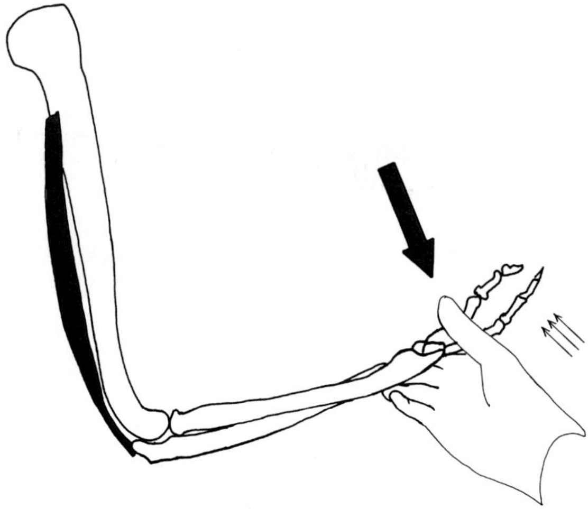

Figure 17.3. Testez l'extension du coude.

Extension du poignet

Tenez l'avant-bras du patient. Demandez-lui de fermer le poing et de le relever (Figure 17.4).

- *Muscle :* fléchisseur du carpe ulnaire et radial.
- *Nerf :* radial.
- *Racines :* (C6), C7, (C8).

Extension des doigts

Fixez la main du patient. Demandez au patient de maintenir ses doigts étendus. Appuyez sur les doigts étendus (Figure 17.5).

- *Muscle :* extenseurs des doigts.
- *Nerf :* interosseux postérieur (branche du nerf radial).
- *Racines :* C7 (C8).

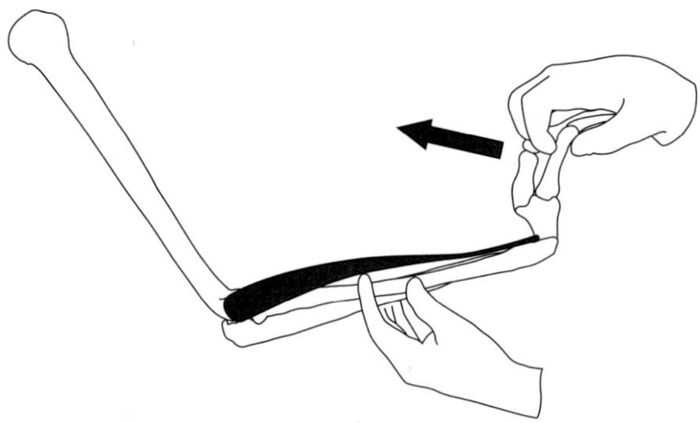

Figure 17.4. Testez l'extension du poignet.

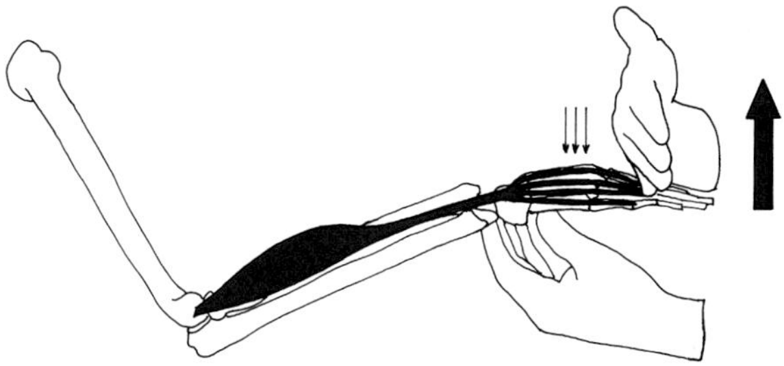

Figure 17.5. Testez l'extension des doigts.

Flexion des doigts

Fermez vos doigts sur ceux du patient, paume sur paume, les bouts des doigts étant de part et d'autre sur les articulations métacarpophalangiennes (Figure 17.6). Demandez au patient d'accrocher vos doigts puis essayer d'ouvrir la prise du patient.

- *Muscles :* fléchisseurs superficiel et profond des doigts.
- *Nerfs :* médian et ulnaire.
- *Racine :* C8.

Abduction des doigts

Demandez au patient d'écarter les doigts (*montrez*). Assurez-vous que les doigts et la paume sont alignés. Tenez le milieu des derniers doigts et cherchez à vaincre la résistance de l'index (Figure 17.7).

- *Muscle :* premier interosseux dorsal.
- *Nerf :* ulnaire.
- *Racine :* T1.

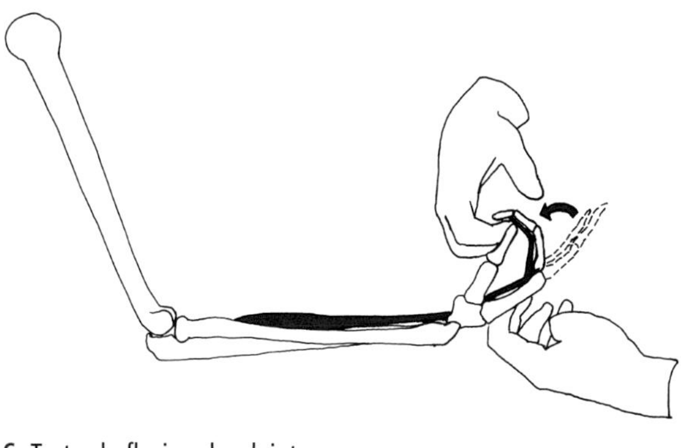

Figure 17.6. Testez la flexion des doigts.

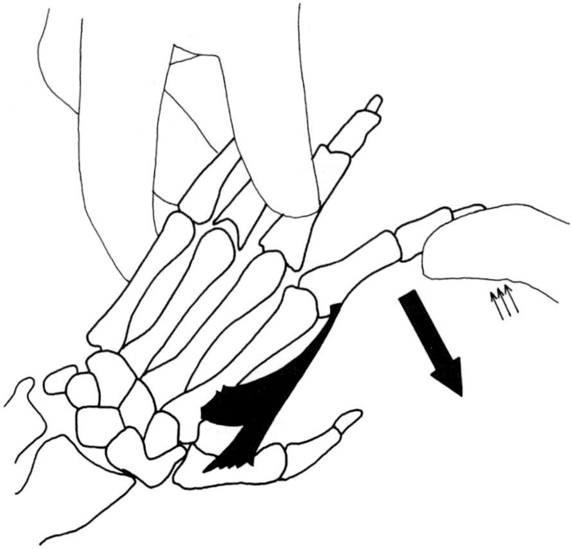

Figure 17.7. Testez l'abduction des doigts.

Adduction des doigts

Demandez au patient de rapprocher ses doigts les uns des autres. Assurez-vous que les doigts sont étendus. Fixez le majeur, l'annulaire et le petit doigt. Essayez d'écarter l'index (Figure 17.8).

- *Muscle :* deuxième interosseux palmaire.
- *Nerf :* ulnaire.
- *Racine :* T1.

Abduction du pouce

Demandez au patient de mettre la paume à plat, l'avant-bras étant en supination. Demandez-lui ensuite de diriger son pouce vers son nez. Fixez la paume et appuyez sur l'extrémité de la phalange proximale en essayant de vaincre la résistance du pouce (Figure 17.9).

- *Muscle :* court abducteur du pouce.
- *Nerf :* médian.
- *Racine :* T1.

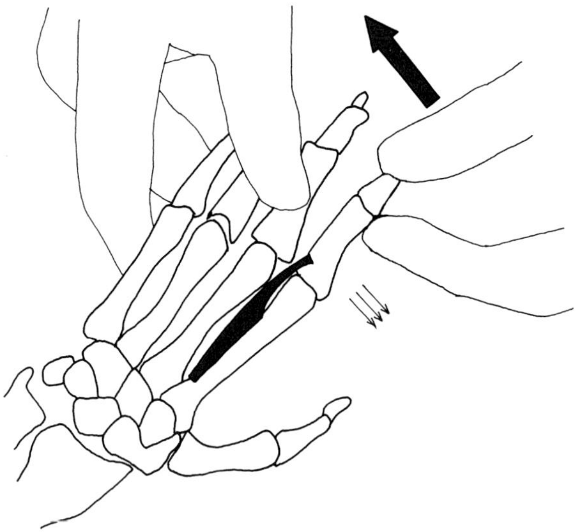

Figure 17.8. Testez l'adduction digitale.

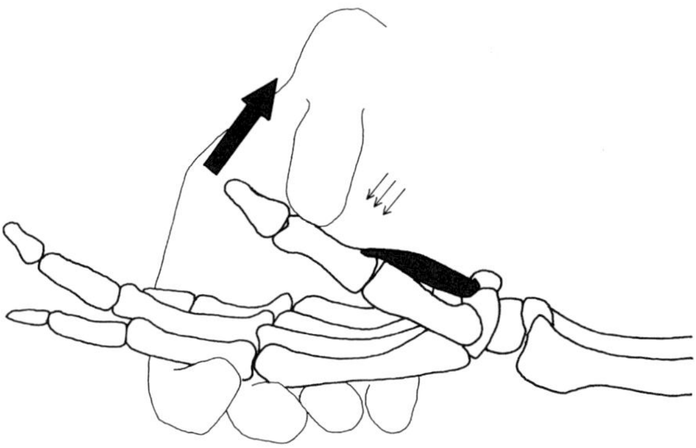

Figure 17.9. Testez l'abduction du pouce.

Autres tests évaluant la force du membre supérieur

Ces tests sont exécutés en fonction des constatations cliniques.

Serratus anterior (grand dentelé)

Placez le patient en face d'un mur et tenez-vous derrière lui. Demandez-lui de pousser sur le mur avec ses membres supérieurs étendus, les mains étant à la hauteur des épaules. Regardez la position de l'épaule. Si le muscle est faible, l'omoplate s'élève en se décollant de la paroi thoracique (scapula alata) (Figure 17.10).

- *Nerf :* long thoracique (« nerf du grand dentelé »).
- *Racines :* C5, C6, C7.

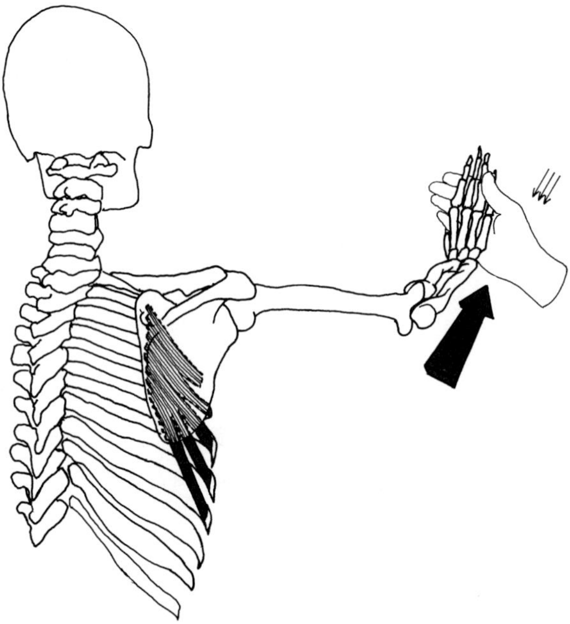

Figure 17.10. Testez le serratus anterior (grand dentelé).

Rhomboïdes

Demandez au patient de mettre les mains sur les hanches. Tenez son coude et demandez-lui de porter son coude en arrière (Figure 17.11).

- *Muscles :* rhomboïdes.
- *Nerf :* nerf des rhomboïdes.
- *Racines :* C4, C5.

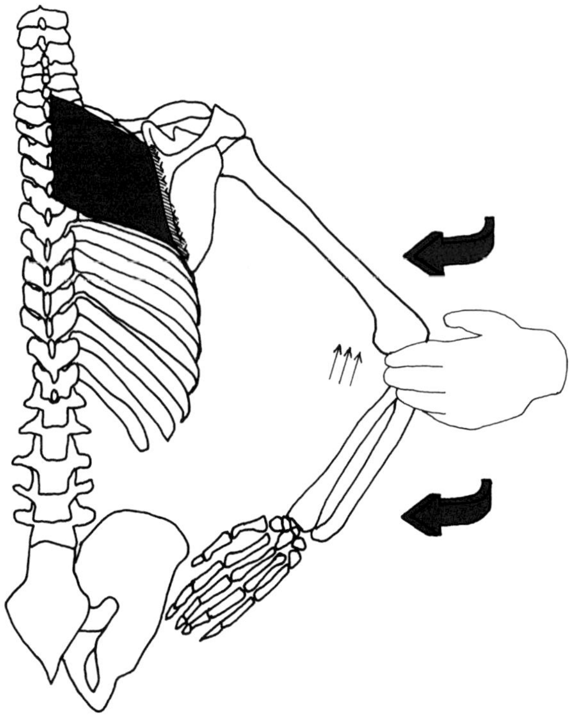

Figure 17.11. Testez les rhomboïdes.

Sus-épineux

Placez-vous derrière le patient. Demandez-lui d'élever le bras sur le côté (abduction) contre résistance (Figure 17.12).

- *Nerf :* sus-scapulaire.
- *Racine :* C5.

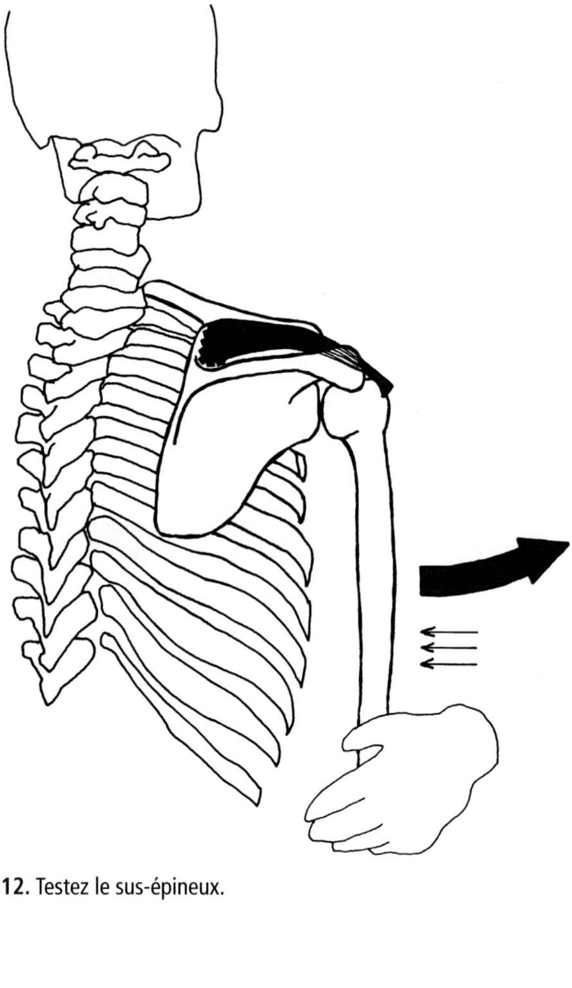

Figure 17.12. Testez le sus-épineux.

Sous-épineux

Placez-vous derrière le patient, maintenez son coude fléchi collé au corps et demandez-lui de garder son coude collé au corps et de porter sa main en dehors sur le côté. Résistez à ce mouvement avec votre main tenant son poignet (Figure 17.13).

- *Nerf :* sus-scapulaire.
- *Racines :* C5, C6.

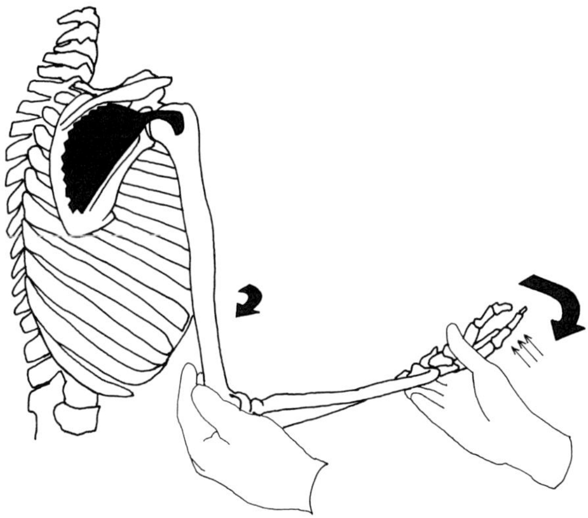

Figure 17.13. Testez le sous-épineux.

Brachioradial (biceps)

Tenez le poignet et l'avant-bras du patient en semi-pronation comme pour donner une poignée de main. Demandez au patient de tirer sa main vers son visage (Figure 17.14).

- *Muscle :* brachioradial.
- *Nerf :* radial.
- *Racine :* C6.

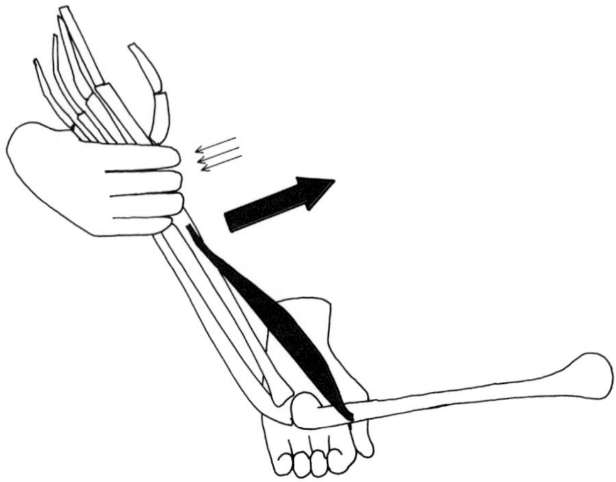

Figure 17.14. Testez le brachioradial.

Longs fléchisseurs du petit doigt et de l'annulaire

Demandez au patient d'agripper vos doigts. Essayez d'étendre l'articulation interphalangienne distale du petit doigt et de l'annulaire.

- *Muscle :* fléchisseur profond des doigts 3 et 4.
- *Nerf :* ulnaire.
- *Racine :* C8.

Ce que vous trouvez

Voir le chapitre 20.

18 Système moteur
Membres inférieurs

Données de base

Une atteinte du neurone moteur supérieur (déficit pyramidal) affecte de façon prédominante la flexion de la hanche, la flexion du genou et la dorsiflexion du pied.

La danse des myotomes (voir Figure 15.1, p. XX) fournit un aide-mémoire utile et une distribution radiculaire simplifiée des membres inférieurs comme indiqué dans le tableau 18.1.

Le **nerf fémoral** assure l'extension du genou.

Le **nerf sciatique** assure la flexion du genou. Ses branches sont :

- le nerf tibial postérieur : flexion plantaire et inversion du pied, petits muscles du pied ;
- le nerf péronier commun : dorsiflexion et éversion de la cheville.

Ce qu'il faut faire

Cherchez une amyotrophie et des fasciculations aux membres inférieurs.

Étudiez particulièrement le quadriceps, le compartiment antérieur du tibia, l'extenseur commun et le court extenseur des orteils, les muscles péroniers.

Notez la position du membre, l'existence de contractures, notamment au niveau de la cheville.

Notez la forme du pied – pied creux.

Un pied creux peut être objectivé en appliquant une surface plane dure sur la sole plantaire : un espace peut être observé entre la surface et la plante du pied.

Tableau 18.1. **Innervation radiculaire simplifiée des membres inférieurs.**

Racines	Mouvement	Réflexe
L1, L2	Flexion de la hanche	Pas de réflexe
L3, L4	Extension du genou	Réflexe rotulien
L5	Dorsiflexion du pied, inversion et éversion de la cheville, extension du gros orteil	Pas de réflexe
S1	Extension de la hanche, flexion du genou, flexion plantaire	Réflexe achilléen

L'examen neurologique facile
© 2021 Elsevier Masson SAS. Tous droits réservés.

Testez la force musculaire

Comparez les deux côtés.

Flexion de la hanche

Demandez au patient de lever son genou vers sa poitrine. Quand le genou est à 90°, demandez-lui de pousser vers le haut aussi fort qu'il peut ; placez votre main sur son genou et opposez-vous au mouvement (Figure 18.1).

- *Muscle :* psoas/iliaque.
- *Nerf :* plexus lombosacré.
- *Racines :* L1, L2.

Extension de la hanche

Le patient est allongé à plat avec le membre inférieur étendu. Placez votre main sous son talon et demandez-lui de pousser vers le bas contre votre main (Figure 18.2).

- *Muscle :* grand glutéal (grand fessier).
- *Nerf :* glutéal inférieur (fessier inférieur).
- *Racines :* L5, S1.

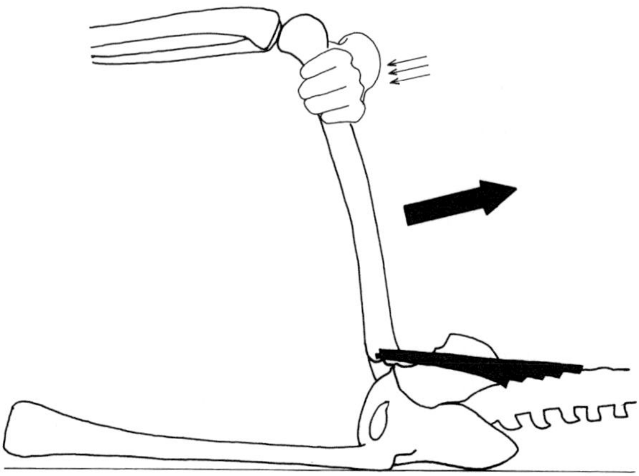

Figure 18.1. Flexion de la hanche.

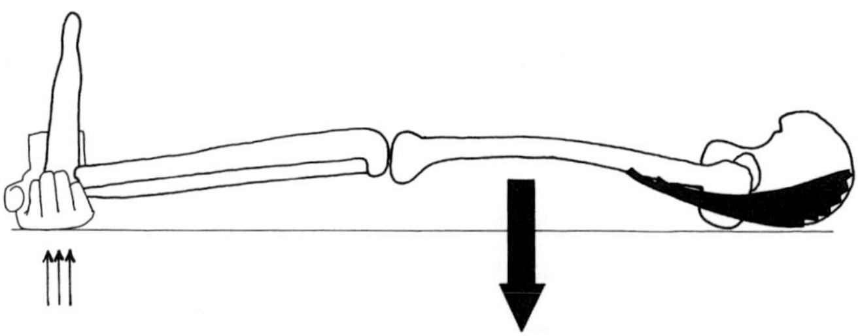

Figure 18.2. Extension de la hanche.

Extension du genou

Demandez au patient de plier son genou. Quand il est plié à 90°, supportez son genou d'une main ; avec l'autre main, tenez sa cheville et demandez-lui d'étendre la jambe (Figure 18.3).

- *Muscle :* quadriceps fémoral.
- *Nerf :* fémoral (crural).
- *Racines :* L3, L4.

Flexion du genou

Demandez au patient de plier son genou et d'amener sa cheville vers ses fesses. Quand le genou est à 90°, essayez d'étendre la jambe en tenant le genou. Observez les muscles ischiojambiers (Figure 18.4).

- *Muscle :* ischiojambiers.
- *Nerf :* sciatique.
- *Racines :* (L5, S1).

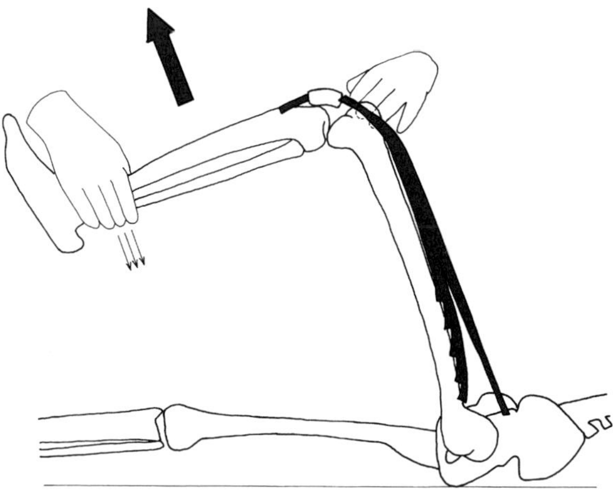

Figure 18.3. Extension du genou.

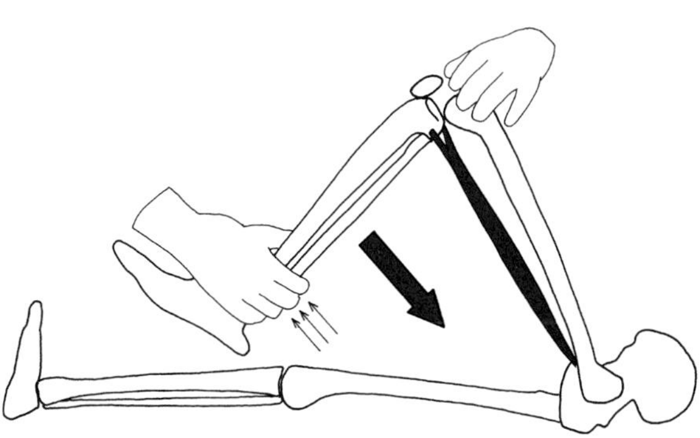

Figure 18.4. Flexion du genou.

Flexion dorsale du pied

Demandez au patient d'incliner sa cheville en arrière et de porter ses orteils vers sa tête. Quand sa cheville dépasse 90°, essayez de surmonter ce mouvement. Observez le compartiment antérieur de la jambe (Figure 18.5).

- *Muscle :* tibial antérieur.
- *Nerf :* péronier profond (ou tibial antérieur).
- *Racines :* L4, L5.

Flexion plantaire du pied

Demandez au patient de pointer ses orteils, son membre inférieur étant étendu. Essayez de vous opposer à ce mouvement (Figure 18.6).

- *Muscle :* gastrocnémien (triceps sural).
- *Nerf :* tibial postérieur.
- *Racine :* S1.

Extension du gros orteil

Demandez au patient de relever son gros orteil vers son visage. Essayez de pousser la phalange distale de son gros orteil vers le bas (Figure 18.7).

- *Muscle :* long extenseur du gros orteil.
- *Nerf :* péronier profond.
- *Racine :* L5.

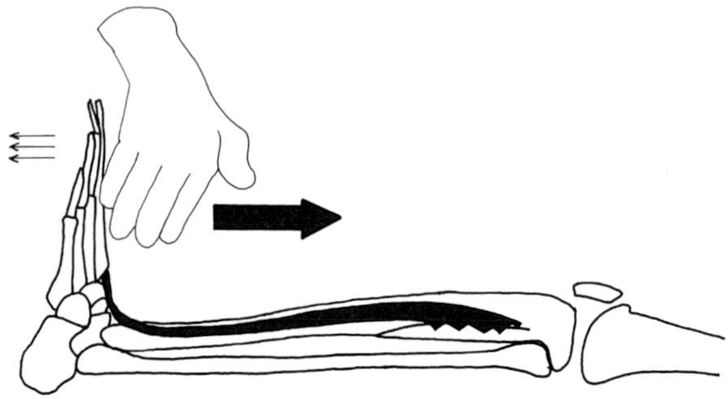

Figure 18.5. Testez la flexion dorsale du pied.

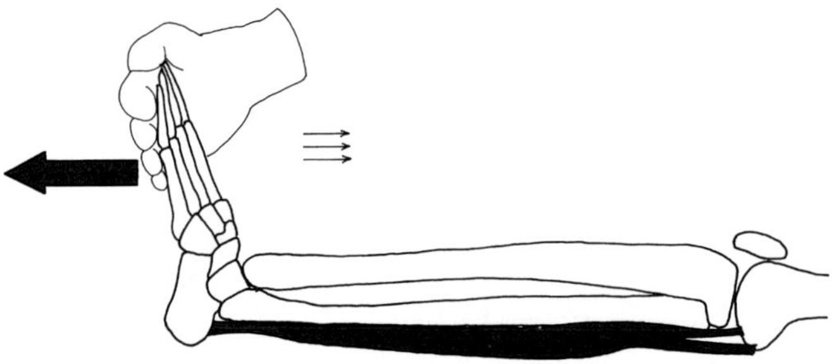

Figure 18.6. Testez la flexion plantaire du pied.

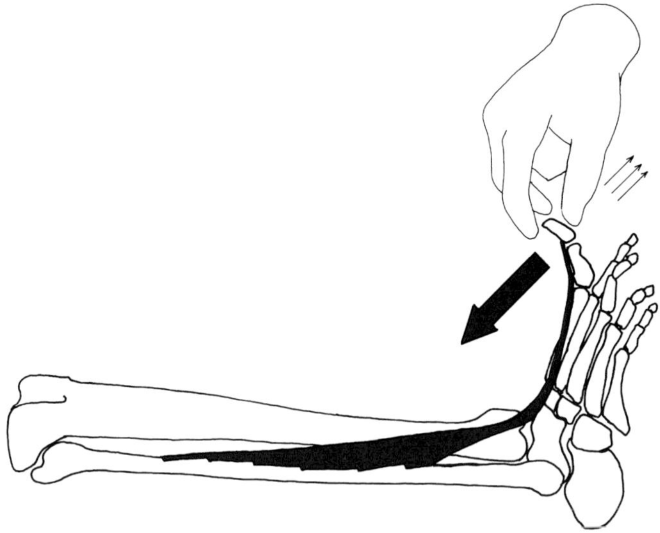

Figure 18.7. Testez l'extension du gros orteil.

Extension des orteils

Demandez au patient de redresser tous ses orteils vers sa tête. Poussez sur la partie proximale des orteils ; regardez le muscle (Figure 18.8).

- *Muscle :* court extenseur des orteils.
- *Nerf :* péronier profond.
- *Racines :* L5, S1.

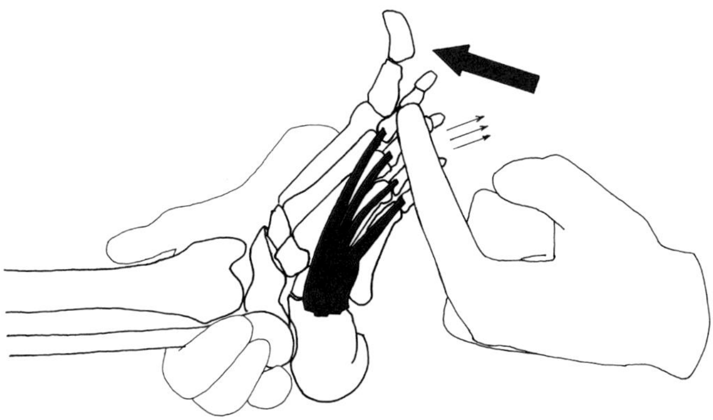

Figure 18.8. Testez l'extension des orteils.

Autres tests

Abducteurs de la hanche

Immobilisez une cheville ; demandez au patient de pousser l'autre membre inférieur en dehors, sur le côté, et résistez à ce mouvement en maintenant l'autre cheville (Figure 18.9).

- *Muscles :* moyen et petit glutéal (moyen et petit fessier).
- *Nerf :* glutéal supérieur (fessier supérieur).
- *Racines :* L4, L5.

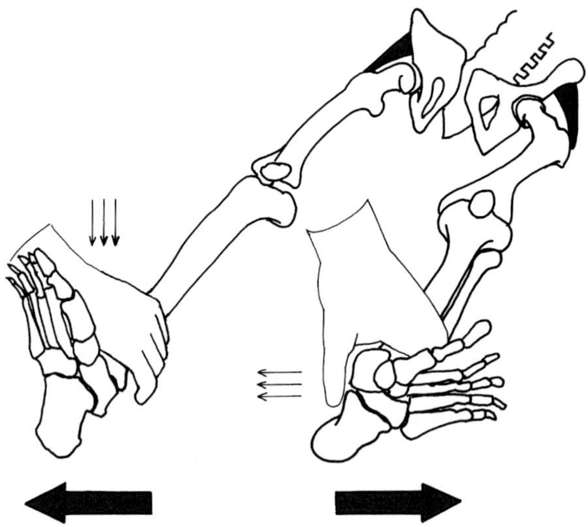

Figure 18.9. Testez la force des abducteurs de la hanche.

Adducteurs de la hanche

Demandez au patient de maintenir ses chevilles accolées. Immobilisez une cheville et essayez de pousser l'autre cheville en dehors (Figure 18.10).

- *Muscles :* adducteurs.
- *Nerf :* obturateur.
- *Racine :* L2, L3.

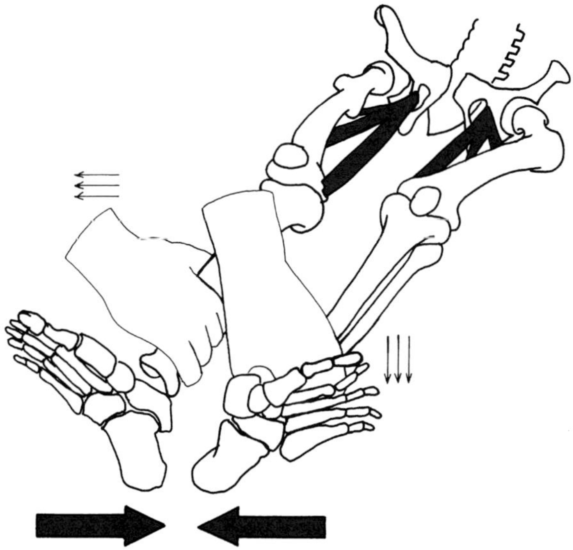

Figure 18.10. Testez la force des adducteurs de la hanche droite.

Inversion du pied

Avec la cheville à 90°, demandez au patient de tourner son pied en dedans. Cela nécessite fréquemment une démonstration (Figure 18.11).

- *Muscle :* tibial postérieur.
- *Nerf :* tibial.
- *Racines :* L4, L5.

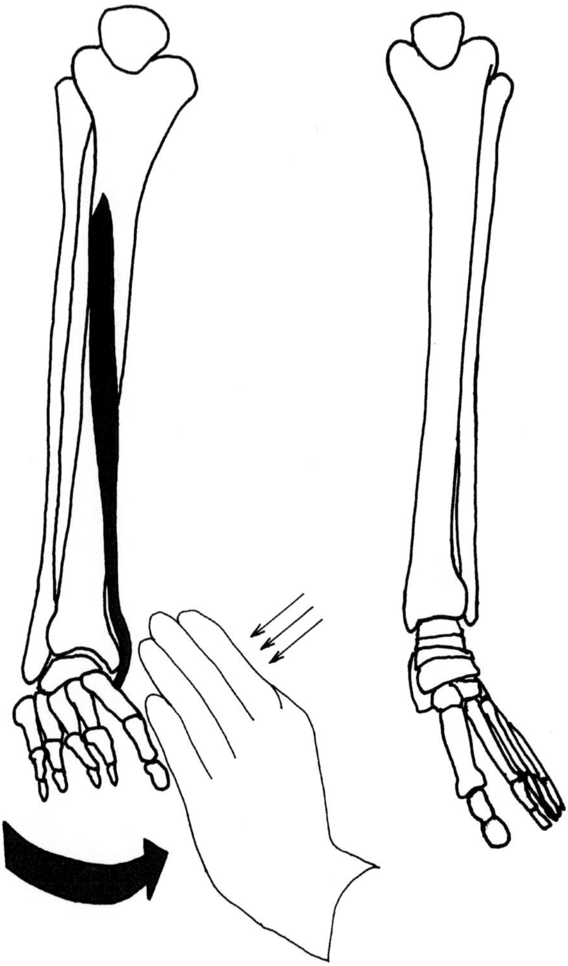

Figure 18.11. Testez l'inversion du pied.

Éversion du pied

Demandez au patient de tourner son pied en dehors sur le côté. Ensuite, essayez de ramener le pied sur la ligne médiane (Figure 18.12).

- *Muscles :* long et court péronier.
- *Nerf :* péronier superficiel (musculocutané).
- *Racines :* L5, S1.

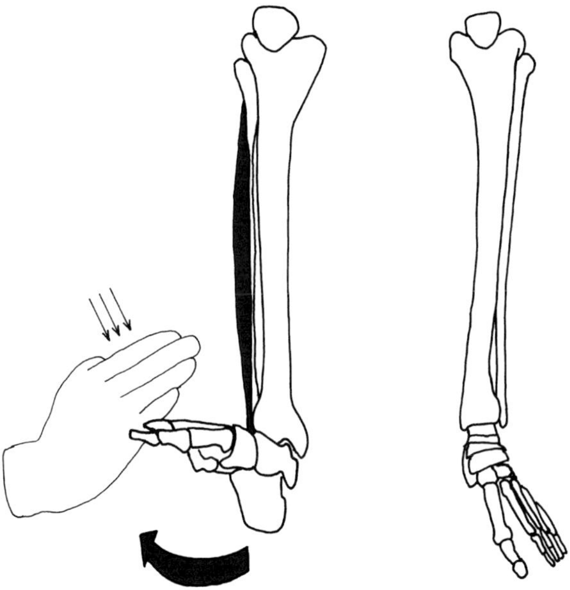

Figure 18.12. Testez l'éversion du pied.

19 Système moteur
Réflexes

Données de base

Un réflexe tendineux résulte de la stimulation d'une afférence sensible à l'étirement provenant d'un fuseau neuromusculaire qui, par une seule synapse, stimule un nerf moteur conduisant à une contraction musculaire. Les réflexes tendineux sont augmentés dans les lésions du neurone moteur supérieur et diminués dans les lésions du neurone moteur inférieur et dans les affections musculaires.

Les correspondances radiculaires des réflexes peuvent être mémorisées grâce à la « dance des myotomes » (Figure 15.1, p. XX).

Les réflexes peuvent être cotés :

- 0 = absent ;
- ± = présent seulement après facilitation ;
- 1 + = présent mais diminué ;
- 2 + = normal ;
- 3 + = exagéré ;
- 4 + = clonus.

Ce qu'il faut faire

Tenir le marteau à réflexe par son extrémité et le laisser se balancer ; assurez-vous que le patient est relaxé. Évitez de dire au patient de se relaxer, car il est garanti que cela provoquera de la contraction.

Pour tous les réflexes, frappez le tendon à moitié étiré (souvenez-vous que ce sont des réflexes d'étirement – l'afférence désignant les fuseaux musculaires qui signalent la modification de la longueur du muscle).

Réflexe bicipital

Placez les mains du patient sur son abdomen, de telle sorte que les coudes soient fléchis à 90°. Placez votre index sur le tendon du biceps ; frappez votre index avec le marteau (*swing*) en regardant le biceps (Figure 19.1).

- *Nerf :* musculocutané.
- *Racines :* C5 (C6).

L'examen neurologique facile
© 2021 Elsevier Masson SAS. Tous droits réservés.

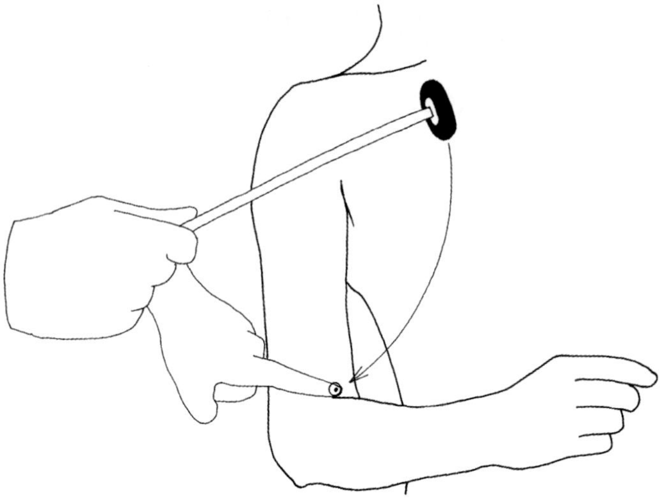

Figure 19.1. Testez le réflexe bicipital.

Réflexe supinateur (réflexe styloradial)

(NB : mauvais nom pour ce réflexe, le muscle intéressé étant le brachioradial.)

Placez le membre supérieur fléchi sur l'abdomen, placez votre doigt sur la styloïde radiale, frappez votre doigt avec le marteau et regardez le muscle brachioradial (Figure 19.2).

- *Nerf :* radial.
- *Racines :* C6 (C5).

Réflexe tricipital

Placez le bras sur le thorax en tenant le poignet, le coude étant à 90°. Percutez directement le tendon du triceps avec le marteau à réflexe ; observez le muscle (Figure 19.3).

- *Nerf :* radial.
- *Racine :* C7.

Réflexe des doigts

La main étant en position neutre, placez vos doigts en opposition avec ceux du patient et percutez le dos de vos doigts.

- *Muscles :* fléchisseurs profonds et superficiels des doigts.
- *Nerfs :* médian et ulnaire.
- *Racine :* C8.

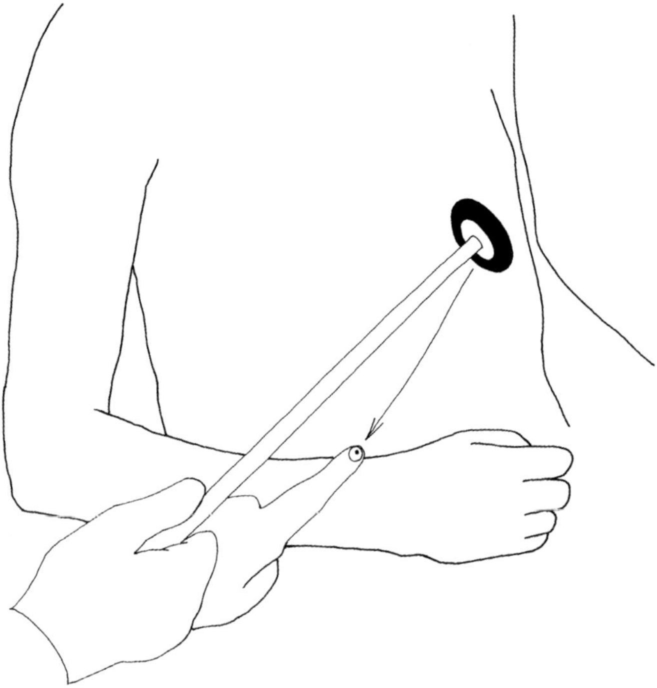

Figure 19.2. Testez le réflexe supinateur (réflexe styloradial).

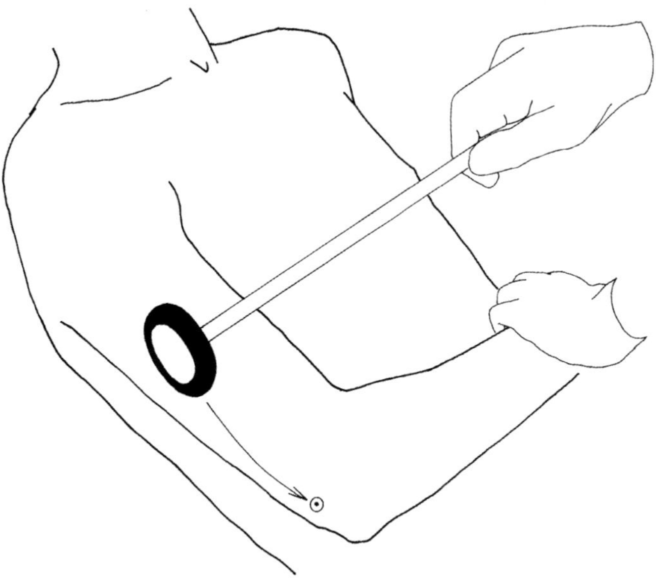

Figure 19.3. Testez le réflexe tricipital.

Réflexe rotulien

Placez la main sous le genou pour que le genou soit à 90°. Percutez le genou au-dessous de la rotule ; observez le quadriceps (Figure 19.4).

- *Nerf :* fémoral.
- *Racines :* L3, L4.

Réflexe achilléen

Tenez le pied du patient à 90° avec la malléole interne regardant vers le haut. Le genou doit être fléchi et incliné sur le côté. Percutez le tendon d'Achille directement. Observez les muscles du mollet (Figure 19.5A).

- *Nerf :* tibial.
- *Racines :* S1, S2.

Alternatives au réflexe achilléen :

1. le membre inférieur du patient étant étendu, placez votre main sur la plante du pied, la cheville étant à 90°. Percutez votre main et observez les muscles du mollet (Figure 19.5B). C'est la façon la plus facile de chercher le réflexe – si présent et normal, il n'est pas nécessaire d'utiliser une autre technique ; en l'absence de réponse, utiliser la technique ci-dessus avec facilitation ;

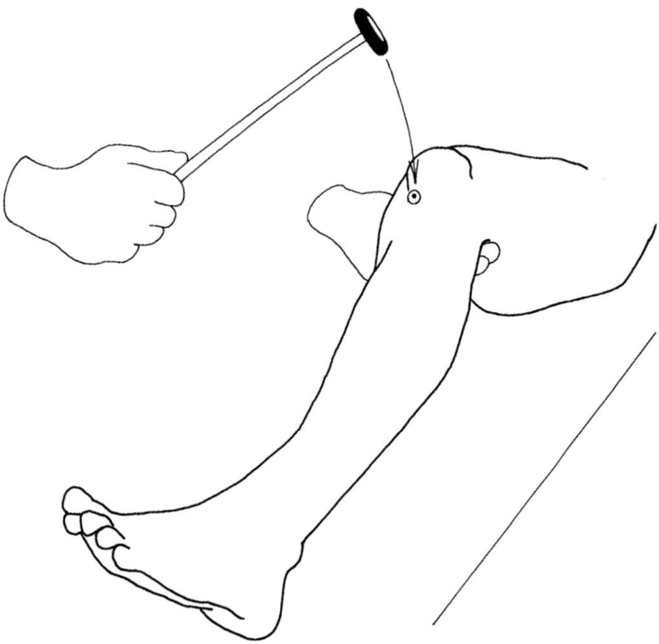

Figure 19.4. Testez le réflexe rotulien.

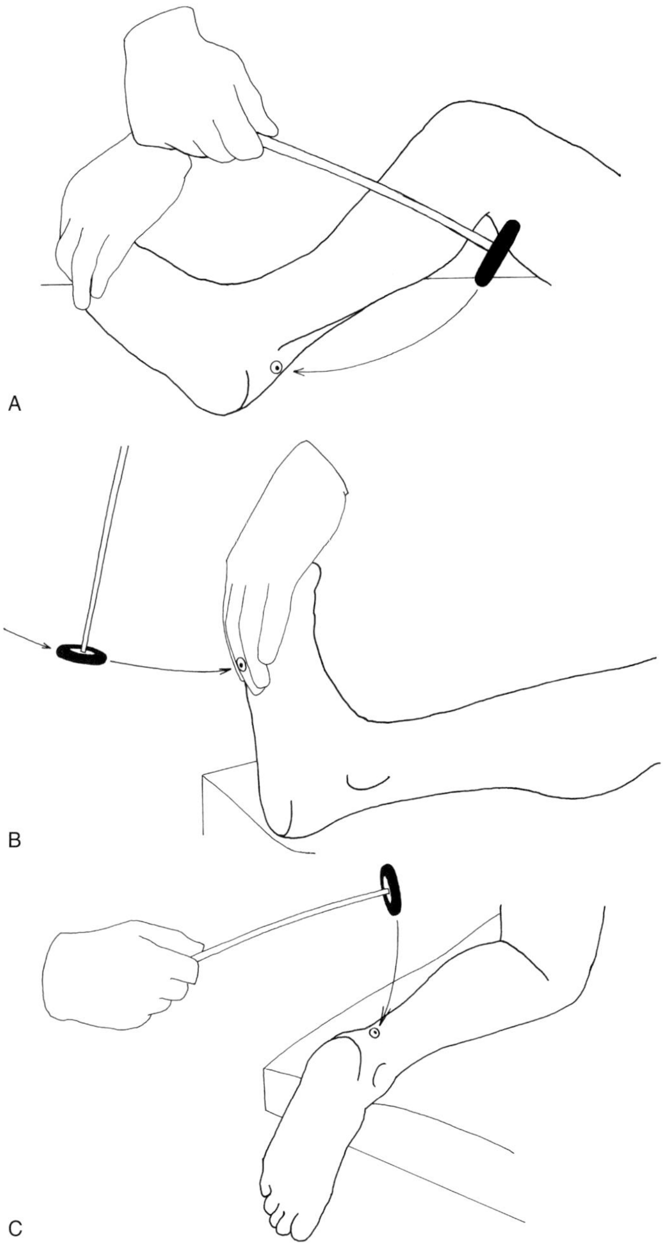

Figure 19.5. Le réflexe achilléen : trois façons de le chercher.

2. demandez au patient de s'agenouiller sur une chaise de telle sorte que ses chevilles pendent librement. Percutez directement le tendon d'Achille (Figure 19.5C).

Facilitation

Si un réflexe ne peut être obtenu par la méthode habituelle, demandez au patient de faire une manœuvre de facilitation. Pour les membres supérieurs, demandez au patient de serrer les dents lors de la percussion. Pour les membres inférieurs, demandez au patient soit de serrer le poing, soit d'accrocher ses mains et de tirer comme pour les séparer lors de la percussion (Figure 19.6).

Erreurs fréquentes

- Le patient n'est pas relaxé. Posez des questions distractives : d'où vient-il, combien de temps a-t-il vécu dans cet endroit, etc.
- Le marteau à réflexe n'est pas tenu souplement, permettant un mouvement de balancement ; la prise est celle d'un marteau utilisé comme un outil. Tenez le marteau correctement.
- Le tendon n'est pas frappé à 90° de telle sorte que le muscle n'est pas étiré.

À noter

Un réflexe absent est assourdi. Il est utile d'écouter aussi bien que de regarder.

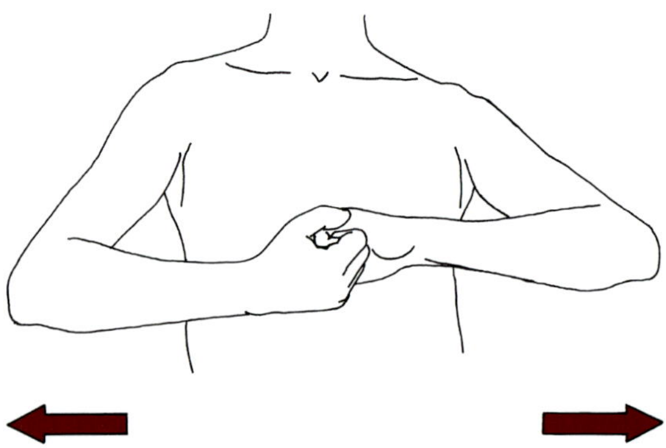

Figure 19.6. Facilitation.

Autres manœuvres

Mise en évidence du clonus

- **À la cheville** : portez brusquement le pied en flexion dorsale ; maintenir le pied dans cette position ; des contractions rythmiques peuvent apparaître. Anormal si plus de trois contractions.
- **Au genou** : le membre inférieur étant étendu, empaumez la rotule et portez-la brusquement vers le bas. Des contractions rythmiques peuvent apparaître. Toujours anormal.

Ce que vous trouvez et ce que cela signifie

- **Exagération du réflexe ou clonus** : cela indique une lésion du neurone moteur supérieur au-dessus de la racine correspondant à ce niveau.
- **Réflexes absents** :
  - aréflexie généralisée : polyneuropathie ;
  - abolition d'un réflexe : lésion d'un nerf périphérique ou plus souvent d'une racine ;
  - abolition bilatérale du réflexe achilléen : le plus souvent polyneuropathie ; parfois lésions bilatérales de la racine S1 ; très rarement lésion bilatérale du nerf sciatique.
- **Réflexes diminués** (plus difficile à juger) : polyneuropathie périphérique, maladie musculaire ou syndrome cérébelleux. NB : les réflexes peuvent être abolis à la phase initiale d'une lésion sévère du neurone moteur supérieur (« choc spinal »).
- **Diffusion d'un réflexe** : le réflexe testé est présent et sa réponse va au-delà du muscle se contractant normalement ; par exemple, flexion des doigts lors de la recherche du réflexe styloradial ou contraction des adducteurs de la hanche lors de la recherche du réflexe rotulien. La diffusion d'un réflexe indique une lésion du neurone moteur supérieur au-dessus du niveau d'innervation du muscle auquel le réflexe diffuse.
- **Inversion d'un réflexe** : combinaison de l'abolition du réflexe testé et de la diffusion à un muscle dont le niveau d'innervation est plus bas. Le niveau du réflexe absent indique le niveau de la lésion. Par exemple, un réflexe bicipital est absent mais provoque une réponse du triceps. Cela indique une lésion du motoneurone périphérique au niveau du réflexe absent (dans ce cas C5) associée à une lésion du neurone moteur supérieur, indiquant une atteinte de la moelle au niveau du réflexe absent.
- **Réflexe pendulaire** : cela est particulièrement bien vu pour le réflexe rotulien qui provoque plusieurs oscillations de la jambe. Cela indique une affection cérébelleuse.
- **Relaxation lente de la réponse réflexe** : ce signe, qui peut être difficile à noter, est vu particulièrement pour le réflexe achilléen. Il est observé en cas d'hypothyroïdie.

Réflexes abdominaux

Ce qu'il faut faire

Grattez légèrement la paroi abdominale avec un bâtonnet comme indiqué dans la Figure 19.7. Observez la paroi abdominale ; elle doit se contracter du même côté.

- *Afférences :* nerfs sensitifs segmentaires.
- *Efférences :* nerfs moteurs segmentaires.
- *Racines :* au-dessus de l'ombilic T8-T9 ; au-dessous de l'ombilic T10-T11.

Ce que vous trouvez et ce que cela signifie

- **Absence d'un réflexe abdominal :** obésité, antécédent de chirurgie abdominale, de grossesses multiples, âge, lésion de la voie pyramidale au-dessus du niveau du réflexe ou lésion nerveuse périphérique.

Réflexe plantaire

Ce qu'il faut faire

Expliquez au patient que vous allez lui gratter la plante du pied. Grattez doucement avec un bâtonnet le bord latéral du pied de bas en haut puis à travers le coussinet du pied. Regardez le gros orteil et le reste du pied (Figure 19.8).

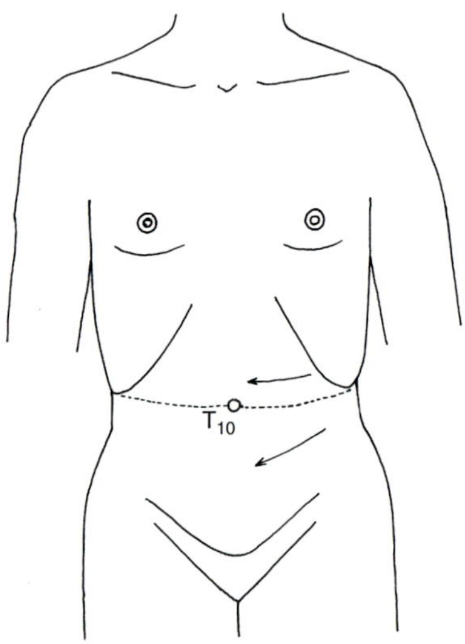

Figure 19.7. Réflexes abdominaux.

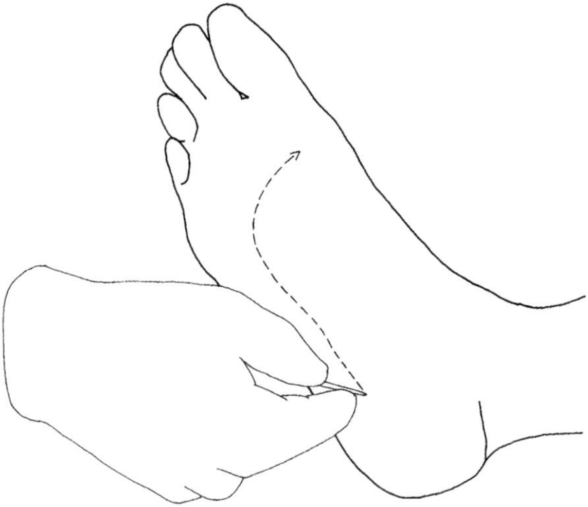

Figure 19.8. Testez le réflexe plantaire.

Ce que vous trouvez

- Tous les orteils fléchissent – réponse plantaire en flexion : *absence de signe de Babinski – normal.*
- Le gros orteil s'étend (va vers le haut), les autres orteils fléchissent ou s'écartent : réponse plantaire en extension : *signe de Babinski présent.*
- Le gros orteil s'étend (va vers le haut), les autres orteils s'étendent et la cheville fléchit dorsalement : *réponse en retrait.* Recommencez plus doucement ou essayez des stimulations alternatives (voir plus bas).
- Pas de mouvement du gros orteil (même si les autres orteils fléchissent) : *réflexe cutané plantaire indifférent.*
- Un test positif (signe de Babinski) doit être reproductible.

Ce que cela signifie

- **Réflexe cutané plantaire en extension :** lésion du neurone moteur supérieur.
- **Réflexe cutané plantaire en flexion :** normal.
- **Pas de réponse** : peut résulter d'une lésion aiguë sévère du neurone moteur supérieur (l'orteil ne peut être étendu) ; peut survenir s'il y a une anomalie sensitive interférant avec la voie afférente du réflexe.

Erreurs fréquentes

N'accordez pas trop d'importance à la seule réponse plantaire. Une réponse plantaire en flexion peut être trouvée dans une lésion du neurone moteur supérieur. Une réponse plantaire en extension qui vous surprend (qui ne va pas avec l'ensemble du tableau clinique) doit être interprétée avec prudence – ne s'agit-il pas d'un comportement de retrait ?

Stimulations alternatives (essayant toutes de provoquer les mêmes réponses)

- Stimulation du bord externe du pied : *réflexe de Chaddock*.
- Le pouce et l'index descendent le long de la face interne du tibia : *réflexe d'Oppenheim*.

Ces stimulations alternatives ne sont utiles que si elles provoquent une réponse.

20 Système moteur

Ce que vous trouvez et ce que cela signifie

Ce que vous trouvez

Souvenez-vous :

- **neurone moteur supérieur** : augmentation du tonus, réflexes vifs, distribution pyramidale du déficit, réflexes cutanés plantaires en extension ;
- **neurone moteur inférieur** : amyotrophie, fasciculations, diminution du tonus, réflexes faibles ou abolis, réponses cutanées plantaires en flexion ;
- **maladie musculaire** : amyotrophie (habituellement proximale), diminution du tonus, réflexes faibles ou abolis ; réponse plantaire en flexion ;
- **jonction neuromusculaire** : fatigabilité, tonus normal ou diminué, réflexes normaux ; réponse plantaire en flexion ;
- **déficit fonctionnel** : pas d'amyotrophie, tonus normal, réflexes normaux, réponse plantaire en flexion ; force variable.

Voir la figure 20.1.

À noter

Dans l'interprétation des signes moteurs, il faut tenir compte des autres signes et notamment de la sensibilité.

Faiblesse des quatre membres

Avec exagération des réflexes et réflexes cutanés plantaires en extension

- Localisation anatomique : moelle cervicale ou lésion bilatérale de la voie pyramidale.

À noter

La sensibilité et les nerfs crâniens doivent être testés pour discriminer.

© 2021 Elsevier Masson SAS. Tous droits réservés.

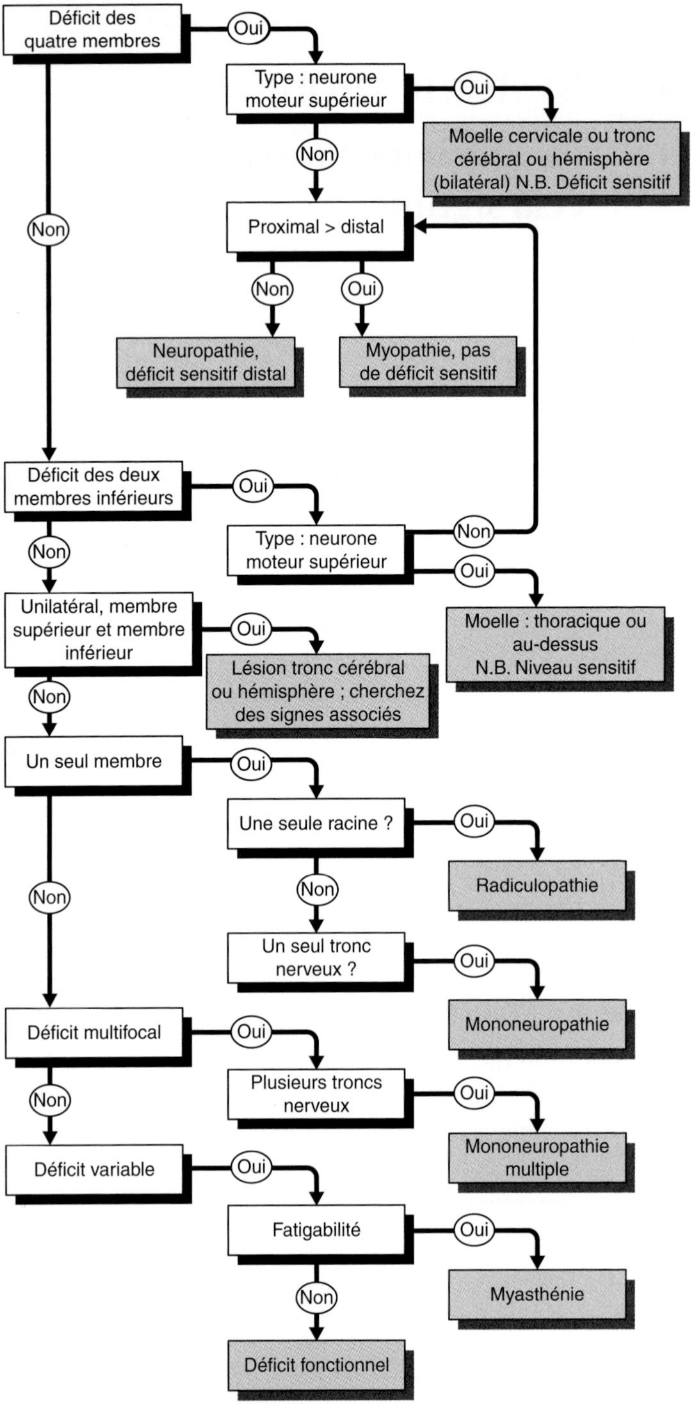

Figure 20.1. Algorithme : schéma d'interprétation simplifié d'un déficit moteur.

Avec abolition des réflexes

• Polyradiculopathie, polyneuropathie, myopathie. La sensibilité doit être normale dans le cas d'une myopathie.

À noter

En cas de choc spinal survenant après une lésion aiguë, récente, sévère du neurone moteur supérieur le tonus peut être réduit et les réflexes peuvent être abolis (bien que ce soit une lésion du neurone moteur supérieur).

Déficit type neurone moteur supérieur dans les membres inférieurs et neurone moteur inférieur dans les membres supérieurs

• Suggère maladie du neurone moteur (pas de déficit sensitif) ou myélo-radiculopathie cervicale (déficit sensitif).

Réflexes normaux

• Fatigabilité, en particulier en association avec des anomalies du territoire des nerfs crâniens (mouvements oculaires, ptôsis, muscles de la face) : *myasthénie*.

• Déficit variable, tonus normal : *possibilité d'un déficit fonctionnel non organique*.

Faiblesse des deux membres inférieurs

Avec exagération des réflexes et réponses cutanées plantaires en extension

• Suggère une lésion de la moelle. La lésion doit être au-dessus du niveau radiculaire de l'anomalie motrice la plus élevée. Le niveau peut être confirmé par le niveau des troubles sensitifs.

Avec abolition des réflexes dans les membres inférieurs

• Polyradiculopathie, polyneuropathie, lésions de la queue de cheval.

Déficit unilatéral du membre supérieur et du membre inférieur

Lésion du neurone moteur supérieur dans la moelle cervicale haute, le tronc cérébral ou plus haut.

NB : souvenez-vous que les faisceaux corticaux spinaux (faisceaux pyramidaux) croisent au-dessus des pyramides dans le bulbe. Ainsi des lésions du cerveau et du tronc cérébral au-dessus du bulbe provoquent un déficit du côté opposé du corps et des lésions d'une hémi-moelle provoquent un déficit du même côté du corps.

- Un déficit sensitif controlatéral (douleur et température) indique une lésion de la moitié ipsilatérale de la moelle cervicale (Brown-Séquard) (voir chapitre 22).
- Une atteinte controlatérale de nerfs crâniens ou des signes du tronc cérébral indiquent le niveau du tronc cérébral lésé.
- Un déficit ipsilatéral de la face ou de la langue indique une lésion au-dessus du tronc cérébral.
- Une perte ipsilatérale de toutes les modalités de la sensibilité indique une lésion au-dessus du bulbe.
- Un déficit du champ visuel ou des fonctions supérieures indique une lésion hémisphérique.

À noter

L'atteinte d'un nerf crânien, un déficit du champ visuel ou d'une fonction supérieure peut permettre une localisation plus précise.

Syndrome limité à un seul membre

Des signes d'atteinte du neurone moteur supérieur, limités à un seul membre, peuvent être dus à une lésion de la moelle, du tronc cérébral ou d'un hémisphère cérébral. Lorsque les signes moteurs sont isolés, il n'est pas possible de faire un choix entre ces éventualités. La localisation de la lésion repose sur l'existence d'autres signes – par exemple, des anomalies de nerfs crâniens ou des anomalies de la sensibilité. En l'absence d'autres signes, le diagnostic topographique peut être impossible sans investigation complémentaire.

Si les signes sont ceux de l'atteinte du neurone moteur inférieur, les syndromes suivants peuvent être observés.

Membre supérieur

Main

- *Nerf médian :* déficit et atrophie de l'éminence thénar (court abducteur du pouce). *Déficit sensitif :* pouce, index, majeur (voir chapitre 21).
- *Nerf ulnaire :* faiblesse avec ou sans atrophie de tous les muscles de la main à l'exception des deux lombricaux latéraux, de l'opposant du pouce, du court abducteur du pouce et du court fléchisseur du pouce (LOAF). *Déficit sensitif :* le petit doigt et la moitié de l'annulaire (voir chapitre 21).
- *Racine T1 :* amyotrophie de tous les petits muscles de la main. NB : les troubles sensitifs sont limités au bord interne de l'avant-bras.

• *Nerf radial :* déficit de l'extension de doigts, de l'extension du poignet et possiblement du triceps et du brachioradial. Anomalies sensitives minimes au niveau de la tabatière anatomique. *Réflexe aboli :* supinateur (stylo-radial) ; le réflexe tricipital peut aussi être aboli si la lésion est au-dessus de la gouttière radiale.

Atrophie bilatérale des petits muscles :

- avec un déficit sensitif distal : neuropathie périphérique ;
- sans déficit sensitif : maladie du motoneurone.

Bras et avant-bras

• *Racine C5 :* déficit de l'abduction et de la rotation externe de l'épaule, de la flexion du coude ; abolition du réflexe bicipital. *Déficit sensitif :* face externe de la partie supérieure du bras (voir chapitre 21).

• *Racine C6 :* déficit de la flexion du coude et de la pronation ; abolition du réflexe supinateur. *Déficit sensitif :* bord externe de l'avant-bras et du pouce (voir chapitre 21).

• *Racine C7 :* déficit de l'extension du coude et du poignet ; abolition du réflexe tricipital. *Déficit sensitif :* le majeur (voir chapitre 21). NB : *cf.* nerf radial.

• *Racine C8 :* déficit de la flexion des doigts ; perte du réflexe des doigts. *Déficit sensitif :* face interne de l'avant-bras (voir chapitre 21).

• *Nerf axillaire (nerf circonflexe) :* déficit de l'abduction de l'épaule (deltoïde). *Déficit sensitif :* petite zone à la face externe de l'épaule (voir chapitre 21).

Membre inférieur

• *Paralysie du nerf péronier commun (nerf sciatique poplité externe) :* déficit de la flexion dorsale et de l'éversion du pied avec conservation de l'inversion. *Déficit sensitif :* face externe du tibia et dos du pied (voir chapitre 21). NB : *cf.* racine L5.

• *Racine L4* : déficit de l'extension du genou et de la flexion dorsale du pied. *Réflexe aboli :* réflexe rotulien. *Déficit sensitif :* face interne du tibia (voir chapitre 21).

• *Racine L5 :* déficit de la flexion dorsale du pied, de l'inversion et de l'éversion du pied, de l'extension du gros orteil et de l'abduction de la hanche. *Déficit sensitif :* face externe du tibia et dos du pied (voir chapitre 21).

• *Racine S1 :* déficit de la flexion plantaire et de l'éversion du pied. *Réflexe aboli :* réflexe achilléen. *Déficit sensitif :* bord externe du pied, plante du pied (voir chapitre 21).

Déficit variable

• Déficit s'aggravant avec la fatigue puis récupérant : pensez à la myasthénie.

• Fluctuant, avec des efforts produisant par moments une force normale et à d'autres moments une force nulle : pensez à un déficit fonctionnel.

Une faiblesse qui n'en est pas réellement une

Le patient peut paraître faible alors qu'il ne l'est pas :
- s'il a du mal à comprendre ce que vous attendez de lui (altération des fonctions supérieures) ;
- s'il existe une lenteur à l'initiation des mouvements (bradykinésie comme dans la maladie de Parkinson) ;
- si le mouvement est douloureux ;
- s'il ne peut évaluer la position de ses membres en raison d'un déficit proprioceptif.

En cas de doute, réexaminez le patient en pensant à ces diverses possibilités.

Ce que cela signifie

Myopathie (rare)

Causes :
- **héréditaires** : dystrophies musculaires type Duchenne, Becker, facio-scapulo-humérale, dystrophie myotonique ;
- **inflammatoires** : polymyosites, dermatomyosites, *polymyalgia rheumatica*;
- **endocrines** : induite par les stéroïdes, hyperthyroïdie, hypothyroïdie ;
- **métaboliques** (très rares) : glycogénoses musculaires (par exemple, maladie de Pompe), maladie de McArdle ;
- **toxiques** : alcool, statines, chloroquine, clofibrate.

Syndromes myasthéniques (rare)

Causes :
- **myasthénie :** habituellement idiopathique (autoimmune), parfois induite par un médicament (pénicillamine, hydralazine) ;
- **syndrome de Lambert-Eaton** (très rare) : autoimmun, souvent syndrome paranéoplasique (habituellement cancer bronchique à petites cellules).

Mononeuropathies (très fréquentes)

Causes habituelles :
- **compression** (paralysie du samedi soir : compression du nerf radial dans la gouttière radiale, le bras reposant sur le dossier d'une chaise – peut aussi intéresser le nerf sciatique après endormissement sur le siège des toilettes !) ;
- **canalaire**, par exemple : le nerf médian dans le canal carpien, le nerf péronier commun (sciatique poplité externe) au genou, derrière la tête du péroné ; plus fréquent en cas de diabète, d'arthrite rhumatoïde, d'hypothyroïdie ou d'acromégalie ;
- peut être le mode de présentation d'une neuropathie plus diffuse.

Radiculopathies (fréquente)

Causes habituelles :

• protrusion discale cervicale ou lombaire. NB : la racine comprimée est indiquée par le niveau inférieur de l'espace intervertébral mentionné ; un disque L5-S1 comprime la racine S1. NB : une radiculopathie peut survenir au niveau d'une lésion comprimant la moelle.

Causes rares

• Métastases, neurofibromes.

Polyneuropathies (fréquente)

• **Polyneuropathies aiguës à prédominance motrice** : syndrome de Guillain-Barré. *Très rarement :* porphyries, diphtérie.

• **Polyneuropathies sensitivomotrices subaiguës** : carences vitaminiques (B1, B12) ; intoxication par les métaux lourds (plomb, arsenic, thallium) ; médicaments (vincristine, isoniazide) ; insuffisance rénale.

• **Polyneuropathies sensitivomotrices chroniques :**
  – *acquises :* diabète ; hypothyroïdie ; dysglobulinémie ; amyloïdose ;
  – *héréditaires :* neuropathies sensitivomotrices héréditaires (maladie de Charcot-Marie-Tooth).

Mononeuropathies multiples (rares)

• *Inflammatoire :* polyartérite noueuse, arthrite rhumatoïde, lupus érythémateux systémique, sarcoïdose. NB : ces neuropathies multiples peuvent être l'expression d'un processus plus diffus.

Polyradiculopathie (rares)

Ce terme peut correspondre à l'atteinte de nombreuses racines ou à une atteinte systématisée des racines, comme dans le syndrome de Guillain-Barré. Il se distingue des polyneuropathies par la prédominance proximale du déficit.

Syndromes médullaires (fréquents)

Les syndromes médullaires sont définis autant par les déficits sensitifs que par le déficit moteur (voir chapitre 21).

Lésions du tronc cérébral (fréquentes)

• **Patients jeunes.** *Cause habituelle :* sclérose en plaques.

• **Patients âgés.** *Causes habituelles :* infarctus du tronc cérébral (embolie ou thrombose) ; hémorragie. *Causes plus rares :* traumatisme, tumeur.

Lésions hémisphériques (fréquentes)

- **Patients âgés.** *Causes habituelles :* infarctus (embolies, thrombose), hémorragies. *Causes plus rares :* traumatismes, tumeurs, sclérose en plaques.

Déficit fonctionnel

Diagnostic difficile à affirmer. Il peut se développer sur un déficit organique sous-jacent. Souvent, la force musculaire initialement bonne cède soudainement. Dans le cas d'un déficit unilatéral du membre inférieur, le signe de Hoover peut montrer clairement qu'il s'agit d'un déficit fonctionnel (voir chapitre 25). Il peut s'agir d'un trouble de conversion ou d'un autre trouble somatoforme : *cf.* déficit sensitif fonctionnel.

21 Sensibilité
Généralités

Données de base

Il y a cinq modalités élémentaires de la sensibilité (tableau 21.1).

Il y a deux voies importantes de la sensibilité dans la moelle :

- le cordon postérieur qui reste ipsilatérale jusqu'au bulbe où il croise la ligne médiane ;
- le faisceau spinothalamique dont la majeure partie croise la ligne médiane un à deux segments au-dessus de son entrée dans la moelle (Figure 21.1).

La perte de la sensibilité vibratoire, du sens de position et de la sensibilité thermique survient souvent sans donner lieu à des symptômes évidents. Par exemple, la perte du sens de position articulaire peut être décrite comme une faiblesse ou une maladresse ou comme la sensation d'avoir le membre pris dans un bandage serré.

La perte du tact léger et de la sensibilité à la piqûre est habituellement symptomatique, habituellement décrite comme un engourdissement.

L'examen de la sensibilité peut être effectué :

- comme un test de dépistage systématique ;
- pour évaluer un patient symptomatique ;
- pour tester des hypothèses induites par l'examen moteur (par exemple, pour faire la distinction entre une atteinte combinée des nerfs ulnaire et médian et une atteinte radiculaire T1).

L'examen de la sensibilité requiert une concentration considérable de la part du patient et de l'examinateur. Testez en premier la sensibilité vibratoire et le sens de position, dont l'examen est facile et rapide et qui ne nécessite qu'une faible concentration. Cela vous permet ainsi d'apprécier la fiabilité du patient en tant que témoin de sa sensibilité.

Tableau 21.1. Modalités de la sensibilité.

Modalité	Faisceau	Taille des fibres
Sensibilité vibratoire		
Sens de position	Cordon postérieur	Grosses fibres
Tact léger		
Piqûre		
	Faisceau spinothalamique	Petites fibres
Température		

L'examen neurologique facile
© 2021 Elsevier Masson SAS. Tous droits réservés.

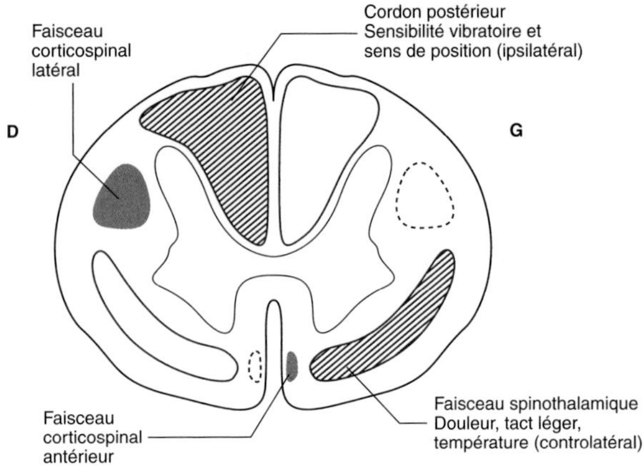

Figure 21.1. Coupe médullaire montrant les voies sensitives afférentes (bleu) et les voies motrices efférentes (noir).

Il est essentiel de commencer par informer le patient sur la nature du test qui va être effectué. Ensuite, seulement, effectuez le test. Le plus souvent, vous pourrez vous fier à la compréhension du patient et à ses réponses. Parfois, vous devrez vous assurer que le patient a bien compris et qu'il effectue le test de façon appropriée. Pendant tout l'examen, allez des zones où la sensibilité est perdue vers celles où elle est normale.

Souvenez-vous que les signes sensitifs sont plus « mous » que les signes moteurs ou réflexes ; de ce fait, le poids qui leur est accordé lors de la synthèse des constatations est généralement moindre.

Membres supérieurs

Il y a quatre nerfs qui sont souvent atteints au membre supérieur. Le déficit sensitif correspondant est illustré au niveau des doigts pour les nerfs médian, ulnaire, radial et axillaire (Figure 21.2A-C). Le déficit sensitif peut s'étendre au-delà de la zone centrale illustrée.

Vous retiendrez la disposition des dermatomes des membres supérieurs en vous souvenant que le majeur est innervé par C7 (Figure 21.3).

Membres inférieurs

Un déficit sensitif est observé le plus souvent dans le territoire des nerfs suivants :

- nerf cutané latéral de la cuisse (nerf fémorocutané) (Figure 21.4A) ;
- nerf péronier commun (ou nerf péronier latéral) (Figure 21.4B) ;
- nerf fémoral (nerf crural) (Figure 21.4C) ;
- nerf sciatique (Figure 21.4D).

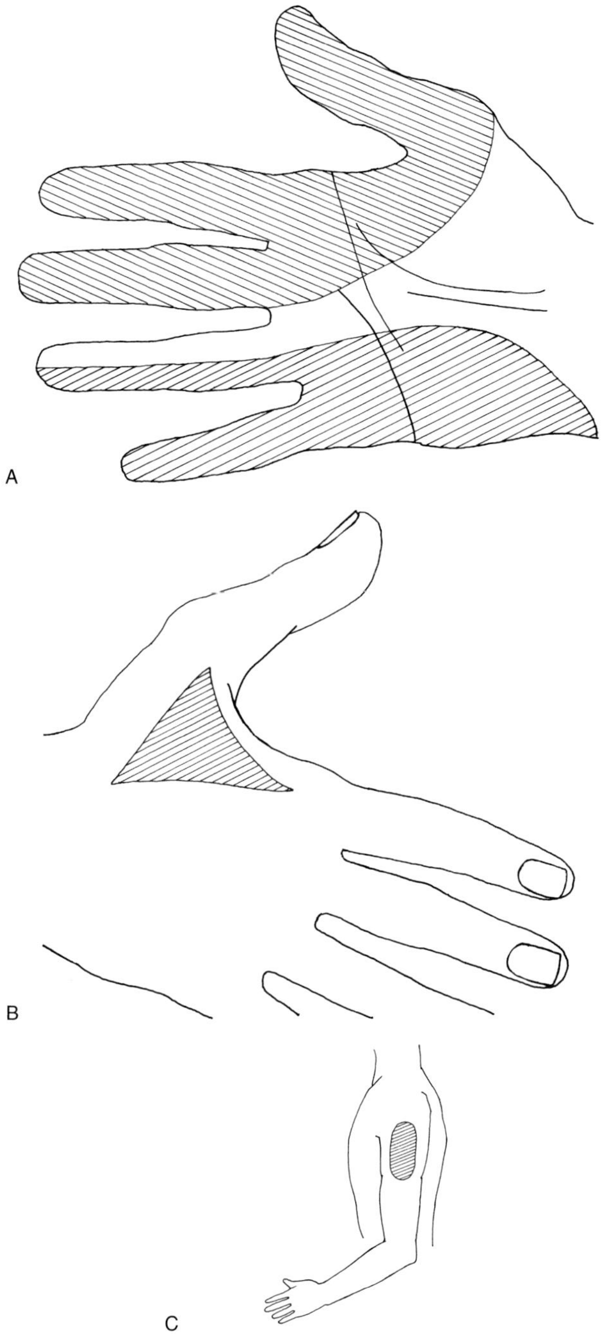

Figure 21.2. Déficit sensitif de la main et du bras.
A. Déficit sensitif à la main : nerf médian (bleu), nerf ulnaire (noir). B. Déficit sensitif à la main : nerf radial. C. Déficit sensitif du bras : nerf axillaire.

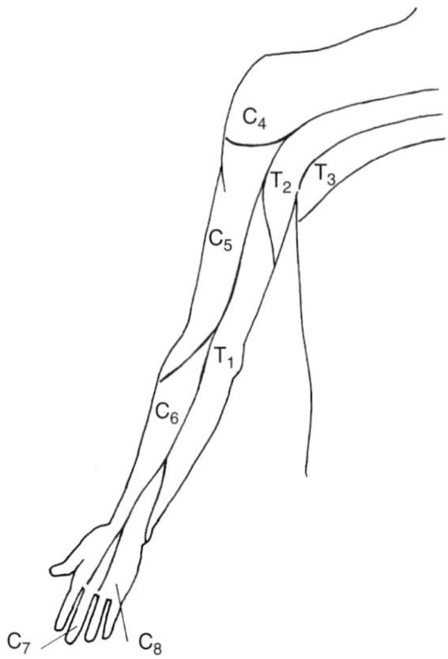

Figure 21.3. Dermatomes du membre supérieur.

Les dermatomes le plus souvent intéressés sont L4, L5 et S1.

Une « danse » illustrée par la Figure 21.5 vous aidera à retenir les dermatomes du membre inférieur.

Dermatomes

Une vue d'ensemble de l'innervation radiculaire est donnée dans la Figure 21.6. Les dermatomes clés à retenir sont indiqués en bleu.

Ce qu'il faut faire

Sensibilité vibratoire

Utilisez un diapason de fréquence 128 Hz. Ceux de fréquence plus élevée (256 ou 512 Hz) ne conviennent pas.

Démonstration : assurez-vous que le patient comprend qu'il va sentir une vibration en frappant la fourche du diapason et en le plaçant sur le sternum ou le menton.

Test : demandez au patient de fermer les yeux. Placez le diapason sur une saillie osseuse et demandez au patient s'il sent la vibration. Placez d'abord le diapason sur le bout des orteils puis, s'il n'est pas perçu, sur une articulation métatarsophalangienne, sur la malléole interne, sur la crête tibiale, sur l'épine iliaque antérosupérieure et aux membres supérieurs sur le bout des doigts, chaque articulation interphalangienne, l'articulation

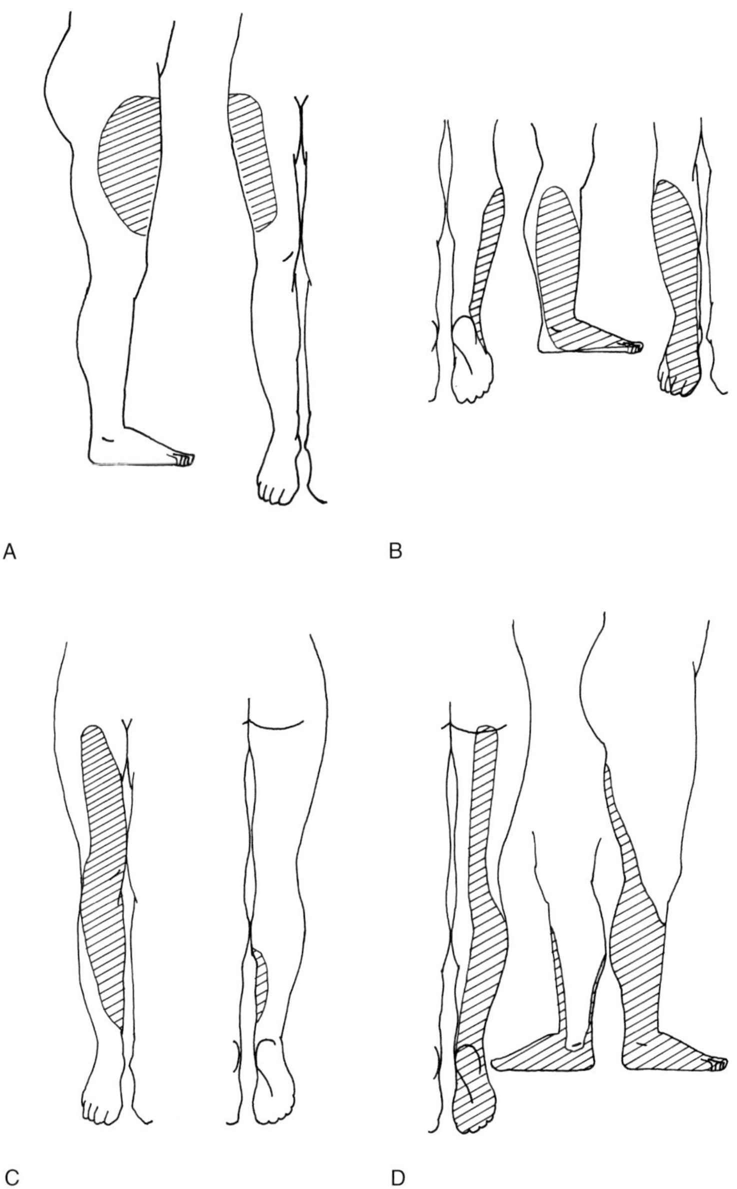

Figure 21.4. Déficits sensitifs du membre inférieur.
A. Nerf cutané latéral de la cuisse. B. Nerf péronier commun. C. Nerf fémoral. D. Nerf sciatique.

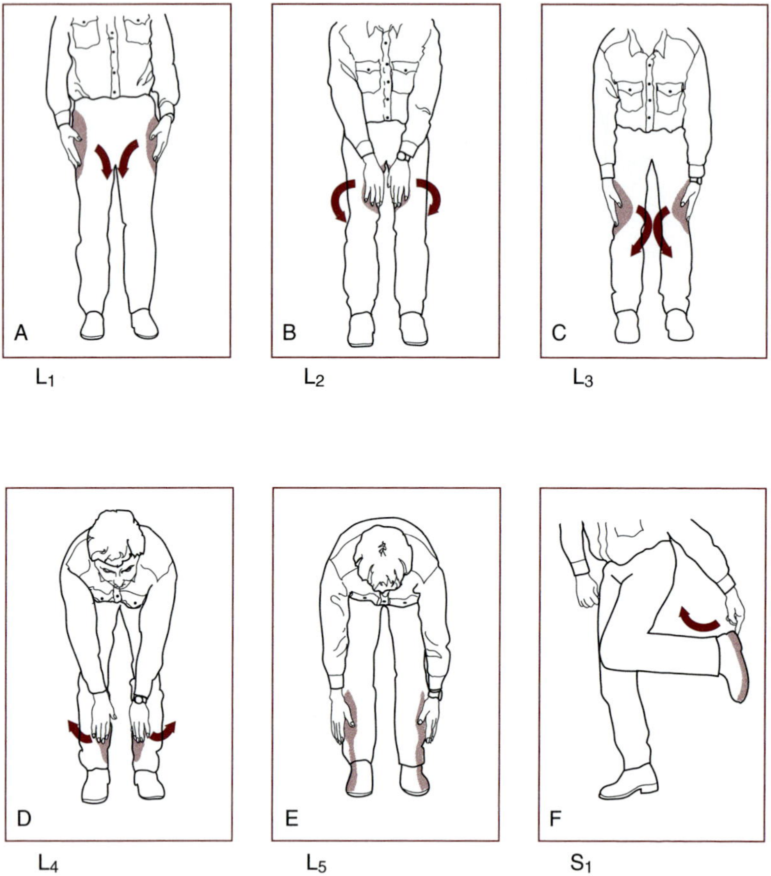

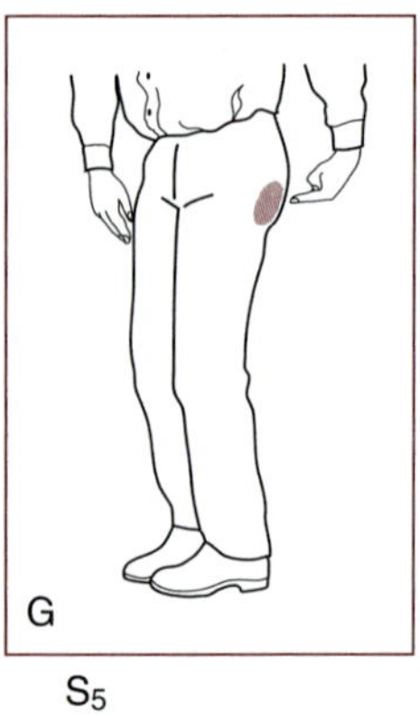

Figure 21.5. Comment faire la « danse » des dermatomes ?

A. Commencez avec vos mains sur vos poches (L). B. Portez vos mains en dedans sur la face interne de vos cuisses (L). C. Puis en dehors et en bas à côté de vos genoux (L). D. Puis en dedans et en bas sur la face interne de vos mollets (L). E. Puis en dehors sur la face externe de vos mollets (L). F. Puis montrez la plante de vos pieds (S). G. Puis votre fesse (S).

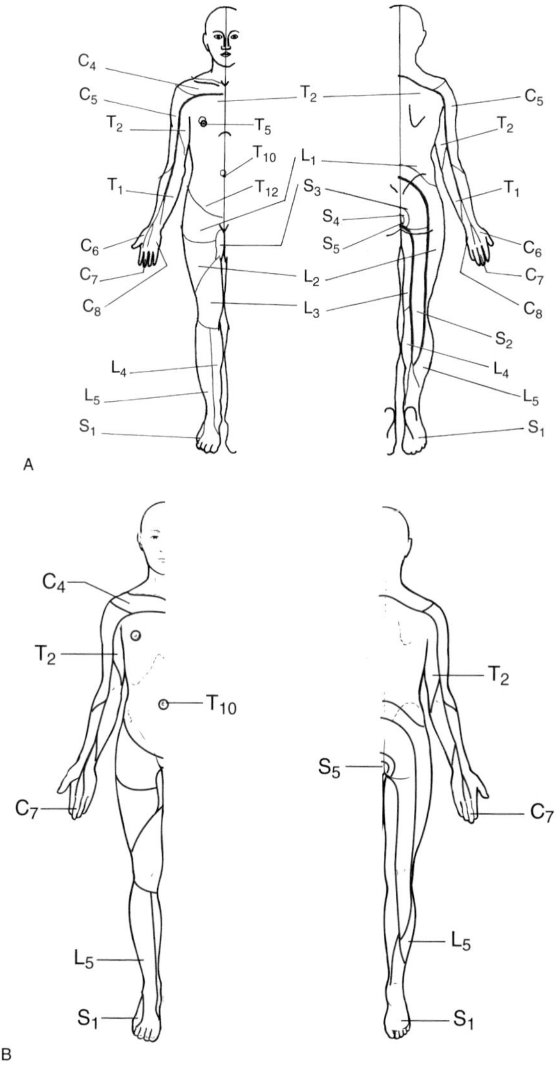

Figure 21.6. Dermatomes.
A. Vue d'ensemble des dermatomes. B. Dermatomes clés à retenir.

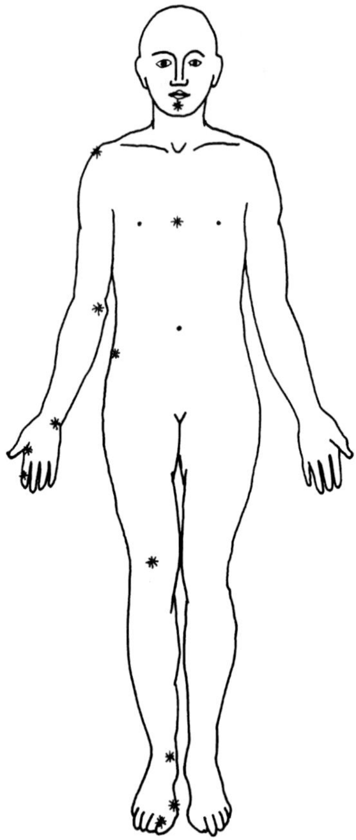

Figure 21.7. Lieux où tester la sensibilité vibratoire.

métacarpophalangienne, le poignet, le coude et l'épaule (Figure 21.7). Si les vibrations sont perçues à la partie distale, il n'est pas nécessaire de tester les régions proximales.

Contrôle : vérifiez que le patient perçoit les vibrations et pas seulement le contact du diapason. Frappez le diapason, arrêtez immédiatement les vibrations et recommencez le test. Si le patient dit sentir des vibrations, reprenez la démonstration.

NB : débutez à la partie distale et comparez les deux côtés.

Sens de position articulaire

Démonstration : le patient ayant les yeux ouverts, montrez-lui ce que vous allez faire. Tenez la phalange distale par ses faces latérales entre deux doigts (Figure 21.8) ; déplacez-la en expliquant ce qu'est « en haut » et « en bas ».

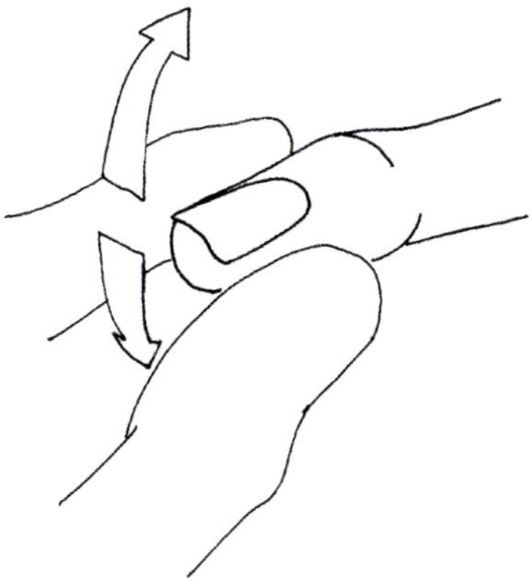

Figure 21.8. Comment tester le sens de position.

Testez et vérifiez : le patient ayant les yeux fermés, déplacez le doigt vers le haut et vers le bas. Commencez par des déplacements amples puis réduisez progressivement l'amplitude jusqu'à ce que des erreurs soient commises. Testez les articulations distales en premier. Testez les articulations proximales si la proprioception est anormale dans les articulations distales.

- *Au membre supérieur :* articulation interphalangienne proximale et distale, métacarpophalangienne, poignet, coude, épaule.

À noter

L'amplitude des mouvements normalement détectés est à peine visible. Il peut être utile de chercher le plus petit mouvement détectable chez un ami.

- *Aux membres inférieurs :* articulation interphalangienne distale, métatarso-phalangienne, cheville, genou, hanche.

À noter

Le test de Romberg explore le sens de position articulaire (voir chapitre 4).

Erreurs fréquentes

Assurez-vous que vous tenez le doigt ou l'orteil par les faces latérales (Figure 21.8) et non par l'ongle et la pulpe, auquel cas vous testeriez l'appréciation de la pression en même temps que le sens de position.

Piqûre

Utilisez une épingle – de neurologue ou à défaut de tailleur ou une épingle de sûreté – pas une aiguille hypodermique ou un bâtonnet rompu. Débarrassez-vous de l'épingle après usage.

Essayez de produire un stimulus de même intensité à chaque fois.

Montrez : montrez au patient ce que vous allez faire. Expliquez-lui que vous voulez qu'il vous dise si la sensation de piqûre est aiguë ou émoussée. Touchez une région normale avec l'épingle puis une région normale avec l'extrémité émoussée de l'épingle.

Test : demandez au patient de fermer les yeux, puis appliquez au hasard des stimulations pointues et émoussées et notez les réponses.

Pour effectuer un test de dépistage

- Allez de la partie distale vers la partie proximale. Essayez de stimuler des points au sein de chaque dermatome et du territoire de chaque nerf, encore que, pour le dépistage, le rendement de cette approche systématique soit faible.

Pour préciser une anomalie

- Toujours partir de la région anormale vers la région normale pour définir la limite de l'anomalie sensitive. Demandez au patient de vous montrer la région ou la sensation est anormale.

Pour tester une hypothèse

- Étudiez la zone d'intérêt avec grand soin, en notant particulièrement toute différence entre les deux côtés.

Contrôle : utilisez de temps à autre le stimulus émoussé qui doit être reconnu correctement si le patient a compris la consigne.

À noter

Pendant que vous étudiez la piqûre, pensez au schéma que vous feriez de vos constatations en vue de la rédaction de vos notes (comme dans la Figure 22.2).

Tact léger

Utilisez un morceau de coton. Certains préfèrent se servir du bout du doigt. Mettez-le en contact brièvement avec la peau. Essayez d'appliquer des stimulations comparables. Évitez de traîner le stimulus sur la peau et de chatouiller le patient.

Montrez : le patient ayant les yeux ouverts, montrez-lui que vous allez toucher une région de sa peau. Demandez-lui de dire « oui » chaque fois qu'il sent le contact.

Testez : demandez au patient de fermer les yeux ; procédez comme pour la piqûre. Appliquez les stimulations à des intervalles irrégulièrement espacés.

Contrôlez : notez la synchronisation des réponses à des stimulations irrégulièrement espacées. Il est souvent utile de faire une pause de 10 à 20 s.

Situations particulières

Région sacrée : elle n'est pas examinée de façon courante. Cependant, il est essentiel de tester la sensibilité de la région sacrée chez tout patient ayant :

- des symptômes urinaires ou intestinaux ;
- un déficit bilatéral des membres inférieurs ;
- un déficit sensitif des deux membres inférieurs ;
- une éventuelle lésion du cône médullaire ou de la queue de cheval.

Sensibilité thermique

Dépistage

Il est utile de demander au patient si le diapason lui paraît froid lorsqu'il est appliqué sur les pieds ou sur les mains. Si le froid n'est pas reconnu, déplacez le diapason dans le sens proximal jusqu'à ce que le froid soit perçu.

Examen méthodique

Remplissez deux tubes avec de l'eau chaude et de l'eau froide. Idéalement, la température de l'eau doit être contrôlée, mais habituellement l'eau chaude et l'eau froide du robinet conviennent. Essuyez les tubes.

Montrez : « Je veux que vous me disiez si je vous touche avec le tube chaud (touchez une zone cutanée normale avec le tube chaud) ou avec le tube froid (touchez une zone cutanée normale avec le tube froid). »

Testez : appliquez le chaud ou le froid au hasard sur les mains, les pieds ou toute zone d'intérêt.

Contrôlez : l'application des stimulations au hasard permet de tester l'attention du patient.

Erreurs fréquentes

- **En général** : commencez à tester en proximal plutôt qu'en distal.
- **Sensibilité vibratoire et sens de position** : explication inadéquate, test précipité, sans contrôle.
- **Piqûre** : saignement (aiguille non émoussée), pression inégale, peau calleuse.
- **Tact léger** : peau calleuse, pression inégale.
- **Piqûre et tact léger (coton)** : des variations normales du seuil de la sensibilité risquent d'être interprétées comme des anomalies.

À noter

La cheville, le genou, l'aine et l'aisselle sont des régions très sensibles.

Autres modalités

Discrimination de deux points

Cela nécessite un compas à pointe sèche dont les pointes sont émoussées.

Montrez : « Je vais vous toucher soit sur deux points en même temps (touchez une région normale avec les deux pointes très écartées, le patient regardant), soit en un seul point (touchez avec une seule pointe). Maintenant, fermez les yeux. »

Testez : réduisez graduellement la distance entre les pointes, en touchant avec une ou deux pointes. Notez l'écart auquel le patient échoue à distinguer une pointe de deux pointes.

Contrôlez : une séquence au hasard d'une ou deux pointes vous permet d'évaluer la fiabilité des réponses.

- *Normal* : index < 5 mm ; auriculaire < 7 mm ; gros orteil < 10 mm.
  NB : très variable selon l'épaisseur de la peau.
  Comparez les deux côtés.

À noter

Il est très facile de s'enliser lors de l'examen de la sensibilité. Voici quelques conseils pour un examen rapide de la sensibilité :

- **testez d'abord la sensibilité vibratoire, puis la température (avec le froid du diapason), puis le sens de position, ensuite la piqûre. Testez le tact léger en dernier, ce qui prend le plus de temps et est le moins utile ;**
- **allez de distal en proximal ;**
- **faites la carte de la région du déficit sensitif en allant de la zone déficitaire vers la région normale ;**
- **gardez en mémoire une image mentale de ce que vous avez trouvé.**

Autres tests

Inattention (négligence) sensitive

Demandez au patient de dire de quel côté vous le touchez (avec le coton ou une épingle). Touchez-le du côté droit puis du côté gauche. S'il est capable de percevoir chacune de ces stimulations indépendamment, touchez-le des deux côtés en même temps.

Ce que vous trouvez

- Perçoit à droite, à gauche et des deux côtés : *normal*.
- Perçoit correctement à droite et à gauche, mais d'un seul côté (habituellement le droit) en cas de stimulation bilatérale simultanée : *inattention sensitive*.

Ce que cela signifie

- Une inattention sensitive indique habituellement une *lésion du lobe pariétal*, le plus souvent de l'hémisphère non dominant.

22 Sensibilité

Ce que vous trouvez et ce que cela signifie

Ce que vous trouvez

Formules du déficit sensitif

Les déficits sensitifs (Figure 22.1) peuvent être classés selon huit niveaux dans le système nerveux :

1. **un nerf** : déficit sensitif dans la distribution d'un nerf : le plus souvent médian, ulnaire, péronier, nerf cutané latéral de la cuisse. Ces territoires sont illustrés dans le chapitre 21 ;
2. **une ou des racines** : déficit sensitif limité à une ou plusieurs racines voisines – souvent C5, C6 et C7 au membre supérieur et L4, L5 et S1 au membre inférieur. Les territoires sont illustrés dans le chapitre 21. Lorsque plusieurs racines sont intéressées dans la région lombosacrée (habituellement racines S1-L5 des deux côtés), il en résulte un syndrome de la queue de cheval avec un déficit sensitif dans la région périanale, les fesses (anesthésie en selle) et la face postérieure des cuisses ;
3. **polyneuropathie** : déficit sensitif distal en gants et en chaussettes (Figure 22.2) ;
4. **moelle** : cinq types de déficit peuvent être reconnus (Figure 22.3).
   - *Lésion transverse complète :* hyperesthésie (perception exagérée du tact et de la piqûre) au niveau supérieur avec perte de toutes les modalités sensitives quelques segments au-dessous de la lésion (Figure 22.3A).
   - *Hémisection de la moelle* (syndrome de Brown-Séquard) *:* perte du sens de position articulaire et de la sensibilité vibratoire du côté de la lésion, de la sensibilité thermique et douloureuse du côté opposé, quelques segments au-dessous de la lésion (Figure 22.3B).
   - *Lésion centromédullaire :* perte de la sensibilité thermique et douloureuse au niveau de la lésion où les fibres spinothalamique croisent dans la moelle ; les autres modalités de la sensibilité sont préservées (perte dissociée de la sensibilité) – vue dans la syringomyélie (Figure 22.3C).

© 2021 Elsevier Masson SAS. Tous droits réservés.

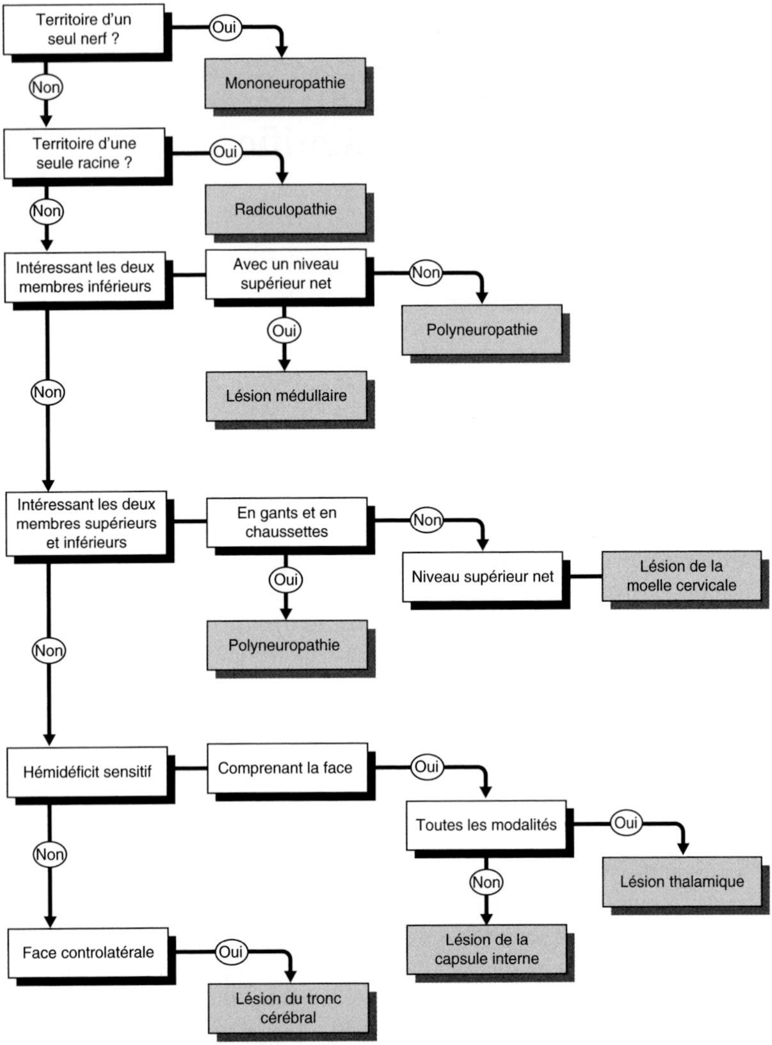

Figure 22.1. Approche simplifiée d'un déficit sensitif.

– *Lésion du cordon postérieur :* perte du sens de position et de la sensibilité vibratoire, la sensibilité thermique et douloureuse étant intacte (Figure 22.3D).

– *Syndrome spinal antérieur :* perte de la sensibilité thermique et douloureuse au-dessous du niveau de la lésion avec conservation du sens de position et de la sensibilité vibratoire (Figure 22.3E) ;

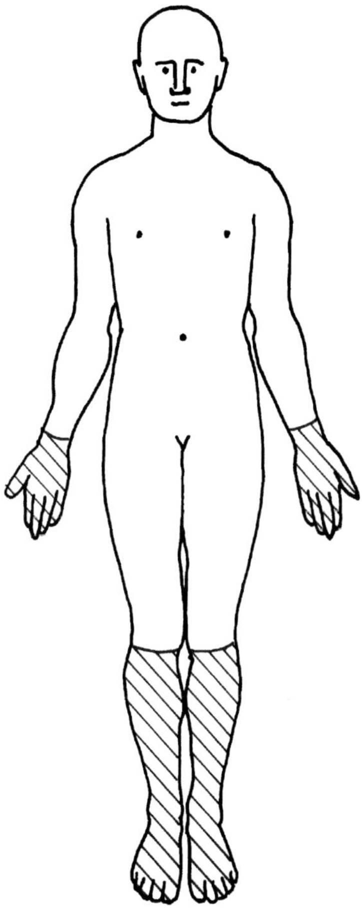

Figure 22.2. Déficit en gants et en chaussettes.

5. **tronc cérébral** : perte de la sensibilité thermique et douloureuse au niveau de la face et du côté opposé du corps. *Cause habituelle :* syndrome latéral du bulbe (Figure 22.3F) ;
6. **déficit sensitif thalamique** : hémidéficit sensitif pour toutes les modalités (Figure 22.3G) ;
7. **déficit cortical** : lobe pariétal – le patient est capable de reconnaître toutes les sensations mais les localise mal – perte de la discrimination de deux points, astéréognosie, inattention sensitive ;
8. **déficit fonctionnel** : ce diagnostic est suggéré par la distribution non anatomique du déficit et son caractère variable.

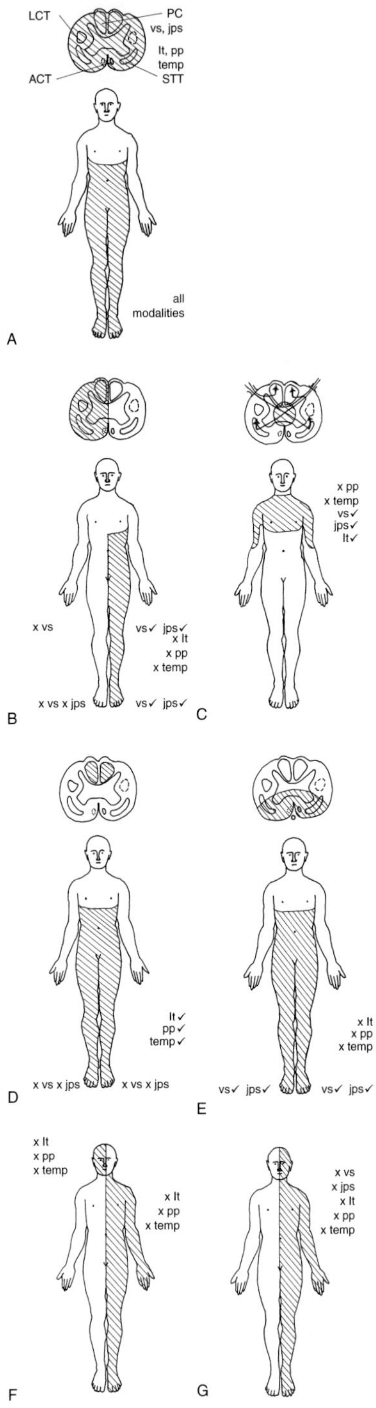

Figure 22.3. Déficits sensitifs associés à des lésions médullaires.

A. Lésion transverse complète. B. Hémisection de la moelle. C. Lésion centromédullaire. D. Lésion cordonale postérieure. E. Syndrome spinal antérieur. F. Lésion du tronc cérébral. G. Déficit sensitif thalamique. **A-G. Section transversale de la moelle :** section identique à la Figure 21.1, les lésions étant ombrées en bleu. ACT : faisceau corticospinal antérieur (*anterior corticospinal tract*) ; LCT : faisceau corticospinal latéral (*lateral corticospinal tract*) ; PC : cordon postérieur (*posterior column*) ; STT : faisceau spinothalamique (*spinothalamic tract*). **Modalités sensitives :** les zones de déficit sensitif sont ombrées en bleu et les modalités sont indiquées (jps : sens de position articulaire (*joint position sense*) ; lt : tact léger (*light touch*) ; pp : piqûre (*pinprick*) ; temp : température (*temperature*) ; ✓ : présent ; vs : sensibilité vibratoire (*vibration sense*) ; x : absent).

Ce que cela signifie

Pour interpréter les déficits sensitifs, il est nécessaire de les intégrer dans l'ensemble des constatations neurologiques, en particulier avec les données de l'examen de la motricité.

- **Lésion d'un seul nerf.** *Causes habituelles :* neuropathies canalaires. Plus fréquentes dans le diabète, l'arthrite rhumatoïde, l'hypothyroïdie. Peut être le mode de présentation d'une neuropathie plus diffuse (voir chapitre 20).
- **Lésions de plusieurs nerfs :** mononeuropathie multiple. *Causes habituelles :* vascularite ou mode de présentation d'une neuropathie plus diffuse.
- **Lésion d'une racine.** *Cause habituelle :* compression par la protrusion d'un disque intervertébral. *Causes rares* : tumeurs (par exemple, neurofibrome).
- **Syndrome de la queue de cheval** (voir aussi chapitre 26). *Cause habituelle :* compression de la queue de cheval par la hernie d'un disque intervertébral. *Causes rares :* tumeurs ou polyradiculite liée au virus herpès simplex.
- **Polyneuropathie** (voir chapitre 20). *Causes habituelles :* diabète, carence en vitamine B1 liée à l'alcool, médicaments (par exemple, vincristine) ; parfois, aucune cause n'est trouvée. *Causes plus rares :* syndrome de Guillain-Barré, neuropathies héréditaires (par exemple, maladie de Charcot-Marie-Tooth), vascularite, autres carences vitaminiques, notamment B12.
- **Moelle :**
  - **section complète**. *Causes habituelles :* traumatisme, compression médullaire par une tumeur (le plus souvent, métastase vertébrale), spondylite cervicale, myélite aiguë transverse, sclérose en plaques. *Causes plus rares :* tumeurs intrarachidiennes (par exemple, méningiome), abcès intrarachidien, myélite postinfectieuse (habituellement virale) ;
  - **hémisection**. *Causes habituelles :* comme pour la section complète ;
  - **syndrome centromédullaire** (rare). *Causes habituelles :* syringomyélie, traumatisme provoquant une hématomyélie ;
  - **syndrome cordonal postérieur :** toutes les causes de section médullaire, mais aussi la dégénérescence combinée subaiguë de la moelle (carence en vitamine B12), abus de protoxyde d'azote, carence en cuivre et tabes dorsal ;
  - **syndrome spinal antérieur** (rare) : infarctus du territoire de l'artère spinale antérieure (embolie ou thrombose).
- **Tronc cérébral** (rare). *Causes habituelles :* chez les sujets jeunes – démyélinisation ; chez les sujets plus âgés – accidents vasculaires du tronc cérébral. *Causes rares* : tumeurs du tronc cérébral.
- **Déficits thalamique et cortical.** *Causes habituelles :* accidents vasculaires (thrombose, embolie ou hémorragie), tumeur, sclérose en plaques, traumatismes.

- **Déficit fonctionnel** : peut indiquer un trouble de conversion. NB : diagnostic à porter avec prudence.

À noter

La diversité des causes possibles pour les divers types de déficit sensitif souligne l'importance de l'histoire pour donner du sens aux constatations cliniques.

23 Coordination

Données de base

Une combinaison coordonnée d'une série d'actions motrices est nécessaire pour produire un mouvement régulier et précis ; cela requiert l'intégration d'un rétrocontrôle sensitif sur l'efférence motrice. Cette intégration survient principalement dans le cervelet.

Lorsqu'il existe un déficit moteur, les tests de la coordination doivent être interprétés avec prudence et risquent de ne pas être informatifs si le déficit est notable.

La perte du sens de position articulaire peut produire de l'incoordination (ataxie sensitive). Le trouble est notablement aggravé par la fermeture des yeux. Le sens de position doit être testé avant l'étude de la coordination.

Ce qu'il faut faire

Testez la marche (voir chapitre 4).

Dans tous les tests, comparez le côté droit et le côté gauche. Attendez-vous à ce que la main droite soit un peu meilleure (chez le droitier).

Membres supérieurs

Demandez au patient d'étendre les bras sur le côté et demandez-lui de fermer les yeux. Dites-lui de maintenir les bras dans cette position. Ensuite, exercez soudainement une poussée vers le bas ou vers le haut.

Test doigt-nez

Tenez votre doigt à une distance d'environ une longueur de membre supérieur en face du patient. Demandez-lui de toucher votre doigt avec son index, puis de toucher son nez (Figure 23.1). Quand il a fait cela correctement, demandez-lui de répéter le mouvement plus vite. Observez la précision et la régularité du mouvement.

> **À noter**
>
> **Si le patient semble avoir une incoordination sévère, vous pouvez lui demander de toucher son oreille plutôt que son nez pour éviter qu'il se mette le doigt dans l'œil.**

L'examen neurologique facile
© 2021 Elsevier Masson SAS. Tous droits réservés.

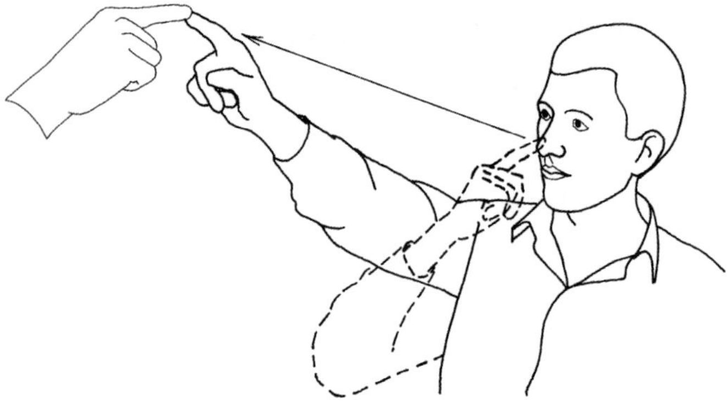

Figure 23.1. Le test doigt-nez.

Mouvements successifs

Demandez au patient de taper une main sur le dos de l'autre rapidement et régulièrement (*montrez*).

Demandez au patient de tourner sa main comme pour ouvrir une porte ou pour dévisser une lampe (*montrez*).

Demandez au patient de taper alternativement le dos de sa main droite avec la paume puis le dos de sa main gauche. Répéter avec l'autre main (*montrez*).

Membres inférieurs

Test talon-genou

Le patient étant allongé, demandez-lui de lever la jambe, de mettre le talon sur le genou, puis de le descendre le long de la crête tibiale (Figure 23.2). Observez la précision et la régularité du mouvement.

> **Erreurs fréquentes**
>
> - Ne laissez pas le patient descendre le long du tibia avec sa cheville faisant effet de rail, ce qui peut masquer l'incoordination.

Demandez au patient de battre du pied comme s'il écoutait une musique rapide.

Tronc

Demandez au patient de passer de la position allongée à la position assise sans s'aider de ses mains. Tombe-t-il d'un côté ?

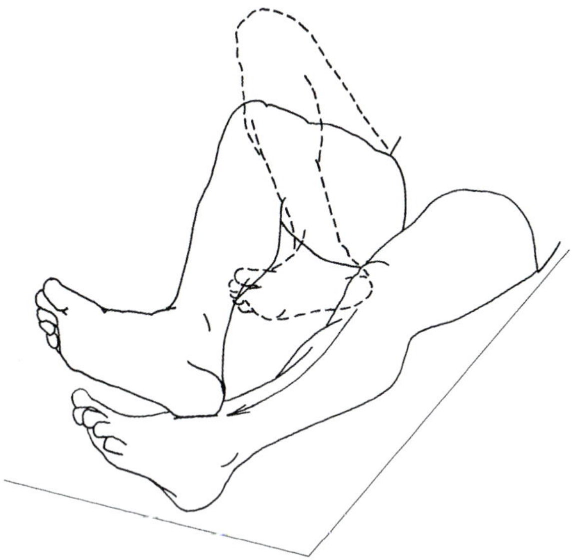

Figure 23.2. Le test talon-genou.

Autres tests de la fonction cérébelleuse

- Parole (chapitre 2).
- Nystagmus (chapitre 10).
- Hypotonie (chapitre 16).
- Réflexes pendulaires (chapitre 19).
- Tremblement (chapitre 24).

Ce que vous trouvez

Avec les membres supérieurs étendus latéralement

- Les membres supérieurs oscillent plusieurs fois avant de se stabiliser : cela indique une *affection cérébelleuse.*
- Les membres supérieurs retrouvent rapidement leur position initiale : *normal.*

Test doigt-nez

- Le patient exécute la tâche rapidement de façon précise : *normal.*
- Le patient développe un tremblement à l'approche du but : *tremblement intentionnel* ; le doigt dépasse la cible : *hypermétrie ou dysmétrie.*

Mouvements successifs

• Désorganisation des mouvements de la main avec amplitude excessive des mouvements du coude ; irrégularité des mouvements effectués sans rythme. Comparez les deux côtés ; ces anomalies indiquent une *incoordination cérébelleuse*. Souvent, l'anomalie est entendue comme le son d'une claque au lieu du son d'un tapotement normal.

À noter

Un léger déficit lié à une atteinte du neurone moteur supérieur altère la fluence de mouvements rapides répétés. Cependant, les mouvements n'ont pas une amplitude exagérée.

Lorsqu'il y a une désorganisation des mouvements alternatifs (taper successivement avec la paume puis le dos de la main), on parle de *dysdiadococinésie.*

Test talon-genou

• Désorganisation du mouvement, le talon tombant en dehors de la crête tibiale et le genou allant d'un côté à l'autre.

À noter

Les tests doigt-nez et talon-genou peuvent être utilisés pour tester le sens de position articulaire. Si le mouvement est exécuté correctement les yeux ouverts, mais est notablement perturbé les yeux fermés, cela indique un trouble du sens de position articulaire.

Tronc

Le patient est incapable de passer de la position allongée à la position assise sans tomber d'un côté : *ataxie du tronc*. Cela est associé à une ataxie de la marche (chapitre 4).

Ce que cela signifie

• **Incoordination unilatérale :** syndrome cérébelleux ipsilatéral.
• **Incoordination bilatérale :** syndrome cérébelleux bilatéral.
• **Ataxie du tronc, ataxie de la marche, sans incoordination des membres :** syndrome cérébelleux de la ligne médiane.

• **Syndrome cérébelleux unilatéral.** *Causes habituelles :* démyélinisation, accident vasculaire. *Causes rares :* traumatisme, tumeur ou abcès.
• **Syndrome cérébelleux bilatéral.** *Causes communes :* médicaments (antiépileptiques), alcool, démyélinisation, accident vasculaire. *Causes rares :* dégénérescences cérébelleuses héréditaires, syndromes paranéoplasiques, hypothyroïdie.
• **Syndrome cérébelleux de la ligne médiane** : lésion du vermis cérébelleux. *Causes :* comme pour le syndrome cérébelleux bilatéral.

24 Mouvements anormaux

Données de base

Une bonne connaissance des mouvements anormaux nécessite de les avoir vus chez des patients. Si vous disposez le vocabulaire adéquat, vous pouvez décrire la plupart des mouvements anormaux. Cependant, plusieurs experts vont décrire le même mouvement de façon différente – de ce fait, les revues consacrées aux mouvements anormaux sont livrées avec une vidéo pour illustrer le mouvement !

Chez la plupart des patients ayant des mouvements anormaux, le diagnostic repose sur une description précise du phénomène clinique.

Il y a souvent un chevauchement considérable entre les syndromes et plusieurs types de mouvements anormaux sont souvent vus chez le même patient – par exemple, tremblement et dystonie chez un parkinsonien traité.

L'anatomie des noyaux de la base est compliquée et les diagrammes illustrant les connexions entre les diverses structures deviennent plus complexes avec les progrès de la recherche. Les corrélations neuroanatomiques ont un intérêt clinique limité, car la plupart des troubles du mouvement sont classés en tant que syndromes plutôt que sur des bases anatomiques. Il existe cependant des corrélations bien établies entre un syndrome parkinsonien unilatéral dû à une lésion de la substance noire controlatérale et un hémiballisme unilatéral dû à une lésion du noyau sous-thalamique controlatéral ou de ses connexions.

Pour évaluer un trouble du mouvement, trois aspects doivent être considérés :

1. **phénomènes positifs :**
   A. les positions anormales sont maintenues,
   B. les mouvements anormaux sont observés ;
2. **phénomènes latents :**
   A. les phénomènes anormaux qui peuvent être révélés par diverses manœuvres (par exemple, rigidité en testant le tonus ou posture anormale provoquée par l'écriture dans la crampe de l'écrivain) ;
3. **phénomènes négatifs :**
   A. la difficulté à exécuter des mouvements, par exemple, une lenteur à l'initiation des actions (bradykinésie).

L'examen neurologique facile
© 2021 Elsevier Masson SAS. Tous droits réservés.

Termes utilisés dans les troubles du mouvement (Figure 24.1)

Akathisie : activité motrice incessante. Le patient bouge sans arrêt, croisant et décroisant ses jambes ou piétinant sur place.

Athétose : mouvements lents, de torsion, irréguliers, prédominant dans les mains et les poignets. Terme actuellement moins utilisé.

Chorée : mouvements non rythmiques, rapides, brusques, apparaissant souvent pseudointentionnel. Ils peuvent être contrôlés par la volonté pendant un temps bref.

Dyskinésie : terme utilisé pour décrire les mouvements liés à la prise de neuroleptiques ; utilisé particulièrement pour décrire des mouvements de la bouche et de la face (dyskinésies orofaciales).

Dystonie : cocontraction des agonistes et des antagonistes qui peut conduire au maintien intermittent ou persistant de postures anormales. La position maintenue est habituellement en flexion ou en extension extrême.

Hémiballisme : mouvements violents de projection, irréguliers, intéressant un côté. La distinction avec une chorée sévère est difficile.

Myoclonie négative : perte brève, soudaine et irrégulière du tonus musculaire observée lorsqu'un membre est maintenu étendu. La forme la plus habituelle est l'astérixis.

Secousses myocloniques : contraction extrêmement brève d'un groupe musculaire provoquant une secousse involontaire sans objet du membre atteint.

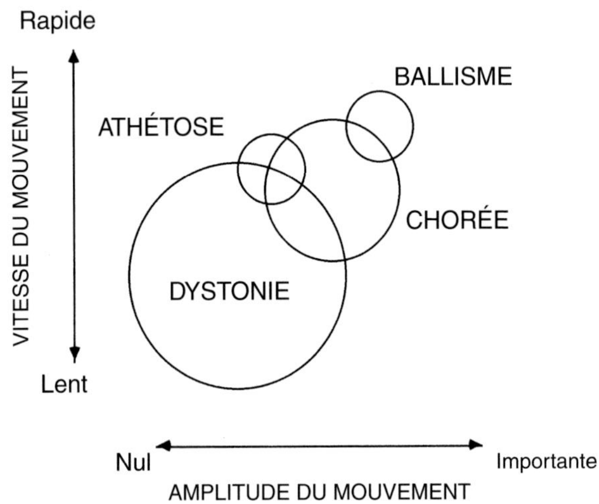

Figure 24.1. Il y a un chevauchement considérable entre chorée et athétose, chorée et hémiballisme, chorée et dystonie.

Tic : action répétitive, stéréotypée et irrésistible, évoquant généralement une action volontaire répétée.
Tremblement : mouvement alternatif rythmique répété.

Ce qu'il faut faire

Regardez le visage du patient.

- Y a-t-il des mouvements anormaux ?
- Le visage est-il inexpressif ?

Regardez la position de la tête.
Regardez les membres supérieurs et les membres inférieurs.

- Notez la position ;
- Y a-t-il des mouvements anormaux ?

Demandez au patient de :

- sourire ;
- fermer les yeux ;
- tenir les mains devant lui avec les poignets en extension (Figure 24.2A) ;
- lever les coudes sur le côté et pointer ses index l'un près de l'autre en face de son nez (Figure 24.2B) ;
- effectuer le test doigt-nez (comme dans le chapitre 23).

S'il y a un tremblement, notez sa fréquence, son amplitude (fin, modéré, ample), la partie du corps intéressée. Cherchez un tremblement de la langue (voir chapitre 13).

Testez les mouvements oculaires (voir chapitre 9).

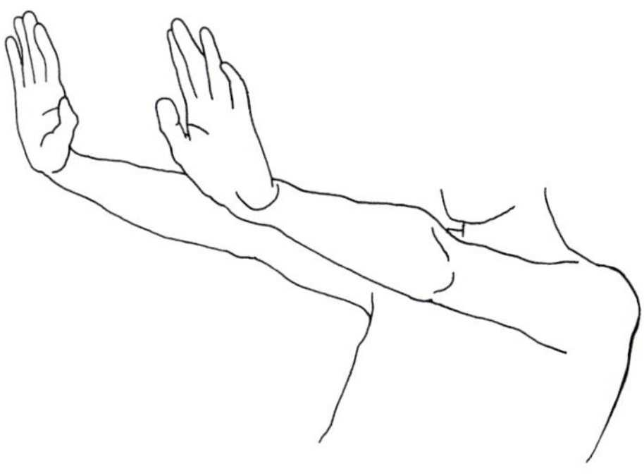

A

Figure 24.2A. Recherche d'un tremblement.

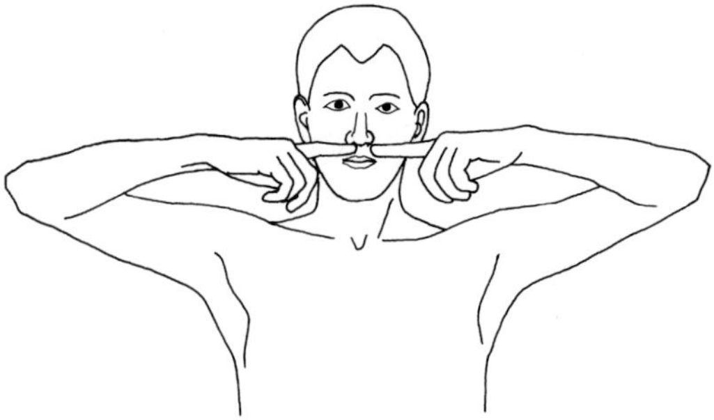

B

Figure 24.2B. Recherche d'un tremblement

Testez le tonus (voir chapitre 16).

- Pour tester le tonus d'un membre supérieur, il est souvent utile de demander au patient d'élever et d'abaisser successivement l'autre membre supérieur.

Testez les mouvements successifs rapides.

Demandez au patient de :

- réunir rapidement les pulpes du pouce et de l'index (*montrez*) ;
- toucher rapidement le pouce tour à tour avec chacun des autres doigts (*montrez*) ;
- battre rapidement la mesure avec la pointe du pied.

Observez la rapidité des mouvements, la survenue d'interruptions ; comparez les deux côtés.

Testez la marche (voir chapitre 4).

Testez l'écriture.

Demandez au patient :

- d'écrire son nom et son adresse ;
- de dessiner la spirale d'Archimède (Figure 24.3).

Demandez au patient d'effectuer toute manœuvre dont il dit qu'elle peut déclencher le mouvement anormal.

Ce que vous trouvez

Visage

Phénomènes positifs

Fréquemment :

- léchage des lèvres, torsion de la bouche : *dyskinésies buccofaciales* ;
- tressautements musculaires, notamment périoculaires : *myokymies faciales*.

Rarement :

- spasmes intermittents des muscles périoculaires : *blépharospasmes* ;
- spasmes intermittents des muscles d'un côté du visage : *hémispasme facial*.

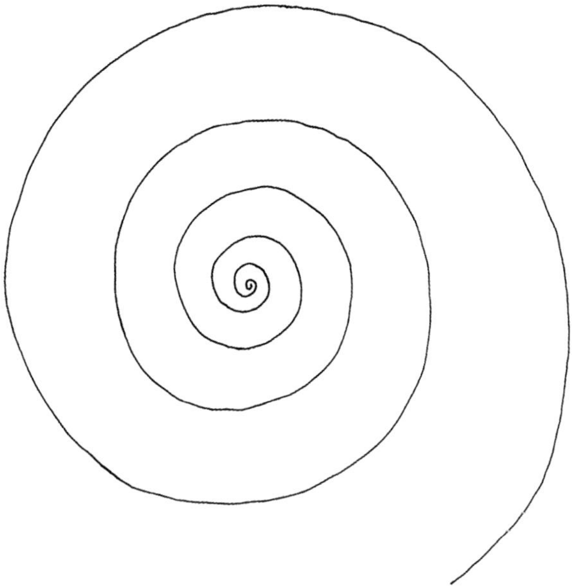

Figure 24.3. Spirale d'Archimède.

Phénomènes négatifs

- Immobilité de la face.

Tête

Phénomènes positifs

Position

- Tête tournée d'un côté : *torticollis.*
- Tête inclinée d'un côté : *laterocollis.*
- Tête penchée en avant : *anterocollis.*
- Tête penchée en arrière : *retrocollis.*

Mouvement

- Mouvement rythmique de la tête : *tremblement du chef* (*titubation*) – décrit comme « oui-oui » (secousses antéropostérieures) ou « non-non » (d'un côté à l'autre).

Membres supérieurs et inférieurs

Phénomènes positifs

Tremblement

- Présent lorsque le membre (en particulier, la main) est au repos : *tremblement de repos.*

• Présent lorsque le membre maintient une position (en particulier comme dans la Figure 24.2) : *tremblement postural.*
• Présent au cours d'une action (par exemple, le test doigt-nez) : *tremblement d'action.*
• Présent et augmentant lorsque le doigt atteint la cible : *tremblement intentionnel.*

À noter

Souvent, plusieurs types de tremblement coexistent.

Astérixis
• Secousses irrégulières des mains vues spécialement dans la position illustrée dans la Figure 24.2. C'est en fait une chute soudaine du tonus – *myoclonie négative.*

Posture anormale
• Lorsqu'un membre se maintient, même de façon transitoire, dans une position anormale avec cocontraction des agonistes et des antagonistes : *posture dystonique.* Habituellement, le membre supérieur est en abduction à l'épaule, étendu au coude, et en position de pronation extrême avec les doigts étendus. Le membre inférieur est habituellement étendu à la hanche et au genou, en inversion à la cheville avec les orteils fléchis.

À noter

Essayez de prendre vous-mêmes ces positions pour comprendre à quoi elles ressemblent (et pourquoi les patients les trouvent inconfortables).

Autres mouvements anormaux (comme ils ont été décrits plus haut). Décrivez le type de mouvement observé :
• myoclonies ;
• chorée ;
• hémiballisme ;
• tics ;
• athétose.

Phénomènes latents

Lors de la marche, on peut observer la survenue ou l'augmentation de :
• tremblement de repos ;
• posture dystonique ;
• mouvements choréiques.

Le test doigt-nez peut révéler :
- un tremblement d'action ;
- un tremblement intentionnel (voir plus haut) ;
- des myoclonies : myoclonies d'action.

Et augmenter :
- des mouvements choréiques.

Mouvements successifs rapides
- Ralentis ou rapidement interrompus : *bradykinésie.*

Tonus
- Le signe de la roue dentée peut n'être trouvé que lorsque l'autre membre supérieur est élevé et abaissé successivement (facilitation).

Écriture
- L'écriture se ralentit progressivement, la main se crispe et le patient tient souvent le stylo d'une manière inhabituelle : crampe de l'écrivain.

Spirale d'Archimède
- Spirale très serrée, se terminant en cercle : suggère un syndrome parkinsonien.
- Spirale très large, tremblée : suggère un syndrome cérébelleux ou un tremblement essentiel.

Phénomènes négatifs
- Rigidité : en tuyau de plomb ou en roue dentée.
- Bradykinésie : lenteur à l'initiation des mouvements.
- Diminution du ballant du membre supérieur à la marche (voir chapitre 4).

Ce que cela signifie

Syndromes akinétorigides (parkinsonisme ; fréquent)

- *Signes cardinaux :* rigidité, bradykinésie et tremblement. Les anomalies comprennent une expression faciale réduite (comme un masque), un tremblement de repos, une posture voûtée avec diminution du balancement des bras et une augmentation du tremblement lors de la marche. La marche peut être festinante (voir chapitre 4). Bradykinésie lors de la succession de mouvements rapides et lors de la marche. Dysarthrie extrapyramidale (voir chapitre 2). Il peut y avoir une limitation de la convergence.
- *Causes habituelles :* maladie de Parkinson, médicaments antipsychotiques, particulièrement les plus anciens (par exemple, chlorpromazine, halopéridol).
- *Causes rares :* paralysie supranucléaire progressive (PSP, ou syndrome de Steele-Richardson) – syndrome akinétorigide associé à une paralysie supranucléaire progressive du regard (voir p. XX), atrophie multisystématisée (syndrome akinétorigide associé à une dysautonomie, des signes pyramidaux et un syndrome cérébelleux), *très rarement* maladie de Wilson.

Tremblements (fréquents)

• **Tremblement de repos** : élément du syndrome akinétorigide (voir plus haut).
• **Tremblement postural et tremblement d'action.** *Causes fréquentes :* tremblement essentiel (dit aussi « familial » s'il existe une histoire familiale) ; exagération du tremblement physiologique (pouvant être causé par une hyperthyroïdie, un traitement par un agoniste β. *Causes plus rares :* insuffisance hépatique, insuffisance rénale, sevrage alcoolique.
• **Tremblement intentionnel** : indique une affection cérébelleuse (voir chapitre 23).

Chorée (rare)

Cause habituelle

• Traitement médical de la maladie de Parkinson (surdosage).

Causes plus rares

• Maladie de Wilson (cherchez une atteinte hépatique et un anneau de Keiser-Fleischer sur la cornée.)
• Maladie de Huntington : cherchez une histoire familiale.
• Chorée liée à la grossesse ou à l'utilisation de la pilule contraceptive.
• Chorée de Sydenham.
• Accident vasculaire cérébral.
• Encéphalite limbique autoimmune

Hémiballisme (rare)

• Lésion du noyau sous-thalamique controlatéral ou de ses connexions. *Cause habituelle :* accident vasculaire cérébral.

Dystonie (rare)

Intéressant seulement une partie du corps durant une action particulière : **dystonie tâche spécifique**.
• Crampe de l'écrivain isolée.
Intéressant seulement une partie du corps : **dystonie focale**.
• Torticolis spasmodique isolé.
Intéressant deux (ou plus) parties du corps adjacentes : **dystonie segmentaire**.
Par exemple :
• torticolis et posture dystonique du membre supérieur du même côté.
Intéressant des parties du corps non adjacentes.
• **Dystonie généralisée** souvent associée à des mouvements choréiques.

Causes habituelles

- **Dystonies focales et segmentaires** : idiopathique, médicaments antipsychotiques, surdosage en médicaments antiparkinsoniens.
- **Dystonie généralisée.** *Causes habituelles :* comme pour la chorée.
  Cause rare : dystonia musculorum deformans.

Tics

Habituellement isolés ; parfois associés à de la coprolalie (marmonnement d'obscénité) : maladie de Gilles-de-La Tourette.

Myoclonies

Peuvent être associées à d'autres mouvements anormaux, notamment chorée et dystonie.

Peuvent être associées à nombre d'encéphalopathies métaboliques, à l'épilepsie (épilepsie myoclonique), à des maladies neurologiques rares, telles que la maladie de Creutzfeldt-Jakob ou au syndrome des myoclonies postanoxiques.

Autres

- **Dyskinésies buccofaciales** : habituellement, complication tardive d'un traitement neuroleptique. Parfois composantes d'un syndrome classé avec la chorée.
- **Akathisie** : complication tardive d'un traitement neuroleptique.
- **Blépharospasme** : idiopathique.
- **Hémispasme facial** : compression du nerf facial par un vaisseau ectopique.
- **Myokymies faciales** : habituellement bénignes, pouvant être exagérées par la fatigue, la caféine. *Rarement :* lésion du tronc cérébral.
- **Astérixis** : observé dans les encéphalopathies métaboliques, notamment l'encéphalopathie hépatique.

25 Signes spéciaux et autres tests

Les signes décrits dans ce chapitre sont cherchés dans des circonstances particulières :
1. réflexes archaïques ;
2. réflexes cutanés ;
3. signes d'irritation méningée ;
4. évaluation des muscles respiratoires et des muscles du tronc ;
5. signes divers.

Réflexes archaïques

Réflexe de la moue

Ce qu'il faut faire

Demandez au patient de fermer les yeux. Tapez légèrement la bouche avec le marteau à réflexe (ou avec le doigt).

Ce que vous trouvez

- Pas de réaction : *normal.*
- Froncement des lèvres : *réflexe de la moue positif.*

Réflexe palmomentonnier

Ce qu'il faut faire

Grattez rapidement le centre de la paume de la main du patient et regardez le menton.

Ce que vous trouvez

- Pas de réaction : *normal.*
- Contraction musculaire du menton du même côté : *réflexe palmomentonnier présent.*

Réflexe de préhension

Ce qu'il faut faire

Placez vos doigts sur la paume du patient puis retirez votre main en demandant au patient de la laisser aller.

L'examen neurologique facile
© 2021 Elsevier Masson SAS. Tous droits réservés.

Ce que vous trouvez

- Le patient est capable de laisser aller votre main : *normal.*
- Le patient saisit involontairement votre main : *réflexe de préhension présent.*

Ce que cela signifie

Tous ces réflexes archaïques peuvent être présents chez des sujets normaux. Ils sont plus fréquents chez les patients ayant une pathologie frontale ou une encéphalopathie diffuse. S'ils sont unilatéraux, ils suggèrent fortement une lésion frontale controlatérale.

Réflexes cutanés

Réflexe crémastérien

Ce réflexe peut être cherché chez les hommes. La face interne de la partie supérieure de la cuisse est stimulée de haut en bas. On observe le mouvement du testicule dans le scrotum. Une contraction du crémastérien élève le testicule de ce côté.

- *Afférences :* nerf fémoral L1, L2.
- *Efférence :* L1, L2.

Ce que vous trouvez

- Présent : *normal.*
- Absence :
  - peut être noté en cas de pathologie locale non neurologique ou d'une chirurgie locale antérieure ;
  - lésion de l'arc réflexe ;
  - lésion pyramidale au-dessus de L1.

Réflexe anal

Ce qu'il faut faire

Le patient est couché sur le côté avec les jambes fléchies. Grattez légèrement la marge de l'anus avec un bâtonnet.

Ce que vous trouvez

- Contraction visible du sphincter externe de l'anus.

Ce que cela signifie

Intégrité de l'arc réflexe segmentaire S4-S5 pour la composante sensitive et motrice. L'absence de contraction indique une lésion de l'arc réflexe, le plus souvent une lésion de la queue de cheval.

Recherche d'un syndrome méningé

Raideur de la nuque

Ce qu'il faut faire

NB : à ne pas faire si l'on soupçonne une instabilité cervicale – par exemple, à la suite d'un traumatisme ou chez les patients ayant une arthrite rhumatoïde.

Le patient doit être couché à plat.

Placez vos mains sous la tête du patient :

- tournez doucement la tête du patient comme s'il disait non. Appréciez la raideur ;
- décollez doucement la tête du patient du lit. Appréciez le tonus de la nuque ;
- regardez les membres inférieurs pour voir s'il survient une flexion des hanches et des genoux.

Ce que vous trouvez et ce que cela signifie

- La nuque est facilement mobilisée dans les deux plans, le menton atteignant facilement la poitrine lors de la flexion : *normal*.
- La nuque est rigide lors des mouvements : *raideur de la nuque*.
  - Indique une irritation méningée. *Causes habituelles :* méningites virales et bactériennes, hémorragies sous-arachnoïdiennes. *Causes plus rares :* méningites carcinomateuses, granulomateuses, fongiques.
  - Peut aussi survenir en cas de cervicarthrose sévère, de syndrome parkinsonien, d'engagement des amygdales cérébelleuses.

  NB : rechercher le signe de Kernig.
- Flexion des hanches et des genoux en réponse à une flexion de la nuque : signe de Brudzinski (Figure 25.1). Cela indique une irritation méningée.

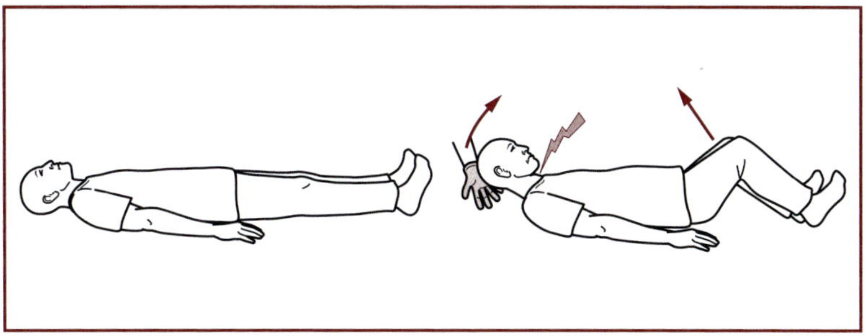

Figure 25.1. Signe de Brudzinski.

À noter

Une lymphadénopathie cervicale ou une pharyngite sévère peuvent simuler une raideur de la nuque, mais la raideur est habituellement seulement en flexion et les signes physiques de ces affections sont facilement trouvés.

Recherche du signe de Kernig

Ce qu'il faut faire

Le patient est allongé à plat.

- Fléchissez la hanche, le genou étant fléchi.
- Ensuite, essayez d'étendre le genou.
- Recommencez de l'autre côté (Figure 25.2).

Ce que vous trouvez et ce que cela signifie

- Le genou est étendu sans difficulté : *normal*.
- Il existe une résistance à l'extension du genou : signe de Kernig – bilatéral, il indique une irritation méningée ; unilatéral, il peut survenir en relation avec une radiculopathie (*cf.* élévation du membre inférieur en extension : signe de Lasègue).

NB : le signe de Kernig est absent lorsque la raideur de la nuque est liée à une cause autre que l'irritation méningée.

Test du hochement de la tête

Ce test d'irritation méningée est sensible mais peu spécifique.

Ce qu'il faut faire

Demandez au patient de tourner la tête dans le plan horizontal à la fréquence de 2 à 3 fois par seconde.

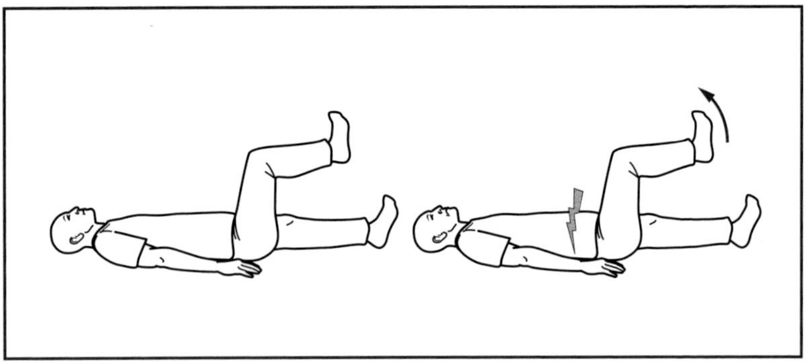

Figure 25.2. Signe de Kernig.

Ce que vous trouvez

- Sans effet : *normal*.
- Aggravation de la céphalée : *test positif*.

Ce que cela signifie

- Un test positif suggère la possibilité d'une irritation méningée.
- Un test négatif rend une irritation méningée très improbable.

Tester les muscles respiratoires et du tronc

Muscles respiratoires

Les muscles intercostaux et le diaphragme peuvent être intéressés particulièrement dans les maladies neuromusculaires. L'examen clinique peut être utile pour évaluer la faiblesse des muscles respiratoires mais sa valeur est limitée. Si un déficit des muscles respiratoires est présent, ou fortement suspecté, il est important de mesurer et de surveiller la capacité vitale en position couchée et debout et de mesurer la pression inspiratoire buccale.

Ces tests seront généralement pratiqués si :

- le patient a, ou est susceptible d'avoir, une affection neuromusculaire connue pour intéresser les muscles respiratoires – par exemple, un syndrome de Guillain-Barré, une myasthénie généralisée, une maladie du neurone moteur, une dystrophie musculaire ;
- le patient est dyspnéique ou a une défaillance respiratoire pouvant être due à un déficit des muscles respiratoires.

Examen au lit du malade

Le patient est-il dyspnéique en position assise ? Ou seulement en position allongée – quand les mouvements du diaphragme sont limités par la pression du contenu abdominal ?

Peut-il parler normalement ou émettre seulement quelques phrases ou quelques mots ?

Demandez-lui de compter – jusqu'où peut-il compter sans reprendre sa respiration ?

Quelle est la fréquence respiratoire ?

Utilise-t-il les muscles respiratoires accessoires ?

L'expansion thoracique est-elle normale ?

Observez l'abdomen – normalement la contraction du diaphragme au cours de l'inspiration entraîne un gonflement de l'abdomen. Si le diaphragme est faible, ce phénomène est inversé et l'abdomen se déprime – respiration paradoxale. Ce signe peut être unilatéral dans le cas d'une paralysie du nerf phrénique.

Muscles axiaux et du tronc

Ils sont rarement testés spécifiquement mais peuvent être évalués indirectement sur d'autres éléments de l'examen – par exemple, lorsque le patient passe de la position allongée à la position assise sans aide ou lorsqu'il marche.

Rarement, la présentation des patients est liée à une faiblesse des muscles axiaux, par exemple, *chute de la tête* en avant résultant d'une faiblesse des muscles érecteurs du cou ou *camptocormie* qui est une flexion du tronc résultant d'un déficit des muscles érecteurs thoracolombaires.

Les muscles érecteurs du rachis peuvent être testés : demandez au patient en décubitus ventral de relever la tête (muscles érecteurs du cou), puis de soulever les épaules (muscles érecteurs du thorax). Puis demandez-lui de s'allonger à nouveau et de décoller les pieds du plan du lit (muscles érecteurs lombaires).

Tests et signes divers

Test de Tinel

Percussion d'un nerf au siège présumé d'une compression (habituellement avec un marteau à réflexe). Il est positif lorsque des paresthésies surviennent dans le territoire du nerf concerné. Habituellement pratiqué pour la recherche d'une compression du nerf médian au poignet.

Signe de Lhermitte

La flexion en avant du cou provoque une sensation de décharge électrique descendant habituellement le long du rachis. Le patient peut se plaindre spontanément de ce phénomène ou vous pouvez le chercher en fléchissant le cou. Parfois, les patients ont la même sensation lors de l'extension (signe de Lhermitte inverse).

Cela indique *une pathologie cervicale* – habituellement, démyélinisation. Ce signe peut aussi être observé en relation avec une myélopathie cervicarthrosique ou rarement avec une carence en vitamine B12 ou une tumeur cervicale.

Élévation du membre inférieur en extension (signe de Lasègue ; Figure 25.3)

Test pour la recherche d'une compression radiculaire lombosacrée.

Le patient étant allongé à plat sur le lit, soulevez le membre inférieur en tenant la cheville. Notez l'angle atteint et une éventuelle différence entre les deux côtés :

- *normal :* > 90° ; moins chez les patients âgés ;
- une limitation accompagnée de douleur rachidienne suggère une *compression radiculaire.*

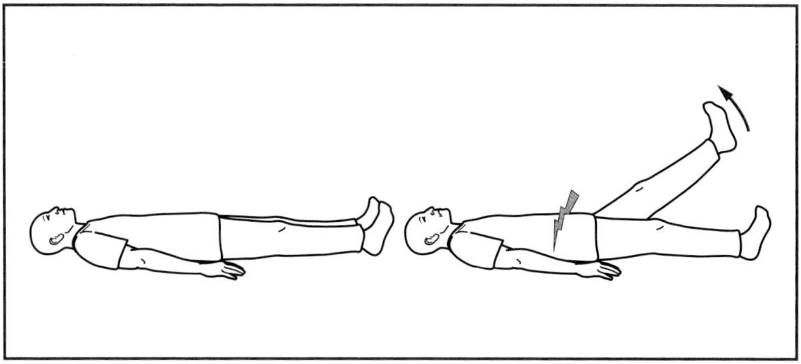

Figure 25.3. Élévation du membre inférieur en extension (signe de Lasègue).

Signe de Hoover

Le signe de Hoover traduit une faiblesse fonctionnelle en montrant une discordance entre l'extension volontaire de la hanche et son extension automatique. Lorsqu'un patient allongé sur le lit fléchit sa hanche pour décoller son membre inférieur gauche du plan du lit, il étend inévitablement de façon automatique son membre inférieur droit.

La recherche du signe de Hoover se fait en deux temps : demandez au patient d'étendre la hanche du membre inférieur apparemment déficitaire (comme dans la Figure 18.2). Maintenez votre main au même endroit, demandez au patient de décoller le membre inférieur de l'autre côté. Le signe de Hoover est présent quand il y a peu ou pas de force d'extension sur ordre direct mais que la force d'extension est bonne lorsque le patient décolle la jambe du côté opposé (Figure 25.4)

Le signe de Hoover est utile pour évaluer la faiblesse unilatérale d'un membre inférieur mais non dans le cas d'une faiblesse bilatérale. Il doit être interprété avec prudence quand il existe une douleur notable, sinon il permet une démonstration *positive* d'un déficit fonctionnel. Il est souvent utile de montrer ce signe au patient pour lui expliquer comment vous avez déterminé que sa faiblesse est fonctionnelle.

Test d'impulsion de la tête (réflexe oculovestibulaire)

Le réflexe oculovestibulaire (ROV) maintient la stabilité oculaire lors de nos mouvements. S'il est absent, notre vision saute vers le haut et le bas comme une vidéo amateur (*oscillopsies*). Les afférences de ce réflexe proviennent principalement du système vestibulaire (oreille interne) et de la proprioception des muscles du cou. L'information est intégrée dans le tronc cérébral et conduit à des mouvements oculaires compensant les effets de tout déplacement de la tête.

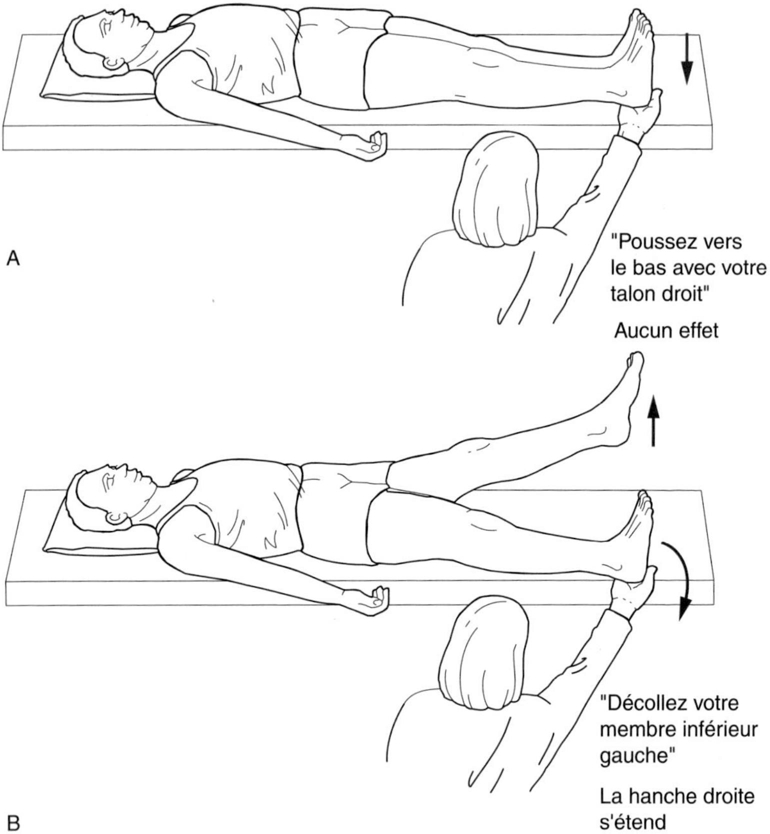

Figure 25.4. Comment rechercher le signe de Hoover.

Le test d'impulsion de la tête est utilisé pour évaluer le ROV provenant du canal semi-circulaire latéral et pour juger de la capacité de stabiliser les yeux lors de mouvements rapides. Il est utile chez les patients ayant des vertiges.

Ce qu'il faut faire (Figure 25.5)

Asseyez-vous en face du patient.

Expliquez-lui que vous allez bouger sa tête pour étudier son système d'équilibre et qu'il doit relâcher son cou et vous laisser bouger sa tête.

Placez vos mains de part et d'autre de la tête du patient.

Demandez-lui de regarder un objet à distance derrière votre épaule et de continuer à fixer cet objet.

Tournez doucement la tête de 15° vers la droite (si le patient résiste, mobilisez doucement la tête de l'autre côté en insistant sur la nécessité d'un bon relâchement et recommencez).

Ensuite, tournez la tête aussi rapidement que possible vers la gauche, jusqu'à atteindre 15° vers la gauche.

Observez soigneusement les yeux.

Recommencez en partant de 15° à gauche et en déplaçant la tête vers la droite.

Ce que vous trouvez et ce que cela signifie

• Les yeux restent stables, maintenant la fixation sur l'objet à distance (Figure 25.5A) : ROV normal.

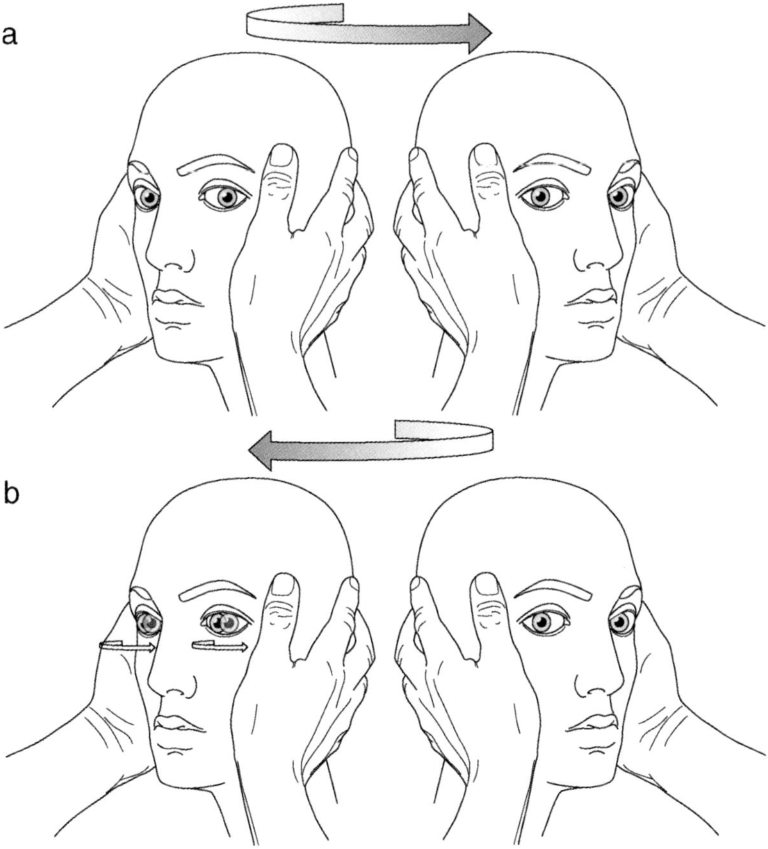

Figure 25.5. Test d'impulsion de la tête.
A. La tête du patient est tournée rapidement vers la gauche – notez que les yeux maintiennent la fixation = normal. B. La tête du patient est tournée rapidement vers la droite – notez que les yeux doivent faire une saccade pour récupérer la fixation = anomalie du système vestibulaire périphérique droit.

- Les yeux tournent avec la tête et ensuite doivent revenir rapidement dans la position convenable pour voir l'objet à distance (saccade corrective ; voir Figure 25.5B) : cela indique une lésion vestibulaire périphérique du côté vers lequel la tête a été tournée.

Ce test est très spécifique d'une lésion du système vestibulaire périphérique.

Cause habituelle de lésion vestibulaire périphérique unilatérale : neuronite vestibulaire.

26 Système nerveux autonome

Données de base

Le système nerveux autonome comprend le système sympathique et le système parasympathique.

Système sympathique : système d'alarme

Sa stimulation provoque : tachycardie, dilatation des bronches, libération d'adrénaline et de noradrénaline (maintien de la pression artérielle), diminution de la motilité intestinale, inhibition de la miction (stimulation du sphincter interne de l'urètre, relaxation du détrusor), augmentation de la sudation et dilatation des pupilles (souvenez-vous de ce qui vous arrive lorsque vous passez un examen).

Système parasympathique : système de détente

Sa stimulation provoque : bradycardie, constriction des bronches, augmentation de la salivation et de la sécrétion lacrymale, augmentation de la motilité intestinale, érections, initiation de la miction (relaxation du sphincter interne de l'urètre, contraction du détrusor) et constriction des pupilles.

Efférences

- Système sympathique : T1-L2.
- Système parasympathique : nerfs crâniens III, VII, IX, X et S2-S4.

L'examen du système autonome au lit du malade est limité.

Les anomalies de la fonction vésicale et de la fonction intestinale seront envisagées à part (voir plus loin).

Ce qu'il faut faire

Examinez les pupilles (voir chapitre 7).

Prenez le pouls au repos :

- contrôlez le pouls en demandant au patient de respirer 10 fois par minute ;
- mesurez la différence entre la fréquence maximale et la minimale (au mieux sur un électrocardiogramme [ECG]).

Contrôlez la fréquence du pouls lors du passage en position debout (sur 15 battements) (Tableau 26.1).

© 2021 Elsevier Masson SAS. Tous droits réservés.

Tableau 26.1. Pouls et pression artérielle.

Test	Normal	Anormal
Pouls au repos	60-100	Tachycardie : anomalie parasympathique
Fréquence cardiaque en réponse à respiration 10/min	Max–min > 5/min	Absence de variation : anomalie parasympathique
Fréquence cardiaque en réponse à l'orthostatisme (les 15 premiers battements)	Augmentation > 11/min	Absence de réponse : anomalie parasympathique
Pression artérielle en réponse à l'orthostatisme	Baisse < 30/15 mmHg	Chute excessive : anomalie sympathique
Fréquence cardiaque en réponse à la manœuvre de Valsalva	Augmentation pendant	Fréquence stable pendant : anomalie sympathique
	Diminution après	Fréquence stable après : anomalie parasympathique

Demandez au patient de prendre une inspiration profonde et d'expirer à glotte fermée : c'est la manœuvre de Valsalva (*vous devrez probablement en faire la démonstration*) ; ensuite, demandez au patient de respirer normalement. Notez les effets de la manœuvre et de son arrêt sur le pouls.

Prenez la pression artérielle du patient allongé et debout (Tableau 26.1).

Regardez la couleur de la peau et notez l'existence d'une sudation.

Appréciez la température de la peau.

Ce que vous trouvez

Pupilles

- Syndrome de Horner (ptôsis, myosis, énophtalmie, anhydrose) : *déficit sympathique.*
- Réponses lentes à la lumière et à l'accommodation : *neuropathie autonome.*

Peau

- Rouge et chaude avec défaut de sudation : *lésion sympathique.*

Ce que cela signifie

- Syndrome de Horner : voir chapitre 7.
- Neuropathie autonome. *Cause habituelle :* diabète. *Causes rares :* syndrome de Guillain-Barré, amyloïdose, atrophie multisystématisée (voir chapitre 24), hypotension orthostatique, défaillance autonomique congénitale (syndrome de Riley-Day).
- Lésion sympathique localisée : sympathectomie chirurgicale.

Erreurs fréquentes

- Des médicaments peuvent interférer avec les tests de la fonction autonome : par exemple, les β-bloquants et les anticholinergiques bloquent des fonctions du système nerveux autonome.
- Certaines affections médicales telles qu'une pneumonie ou une anémie ont un effet sur la réponse cardiovasculaire et interfèrent avec les tests de la fonction autonome.

Fonction vésicale et fonction intestinale

Formule des anomalies

Vessie frontale

- Impériosité mictionnelle, évacuation précipitée et incontrôlée de grande quantité d'urine sans résidu. Période de contrôle urinaire. Tonus anal normal. Signes de libération frontale (voir chapitre 25).
- Survient en cas de démence, d'hydrocéphalie à pression normale, de tumeur frontale.

Vessie spinale

- Initialement rétention d'urine ± incontinence par regorgement Ultérieurement, la vessie se contracte et évacue de petits volumes d'urine de façon automatique et précipitée. Constipation. Tonus anal normal. Survenue possible d'érections réflexes appelées « priapisme » (d'après le dieu grec Priape).
- Survient dans les lésions médullaires. *Causes habituelles :* traumatisme, sclérose en plaques. *Cause rare :* tumeur intrarachidienne.

Vessie neurogène périphérique

- Distension indolore d'une vessie flasque avec incontinence par regorgement et volume résiduel important. Incontinence fécale. Tonus anal diminué. Il peut y avoir une anesthésie en selle.

Impuissance

- Survient dans les lésions de la queue de cheval. *Cause habituelle :* hernie discale lombaire centrale. *Causes plus rares : spina bifida*, épendymome, chordome, métastase. Survient aussi dans les lésions des nerfs périphériques. *Cause habituelle :* diabète. *Causes rares :* chirurgie pelvienne, infiltration par une tumeur maligne.

27 Patient inconscient ou confus

Données de base

Niveau de conscience : examen du patient inconscient et du patient confus

Un modèle simple et utile pour la conscience est illustré par la Figure 27.1. Le système réticulaire activateur ascendant du tronc cérébral est une « pile »

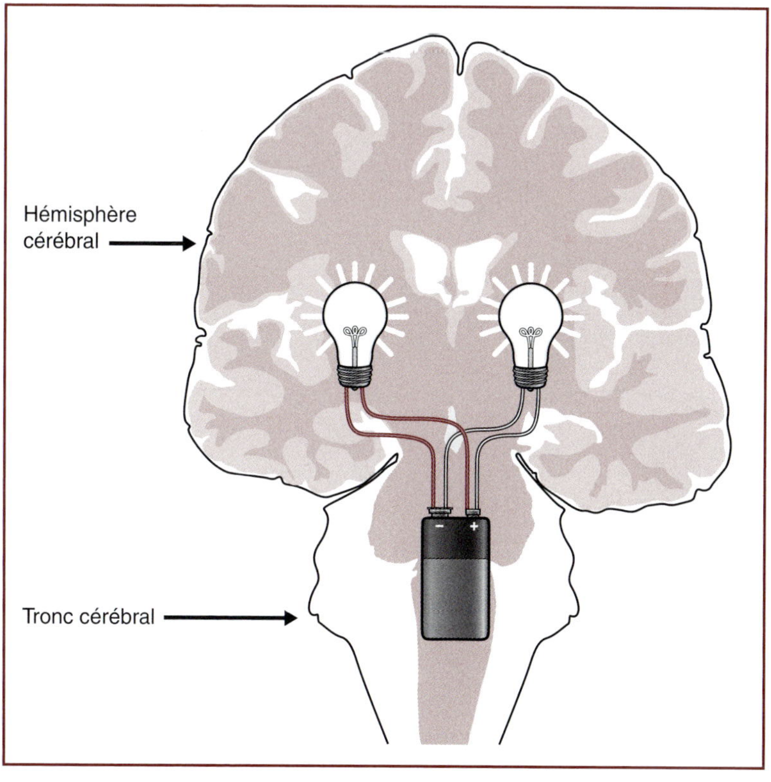

Figure 27.1. Modélisation simple de la conscience.
La conscience est abolie si la batterie défaille ou les deux ampoules ne fonctionnent plus.

L'examen neurologique facile
© 2021 Elsevier Masson SAS. Tous droits réservés.

et chaque hémisphère est une « ampoule ». La conscience est abolie si la « pile » est défaillante ou si les deux « ampoules sont hors d'usage.

Cela peut résulter (Figure 27.2) :

- **d'une encéphalopathie diffuse :** les deux « ampoules » sont hors d'usage et la « pile » est défaillante du fait d'un trouble généralisé de la fonction cérébrale intéressant l'ensemble du cerveau ;
- **de lésions sus-tentorielles :** soit des lésions massives bilatérales (les deux « ampoules » sont hors d'usage), soit des lésions entraînant une distorsion du tronc cérébral (la pile est défaillante) – « engagement » (voir plus bas) ;
- **de lésions sous-tentorielles :** intéressant directement le tronc cérébral (la « pile » est défaillante).

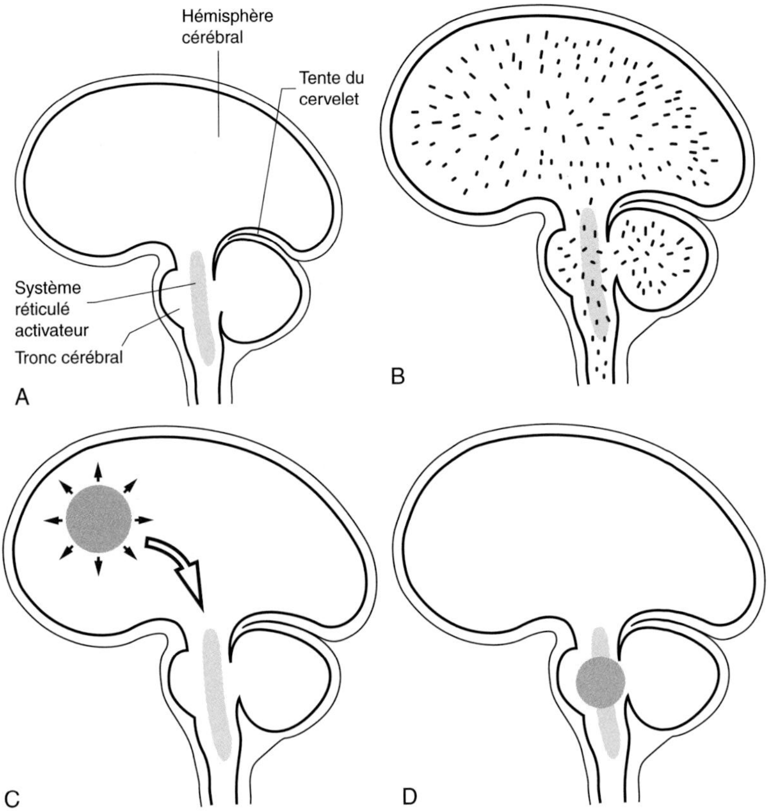

Figure 27.2. Siège des lésions entraînant les troubles de la conscience.
A. Structures. B. Encéphalopathie diffuse. C. Lésions sus-tentorielles. D. Lésions sous-tentorielles.

La prise en charge des patients dont la conscience est altérée comporte :

- la réanimation (nécessitant un examen pour déterminer les modalités de la réanimation) ;
- l'examen.

L'examen d'un patient inconscient doit :

- décrire de façon reproductible le niveau de la conscience de telle sorte que le résultat puisse être comparé avec celui d'autres observateurs ;
- identifier l'un des trois syndromes cités plus haut ;
- s'efforcer d'identifier une cause, ce qui nécessite souvent des investigations complémentaires.

Les termes utilisés pour décrire les degrés d'altération de la conscience – somnolence, confusion, stupeur, coma – font partie du langage courant et sont utilisés avec une signification différente selon les observateurs. Il est donc préférable de décrire le niveau de conscience dans chaque cas particulier selon la terminologie décrite plus bas. Quelques aspects concernant la confusion et le délirium sont discutés à la fin de ce chapitre.

Il est très important d'enregistrer et de suivre le niveau de conscience et les signes physiques associés. Notez toujours vos constatations.

L'échelle du coma de Glasgow est une méthode rapide, simple, fiable de surveillance du niveau de conscience. Elle comprend trois mesures : ouverture des yeux, meilleure réponse motrice, meilleure réponse verbale.

Chez les patients dont la conscience est altérée, l'histoire peut être obtenue des amis, des parents, des voisins, des soignants, des ambulanciers. Les vêtements (incontinence ?), les bijoux (bracelet ou collier d'alarme), le portefeuille et des documents présents dans les affaires personnelles sont des témoins silencieux qui peuvent aider (Figure 27.3).

Engagement (hernie)

Un engagement est ce qui survient lorsqu'une partie du cerveau fait une hernie à travers un orifice rigide :

1. engagement de l'uncus et du lobe temporal à travers l'orifice de la tente du cervelet qui sépare le cerveau du cervelet : *hernie de l'uncus* ;
2. refoulement du cerveau à travers l'orifice de la tente du cervelet : *engagement central*.

Il y a une progression caractéristique des signes dans les deux types d'engagement.

À noter

Les signes d'engagement se surimposent aux signes dus à la masse sus-tentorielle provoquant l'engagement et sont progressifs.

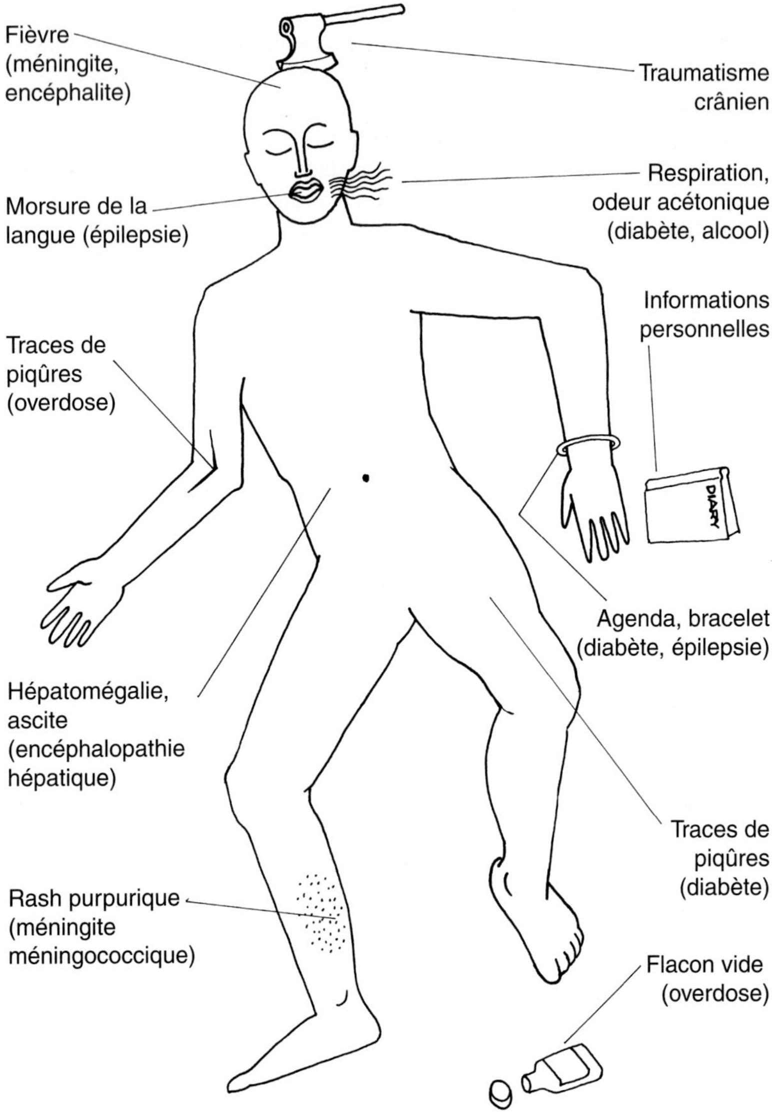

Figure 27.3. Indices diagnostiques chez le patient inconscient.

Engagement de l'uncus

Ce qui se produit

Une masse unilatérale pousse le lobe temporal ipsilatéral à travers l'orifice de la tente du cervelet, comprimant le III ipsilatéral, puis le mésencéphale controlatéral et, éventuellement, la totalité du tronc cérébral. Lorsque la circulation du liquide céphalorachidien (LCR) est interrompue, le processus est accéléré par une augmentation de la pression intracrânienne.

Signes physiques

Au début :

- dilatation de la pupille ipsilatérale et signes de la masse sus-tentorielle.

  Plus tard :
- hémiplégie ipsilatérale ;
- progressivement, ptôsis et paralysie du III ;
- respiration de Cheyne-Stokes.

  Encore plus tard :
- tétraparésie ;
- dilatation bilatérale des pupilles, pupilles fixes aréactives ;
- respiration erratique ;
- décès.

  La progression est habituellement rapide.

Hernie centrale

Ce qui se produit

Une masse sus-tentorielle exerce une poussée axiale sur le diencéphale (thalamus et structures associées situées entre les hémisphères cérébraux et le mésencéphale) à travers l'orifice de la tente du cervelet. Il en résulte une compression d'abord du mésencéphale puis du pont et du bulbe.

Signes physiques

Au début :

- respiration erratique ;
- pupilles petites réactives ;
- augmentation du tonus des membres ;
- signe de Babinski bilatéral.

  Plus tard :
- respiration de Cheyne-Stokes ;
- rigidité de décortication.

  Encore plus tard :
- pupilles fixes dilatées ;
- rigidité de décérébration.

  La progression est habituellement plus lente.

Ce qu'il faut faire

Réanimation

Utilisez le *Neurological ABC* :

N : nuque (*neck*)	Toujours penser qu'il peut y avoir un traumatisme cervical ; si cette possibilité existe, ne pas manipuler le cou
A : voies aériennes (*airway*)	S'assurer de la perméabilité des voies aériennes ; les protéger au mieux en plaçant le patient en position de sécurité
B : respiration (*breathing*)	S'assurer que la respiration est suffisante pour permettre une oxygénation suffisante (mesurer les gaz du sang si nécessaire) ; oxygène et respiration assistée si nécessaire
C : circulation (*circulation*)	Contrôlez l'état circulatoire ; prenez le pouls et la pression artérielle
D : diabète (*diabetes*)	Contrôlez la glycémie : Dextrostix® ; si non disponibles, administrez 50 mL de sérum glucosé à 50 % si le trouble de la conscience peut être dû à une hypoglycémie
D : médicaments (*drugs*)	Pensez à une overdose opiacée ; donnez de la naloxone si indiqué
E : épilepsie (*epilepsy*)	Observez s'il existe des crises ou une morsure de la langue ; contrôler les crises
F : fièvre (*fever*)	Cherchez s'il y a de la fièvre, une raideur de la nuque, le rash purpurique d'une méningite méningococcique
G : échelle du coma de Glasgow (*Glasgow coma scale*)	Notez le score sur 15 (tableau 27.1) ; notez les sous-scores (oculaire/verbal/moteur) et le total
H : hernie (*herniation*)	Y a-t-il des signes d'engagement (voir plus haut l'évaluation neurochirurgicale rapide) ?
I : investigations (*investigate*)	

NB : surveillez le pouls, la pression artérielle, la fréquence et la formule respiratoire, la température, l'échelle du coma de Glasgow.

Tableau 27.1. **Échelle du coma de Glasgow.**

	Score
Ouverture des yeux	
Spontanément	4
Sur stimulation verbale	3
À la douleur	2
Aucune	1
Meilleure réponse verbale	
Orienté et converse	5
Désorienté et converse	4
Mots inappropriés	3
Mots incompréhensibles	2
Pas de réponse	1
Meilleure réponse motrice	
Exécute les consignes	6
Localise la douleur	5
Flexion-retrait à la douleur	4
Flexion anormale (rigidité de décortication) (Figure 27.4A)	3
Extension anormale (rigidité de décérébration) (Figure 27.4B)	2
Pas de réponse	1
Total	15

À noter : le score le plus faible que vous pouvez obtenir est 3 sur 15.

Examen

Il a pour but de :

- trouver ou exclure des anomalies neurologiques focales ;
- chercher un syndrome méningé ;
- déterminer le niveau de conscience et l'état fonctionnel neurologique.

Posture et mouvement

Ce qu'il faut faire

Regardez le patient : au mieux du pied du lit.

- Le patient est-il immobile ou bouge-t-il ?
  S'il bouge :
- les quatre membres bougent-ils également ?
- sa posture est-elle symétrique ?
- existe-t-il des mouvements anormaux ?

Ce que vous trouvez

- Membres supérieurs fléchis aux coudes et aux poignets et membres inférieurs étendus aux genoux et aux chevilles : *posture de décortication* (Figure 27.4A).
- Membres supérieurs en extension aux coudes, en flexion-pronation aux poignets ; membres inférieurs en extension aux genoux et aux chevilles : *posture de décérébration* (Figure 27.4B).
- Tête inclinée d'un côté et flexion du membre supérieur : *hémiparésie*.
- Secousses brèves durant moins de 1 s des membres supérieurs ou inférieurs : *myoclonies*.

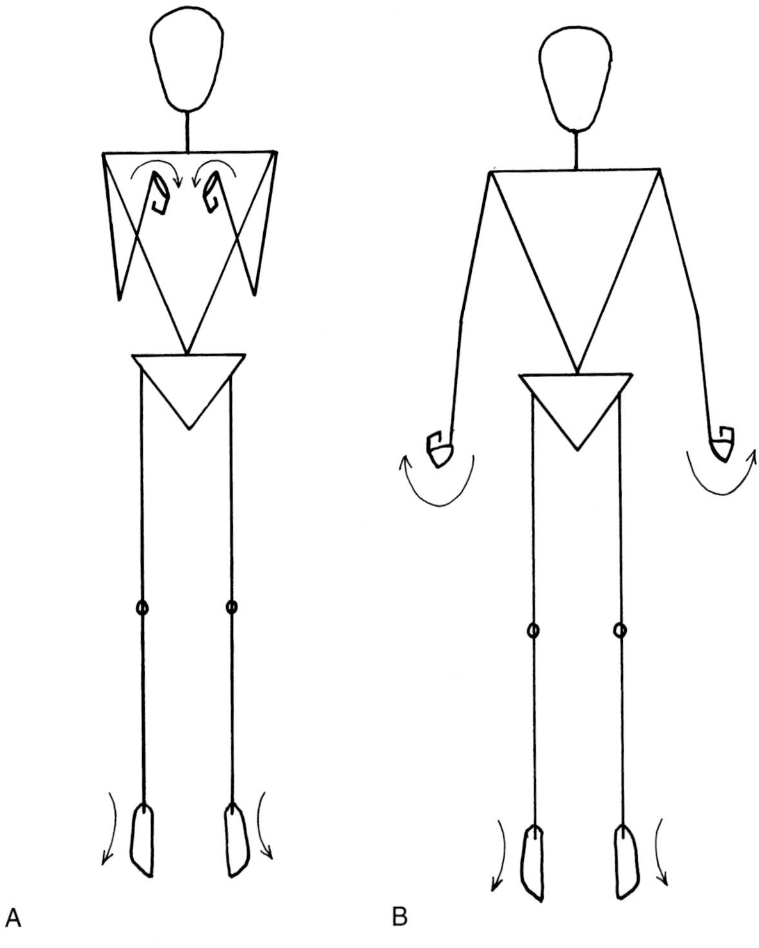

Figure 27.4. Posture anormale.
A. Décortiquée. B. Décérébrée.

Meilleures réponses verbales

Ce qu'il faut faire

Essayez d'éveiller le patient.

- Le patient est-il éveillable ?

  Posez une question simple : « Quel est votre nom ? »

  Si vous obtenez une réponse, voyez s'il est orienté :

- **dans le temps** : « Quel jour sommes-nous ? » ; « Quelle est la date ? » ; « Quel est le mois, l'année, la saison, l'heure ? » ;
- **dans l'espace** : « Quel est le nom de l'endroit où vous êtes ? » ; « Quel est le nom de la salle, de l'hôpital ? » ; « Quel est le nom de la ville, de la cité ? » ;
- **pour les personnes** : « Quel est votre nom ? » ; « Quelle est la profession de cette personne (en montrant une infirmière) ? » ; « Quelle est ma profession ? ».

  Notez les erreurs commises.

  Si vous n'obtenez pas de réponse :

- essayez d'autres questions : « Que vous est-il arrivé ? » ; « Où habitez-vous ? ». Notez les réponses.

Ce que vous trouvez

Notez la réponse du meilleur niveau :

- orienté ;
- conversation confuse : utilisation de phrases longues ou courtes ;
- mots inappropriés ;
- sons incompréhensibles ;
- aucune.

> **Erreurs fréquentes**
>
> Une aphasie portant sur la compréhension ou l'expression peut être méconnue – d'où une erreur dans l'appréciation du niveau de conscience et la non-reconnaissance d'une sémiologie focale de l'hémisphère dominant (voir chapitre 2).

Tête et cou

Ce qu'il faut faire et ce que vous trouvez

- Recherchez sur la tête des traces de traumatisme.
- Percutez le crâne (comme pour le thorax) : une fracture peut donner un bruit de « pot fêlé ».
- Regardez les oreilles et le nez pour chercher un écoulement de LCR ou de sang. Examinez les tympans pour chercher une otite moyenne.
- Cherchez une ecchymose derrière l'oreille – signe de Battle – signe de fracture de la base du crâne.
- Recherchez une raideur de la nuque (voir chapitre 25).

  Si on suspecte un traumatisme, différez cette recherche jusqu'à ce qu'une lésion du rachis cervical ait été éliminée.

Tableau 27.2. Examen des pupilles.

Égales ?	Taille ?	Réactivité	Cause
Pupilles égales	Punctiformes	Réactives	Opiacés ou lésion du pont
	Petites	Fixes	Encéphalopathie métabolique
	Moyennes	Réactives	Lésion mésencéphalique
Pupilles inégales	Dilatées	Aréactives	Lésion du III NB : engagement
	Petites	Réactives	Lésion métabolique Syndrome de Horner

Paupières

Ce qu'il faut faire et ce que vous trouvez

Regardez les paupières.

- S'ouvrent-elles et se ferment-elles spontanément ?
- Demandez au patient d'ouvrir et de fermer les yeux ;
- Testez la réponse à la douleur : les yeux se ferment-ils ?
- Y a-t-il un quelconque mouvement des paupières ?
  La motilité palpébrale est-elle symétrique ?
- Y a-t-il un ptôsis ?
- Y a-t-il un déficit facial ?

Pupilles

Ce qu'il faut faire

Regardez les pupilles.

- Notez leur taille en millimètres.
- Testez les réflexes à la lumière, direct et consensuel (voir chapitre 7).

Ce que vous trouvez

Voir le tableau 27.2.

Fond d'œil

Examinez le fond d'œil (voir chapitre 8).

Examinez particulièrement la tête du nerf optique : œdème (rare) ou hémorragies sous-hyaloïdiennes.

Erreurs fréquentes

- L'absence d'œdème papillaire n'exclut pas une élévation de la pression intracrânienne.

Mouvements oculaires

Ce qu'il faut faire

Observez les mouvements oculaires.

- Les yeux vous regardent-ils ?
- Suivent-ils un objet en mouvement tel qu'un stimulus lumineux ?
- Bougent-ils ensemble (conjugués) ou indépendamment (dysconjugués) ?
- Ne bougent-ils pas du tout ?
- Quelle est leur position ?

Effectuez la manœuvre des yeux de poupée (voir plus bas).

Ce que vous trouvez

- Déviation oblique (*skew deviation*) : lésion du tronc cérébral.

Si le patient peut suivre un objet :

- testez les mouvements oculaires comme indiqué dans le chapitre 9.
- mise en évidence d'une paralysie du III, du IV ou du VI, d'une paralysie de la latéralité (voir chapitre 9 ; pensez à un engagement de l'uncus).

Test calorique : voir chapitre 12.
Réflexe cornéen : voir chapitre 11.
Réflexe nauséeux : voir chapitre 13.

Test oculocéphalique de la motilité oculaire (manœuvre des yeux de poupée)

Ce qu'il faut faire

(NB : à ne faire que si une lésion du rachis cervical est exclue.)

Tournez la tête vers la droite.

Observez les yeux :

- tournent-ils vers la gauche ?
- le regard reste-t-il orienté droit devant ?
- un œil se déplace-t-il et l'autre non ?

Testez de l'autre côté ; testez l'extension et la flexion du cou.

Ce que vous trouvez

- Les yeux se déplacent dans la direction opposée au mouvement de la tête comme pour maintenir la direction directe du regard : *normal*.
- Les yeux se déplacent d'un côté mais pas de l'autre : *paralysie de la latéralité* – lésion du tronc cérébral.
- Limitation de l'abduction d'un œil : *paralysie du VI*.
- Limitation des mouvements d'un œil dont la pupille est dilatée, avec conservation de l'abduction : *paralysie du III*.
- Aucun mouvement des yeux dans quelque direction que ce soit : *lésions bilatérales du tronc cérébral*.

Système moteur

Ce qu'il faut faire

Évaluez le tonus des quatre membres (voir chapitre 16).

- Est-il symétrique ?
  Évaluez la motilité de chaque membre.
  Regardez les mouvements spontanés des membres.
- Sont-ils symétriques ?
  Demandez au patient de mobiliser les membres.
  S'il coopère : testez la force musculaire de la façon habituelle.
  Sinon :
- pressez l'articulation de votre pouce sur son sternum :
  - y a-t-il un mouvement adapté vers la stimulation douloureuse ?
  - la douleur déclenche-t-elle une flexion des membres supérieurs ?
  - la douleur déclenche-t-elle une extension des membres supérieurs et inférieurs ?
  - ces réponses sont-elles asymétriques ?

  En l'absence de réponse à cette stimulation :
- **appliquez une pression sur l'angle interne du sourcil.** Notez la réponse ;
- **comprimez le lit unguéal d'un doigt de chaque membre :** un retrait du membre survient-il ?

Réflexes tendineux

Voir chapitre 19.

Sont-ils symétriques ?

Réflexes cutanés plantaires : extension ou flexion ?

Ce que vous trouvez

- Meilleure réponse motrice :
  - exécute les consignes ;
  - localise la douleur ;
  - retrait ;
  - flexion anormale ;
  - réponse en extension ;
  - aucune.
- Notez les réponses anormales pour chaque membre.
- Une asymétrie du tonus, des réflexes ou de la réponse à la douleur traduit une *hémiparésie.*

Ce que vous trouvez et ce que cela signifie

Les patients comateux peuvent être classés dans l'un des groupes suivants :

1. patients ayant des signes focaux :
   a. sans syndrome méningé,
   b. avec syndrome méningé ;

2. patients ayant des signes focaux indiquant soit une hernie centrale, soit une hernie de l'uncus (lésions sus-tentorielles) ;
3. patients ayant des signes du tronc cérébral non liés à un engagement (lésions infratentorielles).

Chez la plupart des patients, un diagnostic précis nécessite des investigations complémentaires appropriées. Ces investigations sont indiquées entre parenthèses avec les « causes habituelles des comas ».

À noter

Locked-in syndrome **: très rarement des patients ayant une lésion du mésencéphale (habituellement un accident vasculaire cérébral) peuvent être *locked-in* (enfermés à l'intérieur). Ils sont éveillés et conscients mais le seul mouvement volontaire qu'ils peuvent réaliser est de bouger les yeux vers le haut, ce qui limite la communication. Cependant, ils regarderont vers le haut seulement si vous le demandez (mais seulement si vous le demandez – donc pensez à ce diagnostic).**

Causes habituelles des comas

Les causes communes sont marquées d'un astérisque * (les causes les plus fréquentes de deux astérisques).

Processus diffus et multifocaux

Sans syndrome méningé

Métaboliques

- Hypoglycémie* (glycémie).
- Hyperglycémie* (glycémie).
- Hypoxie* (gaz du sang).
- Acidose* (gaz du sang).
- Carence en thiamine, encéphalopathie de Wernicke.
- Insuffisance hépatique.
- Insuffisance rénale.
- Hypercapnie ($PaCO_2$).
- Insuffisance surrénale.

Toxiques

- Médicaments** : benzodiazépines, barbituriques, opiacés, tricycliques (dépistage toxicologique).
- Alcool* (alcoolémie).

Infectieux

- Encéphalite herpétique* et autres encéphalites virales (imagerie cérébrale, examen du LCR, électroencéphalogramme [EEG]).

Vasculaires

• Encéphalopathie hypertensive.

Traumatiques

• Contusion cérébrale* (imagerie cérébrale : scanner ou imagerie par résonance magnétique [IRM]).
• Embolie graisseuse.

Épileptiques

• Postcritique*.

Troubles de la régulation thermique

• Hypothermie (température centrale).

Avec syndrome méningé

Vasculaires

• Hémorragie sous-arachnoïdienne* (imagerie cérébrale, examen du LCR). NB : peuvent avoir des signes focaux (du tronc cérébral ou hémisphérique).

Infectieux

• Méningites bactériennes ou virales (hémocultures, imagerie cérébrale, examen du LCR avec culture).

Lésions sus-tentorielles (imagerie cérébrale)

- Hémorragie :
  - extradurale ;
  - sous-durale* ;
  - intracérébrale*.
- Infarctus :
  - embolique ;
  - thrombotique.
- Tumeur :
  - primitive ;
  - secondaire ;
- Abcès.
- Hydrocéphalie :
  - y compris l'obstruction d'un shunt.

Lésions sous-tentorielles (imagerie cérébrale)

- Hémorragie :
  - cérébelleuse ;
  - pontine.
- Infarctus :
  - du tronc cérébral.

- Tumeur :
  - du cervelet.
- Abcès :
  - du cervelet.

Patient confus – délirium

Quelques commentaires additionnels concernant l'état confusionnel (délirium).

Données de base

Les caractères cardinaux du délirium (ou état confusionnel aigu) sont :
- début récent ;
- trouble de l'attention ;
- trouble de la pensée.

Les patients peuvent être apathiques ou agités et être délirants ou hallucinés (hallucinations souvent visuelles).

Le délirium survient au cours d'une encéphalopathie diffuse (voir Figure 27.2B) – un processus qui conduit à l'inconscience – coma, s'il est plus sévère. Dans l'analogie « pile et ampoules », l'état confusionnel survient lorsque les deux ampoules sont tamisées. Il existe un grand nombre de causes (voir plus loin).

Un état confusionnel survient plus souvent chez des patients ayant un déficit cognitif préexistant – et chez ces patients, il peut survenir pour une agression peu sévère.

Les patients confus sont souvent difficiles à évaluer : l'approche de ces malades est décrite ici.

L'histoire du malade sera souvent limitée. Obtenez les informations que vous pouvez des témoins, des membres de la famille ou des membres du personnel – particulièrement sur le niveau fonctionnel habituel et sur tout élément suggérant un déficit cognitif préexistant.

À noter

Pensez « un coup ou deux ? »

Un patient ayant une maladie cérébrale préexistante (coup 1) a besoin d'une agression moins significative (coup 2) pour devenir confus. En fait, un patient ayant une affection cérébrale préexistante (telle qu'une démence légère) peut devenir très confus à l'occasion d'une agression systémique n'intéressant pas primitivement le cerveau (telle qu'une infection pulmonaire ou urinaire).

Chez une personne au cerveau préalablement sain, une agression cérébrale plus significative (coup 1) est nécessaire pour la rendre confuse.

Que faire ?

Un examen neurologique et général complet peut être impossible si le patient ne coopère pas – dans ce cas, il faut se focaliser sur les éléments les plus importants.

- Contrôler le pouls, mesurer la pression sanguine, la fréquence respiratoire et la glycémie.
- Chercher des signes d'infection par l'examen général.
- Chercher une raideur de la nuque.
- Observer le comportement (voir chapitre 3).
- Étudier l'orientation dans le temps, dans l'espace et la reconnaissance des personnes (voir chapitre 3).
- Évaluer l'attention et la concentration – utilisez le *span* digital et faites compter de 7 en 7.
- Utilisez des tests simples pour la mémoire.

Si possible, évaluez le champ visuel, les mouvements oculaires, le fond d'œil, la symétrie faciale, la force des quatre membres, les réflexes tendineux et le réflexe cutané plantaire. Il est probable que l'étude de la sensibilité ne pourra être que limitée.

Ce que vous trouvez

- Le patient peut être agité ou apathique avec des troubles de l'attention et de la mémoire à court terme.
- Il peut y avoir des signes infectieux (particulièrement importants en cas de désordres neurologiques antérieurs) :
  - non spécifique : fièvre, tachycardie ;
  - infection non neurologique : par exemple, signe d'infection pulmonaire ;
  - infection neurologique : rash purpurique, raideur de la nuque.
- Il peut y avoir des signes d'une autre affection médicale systémique (voir Figure 27.3).
- Il peut y avoir une raideur de la nuque : méningisme.

Ce que cela signifie

Toutes les agressions cérébrales diffuses ou métaboliques et les causes sus-tentorielles de coma (p. XXX-XXX) peuvent être une cause d'état confusionnel. Certaines conditions telles que le sevrage alcoolique sont une cause de confusion mais pas de coma. De plus, chez les patients ayant un déficit cognitif préexistant, une deuxième pathologie même banale, notamment une infection systémique – infection urinaire ou pneumonie – peut être révélée par un état confusionnel. Inversement, il est très peu vraisemblable qu'une infection systémique soit la cause de la confusion chez un patient qui était auparavant normal : dans ce cas, il s'agit probablement d'une infection du système nerveux central telle qu'une encéphalite ou une méningoencéphalite.

Le diagnostic de la cause d'un état confusionnel repose sur une investigation rapide et approfondie.

WHIP TIME est un moyen mnémotechnique utile pour vous rappeler les causes réversibles fréquentes d'un état confusionnel :

W : *Wernicke* (encéphalopathie de Wernicke) et *withdrawal* (sevrage alcoolique) ;

H : hypoglycémie (*hypoglycaemia*), hypoxie (*hypoxia*), hypertension (*hypertension*) ;

I : ictal (épilepsie) ;

P : poison (*poisoning*) ;

T : traumatisme (*trauma*) ;

I : hémorragie intracrânienne (*intracranial haemorrhage*) ;

M : méningite (*meningitis*) ;

E : encéphalite (*encephalitis*).

28 Résumé de l'examen neurologique standard

Si l'histoire ne suggère pas un déficit neurologique focal, un trouble du langage ou une perturbation des fonctions supérieures, vous pouvez effectuer un examen neurologique standard. Si vous trouvez la moindre anomalie ou si l'historique suggère un déficit probable, l'examen neurologique doit être approfondi. Avec de l'expérience, cet examen prendra moins de 5 minutes chez un patient qui a un examen normal (et chez lequel on s'attend à ce que l'examen neurologique soit normal).

Examen neurologique standard

- La marche.
- Les pupilles (réflexes direct et consensuel).
- Le champ visuel au doigt.
- Le fond d'œil.
- Les mouvements oculaires de poursuite horizontaux et verticaux.
- La sensibilité faciale au tact léger avec la pulpe du doigt dans les trois divisions du nerf trijumeau.
- La motilité faciale : « Froncez les sourcils » ; « Montrez-moi vos dents ».
- La bouche : « Ouvrez la bouche » (regardez la langue), « Dites : "Ahh" » (observez le palais) ; « Tirez la langue, s'il vous plaît. »
- Membres supérieurs et inférieurs :
  - cherchez une amyotrophie ;
  - testez le tonus au poignet et au coude et à la hanche ;
  - observez les membres supérieurs étendus avec les yeux fermés (test de la pronation) ;
  - testez la force. Membres supérieurs : abduction de l'épaule, flexion et extension du coude, flexion et abduction des doigts, court abducteur du pouce. Membres inférieurs : flexion et extension de la cuisse, flexion et extension du genou, flexion dorsale et plantaire du pied.
- Réflexes :
  - testez les réflexes des membres supérieurs et inférieurs (bicipital, tricipital, styloradial, rotulien, achilléen, réflexe cutané plantaire).
- Sensibilité :
  - testez le sens de position aux orteils et aux doigts ;
  - testez la sensibilité vibratoire aux orteils et aux doigts ;
  - testez la température (avec le diapason froid) ;
  - testez le tact léger et la piqûre distalement aux mains et aux pieds.

  Coordination : test doigt-nez et talon-genou.

L'examen neurologique facile
© 2021 Elsevier Masson SAS. Tous droits réservés.

29 Comment passer avec succès un examen de compétences cliniques

Données de base

L'évaluation des compétences cliniques peut être très variable dans sa forme et dans son niveau. La plupart des étudiants en médecine se focalisent sur leurs examens de fin d'étude. Les médecins en formation préparent des examens évaluant des capacités d'un niveau supérieur demandé pour l'obtention du MRCP (Membership of the Royal Colleges of Physicians), au Royaume-Uni, ou pour obtenir le statut de spécialiste tel que les Boards aux États-Unis.

Tous ces examens ont le même objectif : tester les compétences du candidat dans des domaines importants pour la pratique clinique. En concevant les modalités de l'examen, les examinateurs sont conscients que :

- la situation est artificielle ;
- le test doit être cohérent et juste ;
- de nombreux candidats vont « apprendre pour l'examen ».

Aussi, les examinateurs modifient-ils continuellement la forme de l'examen pour améliorer sa validité, sa fiabilité et l'aligner plus étroitement sur la pratique clinique. La tendance actuelle est moins centrée sur le diagnostic que sur l'observation d'un examen clinique centré sur un problème précis. L'objectif est de reproduire la réalité clinique et d'encourager le candidat à apprendre le savoir-faire dont il aura besoin en pratique.

Ces examens suivent différentes formules, mais comportent presque tous la nécessité pour le candidat d'effectuer les étapes suivantes :

- **étape 1** : faire l'examen neurologique d'un patient sous le regard d'un examinateur[1]. L'examinateur attend un examen neurologique *systématique, approprié, complet,* reposant sur une technique *fiable.* Il apprécie aussi les *capacités de communication, la relation avec le patient, le comportement professionnel* traitant le patient avec considération et empathie. En d'autres termes, « ce que vous faites » ;
- **étape 2** : décrire les constatations en parvenant à une sorte de conclusion[2]. L'examinateur observera si *l'identification des signes physiques anormaux est*

1. Ces trois étapes sont prises en compte par l'examinateur.
2. Ces trois étapes sont prises en compte par l'examinateur.

© 2021 Elsevier Masson SAS. Tous droits réservés.

correcte, si l'interprétation de ces anomalies est appropriée et si la synthèse des constatations et le diagnostic sont cohérents. En d'autres termes, « ce que vous trouvez » et « ce que cela signifie ». L'interprétation des signes nécessite leur exactitude et donc qu'ils aient été recueillis grâce à un examen effectué correctement – l'étape 2 dépend de l'étape 1 ;

- **étape 3** : discuter les investigations complémentaires et la conduite à tenir devant le problème du patient[3]. Cela teste les connaissances du candidat concernant un problème clinique particulier. Ce n'est pas l'objectif d'un examen centré sur les compétences cliniques du candidat. Les connaissances du candidat sont souvent testées au cours d'autres évaluations. La discussion de la conduite à tenir nécessite d'être parvenu à un diagnostic correct – ainsi, l'étape 3 dépend de l'étape 2 qui dépend de l'étape 1 (figure 29.1).

La plupart des candidats rencontrent des problèmes avec les étapes 1 et 2 et peuvent ne pas atteindre l'étape 3. L'examinateur peut apporter une aide en posant des questions directives.

La meilleure façon de réussir à l'examen est d'être compétent. C'est pourquoi ce chapitre est à la fin du livre. Aussi, si vous êtes allés directement à cette partie, retournez au début du livre (à moins qu'il n'y ait urgence[4]).

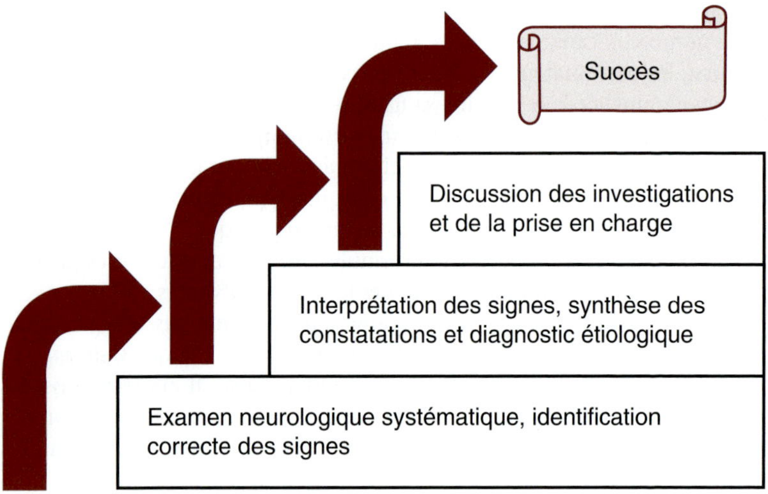

Figure 29.1. Trois marches vers le succès.

3. Ces trois étapes sont prises en compte par l'examinateur.
4. Voir la dernière partie de ce chapitre : « Préparer l'examen de neurologie dans une situation de crise »

Ce qu'il faut faire

Considérez successivement chaque étape de l'examen.

Étape 1 : examen neurologique du patient sous l'œil de l'examinateur

Vous n'êtes pas supposé faire un diagnostic brillant, mais montrer que votre examen est :

- systématique ;
- entraîné ;
- fiable ;
- adapté ;
- complet ;
- professionnel.

Les difficultés viennent de ce que :

- vous êtes incapable de faire un examen systématique, entraîné, fiable, adapté, complet ;
- le temps est limité ;
- vous êtes anxieux (en particulier si le premier point est vrai).

La solution est d'effacer le premier point ; si vous êtes compétent lors de l'examen, vous utiliserez votre temps plus efficacement et vous retrouverez votre confiance.

Systématique, entraîné et fiable

Ce livre est conçu pour vous permettre d'acquérir une approche systématique d'un examen neurologique clinique en utilisant une méthode fiable.

Pour développer une technique sûre, vous devez vous entraîner. Les golfeurs professionnels s'entraînent en frappant la balle des milliers de fois sur le practice de telle sorte que, lorsqu'ils sont sous la pression de la compétition, ils savent exactement ce qu'ils ont à faire. Pour l'examen neurologique, c'est tout à fait pareil. Ce que vous devez faire a été décrit tout au long de ce livre. Plus vous le ferez et plus vous deviendrez rapide, moins vous serez préoccupé par ce que vous devez faire ensuite et plus vous aurez confiance en vos constatations, qu'elles soient normales ou anormales. En général, vous paraîtrez plus à l'aise.

Cela peut être facilité en vous entraînant sous le regard de quelqu'un, de préférence plus expérimenté, mais un collègue peut faire l'affaire. Pensez à « montrer » les signes physiques de telle sorte que l'observateur puisse voir les anomalies que vous trouvez. Vous pouvez apprendre en regardant – n'importe qui ; vous apprenez souvent autant en regardant quelqu'un qui a du mal à faire quelque chose qu'en regardant un expert. Vous serez aussi moins anxieux au cours de l'examen si vous avez l'habitude d'être observé.

Approprié et complet

Lors de certains examens, il vous est demandé de faire seulement un examen partiel et vous ne disposez souvent que d'un historique limité : par exemple, « Voulez-vous examiner ce patient qui a développé progressivement un trouble de la marche au cours de l'année dernière ? ». Cela n'est pas aussi artificiel qu'il y paraît. En pratique clinique, la plupart des patients ont un problème qui sera au centre de l'examen neurologique, le reste de l'examen neurologique étant en fait un examen de dépistage. Vous devez donc être capable de trouver ce qui est « approprié » dans ce contexte d'examen (tableau 29.1).

Tableau 29.1. Quelques problèmes cliniques fréquents rencontrés en situation d'examen.

Problème clinique	Focalisation de l'examen	Syndromes habituels
Trouble de la marche	Marche Système moteur : tonus, force, réflexes Sensibilité Coordination S'intéresser à : mouvements successifs rapides, motilité oculaire, langage	Syndrome cérébelleux Syndrome akinétorigide Paraparésie spastique (avec ou sans troubles sensitifs Polyneuropathie
Engourdissement des mains et des pieds et perte de dextérité	Marche Système moteur : tonus, force, réflexes Sensibilité Coordination	Tétraparésie spastique (avec ou sans troubles sensitifs) Neuropathie périphérique
Faiblesse des membres supérieurs et inférieurs	Marche Système moteur : tonus, force, réflexes Sensibilité Coordination	Tétraparésie spastique (avec ou sans troubles sensitifs) Atteinte combinée de neurone moteur central/neurone moteur périphérique Polyneuropathie
Troubles du langage	Langage Face Bouche	Dysarthrie Dysphonie Aphasie
Vision double	Motilité oculaire	Lésion d'un nerf crânien VI, III ou IV Myasthénie Affection thyroïdienne
Problèmes visuels	Acuité Fond d'œil Champ visuel Motilité oculaire	Atrophie optique Hémianopsie latérale homonyme Hémianopsie bitemporale

Il est donc utile de comprendre que ce qui est « approprié » dans ce contexte est « ce qui est nécessaire pour résoudre le problème clinique ».

Un examen systématique, pour être approprié, doit nécessairement être complet ; il doit couvrir toutes les parties nécessaires de l'examen. Il n'est pas nécessaire qu'il soit obsessionnel et tatillon pour être complet ; en fait, cela ferait perdre beaucoup d'un temps précieux.

Professionnel

Soyez poli, courtois, prévenant – comme vous devez l'être avec tous vos patients (et vos collègues !).

Erreurs fréquentes

- Ne pas réfléchir. Souvenez-vous que vous essayez de résoudre un problème clinique.
- Se précipiter sur l'examen sans considérer le patient dans son ensemble. Vous pouvez passer à côté de choses simples telles qu'un pied creux ou des cicatrices. Lorsque vous examinez les yeux d'un patient dans une chaise roulante, il est probable que des anomalies oculaires ont quelque chose à voir avec le trouble moteur – un indice utile.
- Trop se soucier du rituel de l'examen. Souvenez-vous que l'examen neurologique est un outil pour vous aider à tester le fonctionnement du système nerveux et la façon dont ce fonctionnement est perturbé. Ce n'est pas une « danse ».
- Oublier ce que vous avez trouvé. Il est utile de résumer vos constatations dans votre tête tout en progressant ; cela vous aide à vous assurer que vous êtes exhaustif et à identifier tout manque devant être pallié.
- S'enliser dans l'examen de la sensibilité. Cela survient souvent si vous commencez par tester le tact léger et si vous allez du proximal au distal. Pour éviter cela, testez la sensibilité vibratoire, puis la sensibilité proprioceptive, puis la piqûre et la température. Commencez à la partie distale en allant vers la partie proximale (voir les chapitres 21 et 22).
- Trouver des signes qui ne sont pas présents. S'il y a quelque chose dont vous n'êtes pas sûr, vérifiez-le. Généralement, il est pire de trouver quelque chose qui n'existe pas que de manquer quelque chose qui existe. Souvenez-vous qu'il est tout à fait raisonnable de vous demander d'examiner un patient qui n'a pas d'anomalie neurologique (il peut y avoir des indices dans l'histoire : « Voulez-vous examiner cet homme qui a des troubles *intermittents* de la marche[5] ? »).
- Oublier ce que vous feriez dans le monde réel. Si, par exemple, vous trouvez que l'examen de la sensibilité n'a pas été adéquat par manque de temps, dites : « L'examen de la sensibilité a été limité par le temps et je souhaiterais le recommencer. » Cependant, en général, le patient aura été choisi pour qu'une évaluation adéquate puisse être effectuée dans le temps imparti.
- Examiner l'œil gauche avec l'ophtalmoscope et chercher le réflexe achilléen gauche sont des gestes particulièrement difficiles qui nécessitent de l'entraînement pour être parfaitement exécutés – aussi, l'examinateur vous regardera-t-il faire cela avec un grand intérêt !

5. Passage mis en italique par l'auteur.

Étape 2 : décrivez vos constatations en ébauchant une conclusion

L'examinateur vous aura regardé examiner le patient et aura une bonne idée de ce que vous aurez trouvé et mis en évidence. Il va vous demander de décrire vos constatations ou de donner vos conclusions : souvenez-vous de répondre à la question qu'il pose. La façon de répondre dépendra aussi du niveau de l'examen que vous passez. Il y a trois approches :

1. décrire les signes physiques de façon systématique (A), en utilisant l'ordre conventionnel et en les résumant (B), puis parvenir à une synthèse des signes (C) et à la suggestion d'un diagnostic étiologique (D) – comme dans les encadrés 29.1 et 29.2. C'est un long chemin, mais cela vous permet d'exposer les signes physiques et votre raisonnement. Cette approche est généralement limitée à l'examen final des étudiants en médecine ;
2. résumer les signes anormaux importants (B), faire une synthèse de ces signes (C) et suggérer le diagnostic étiologique (D) – comme dans les encadrés 29.1 et 29.2. Cela est plus succinct et donne l'opportunité de discuter et de clarifier les signes avant de parvenir à la synthèse. Si cela n'est pas tout à fait exact, l'examinateur peut souhaiter vous orienter vers l'interprétation correcte ;
3. proposer une synthèse des signes (C), avec ou sans référence aux signes anormaux (plus ou moins B) et discuter le diagnostic étiologique (D) – comme dans les encadrés 29.1 et 29.2. Cependant, si le recueil des signes et la synthèse sont inexacts, il est plus difficile pour l'examinateur de vous orienter avec des questions.

L'approche 2 est probablement la bonne stratégie pour des examens de troisième cycle si une question spécifique n'a pas été posée.

Il est utile de s'entraîner à chacune de ces approches lorsque vous voyez des patients et, en fait, de les exprimer à haute voix – de préférence à un senior ; un collègue de même niveau peut aussi vous donner son avis. Si vous êtes seul, faites-le quand même pour vous entraîner à verbaliser vos pensées.

Erreurs fréquentes

- Vous omettez de répondre à la question posée, souvent en répondant à une question proche mais différente. Cette pratique est populaire chez les politiciens lors d'interviews ; elle ne l'est pas chez les examinateurs.
- Lorsque vous être interrogé sur la cause du problème, vous sautez sur des pathologies rares et improbables. Évitez cela en commençant par le diagnostic topographique ou syndromique ; suggérez ensuite la pathologie en cause, en évoquant les causes fréquentes avant les causes rares.
- Vous paniquez. Parfois (en fait souvent), les gens sont tellement troublés lors des examens qu'ils ne font pas aussi bien qu'ils le devraient. Vous pouvez éviter cela en vous entraînant à affronter à la fois des examens neurologiques et des situations stressantes. En présentant des cas lors de réunions cliniques ou simplement en posant des questions à l'occasion de réunions ou de conférences, vous vous entraînerez à formaliser vos idées dans des conditions de stress.

Encadré 29.1

Synthèse de vos constatations et réponses aux questions sur le diagnostic

Exemple 1 (un cas relativement compliqué)

Différentes approches (voir le texte) pour décrire « un patient ayant une faiblesse des membres inférieurs » après un examen limité des membres inférieurs. Son âge apparent se situe entre 40 et 50 ans.

(A) Signes

Le patient est incapable de marcher.

Le *tonus* du membre inférieur droit est augmenté avec spasticité du genou et clonus de la cheville droite. Le tonus du membre inférieur gauche est normal.

Le testing de la force musculaire montre un déficit pyramidal du membre inférieur droit : flexion de la cuisse cotée à 2 ; extension de la cuisse : 2 ; extension du genou : 3 ; flexion du genou : 2 ; flexion dorsale du pied : 1 ; flexion plantaire : 3. La force du membre inférieur gauche est normale.

Les réflexes tendineux du membre inférieur droit sont anormalement vifs ; le réflexe cutané plantaire droit est en extension ; du côté gauche, les réflexes tendineux sont normaux et le réflexe cutané plantaire est en flexion.

Examen de la sensibilité au membre inférieur droit : sensibilité vibratoire abolie sur l'épine iliaque antérosupérieure, sens de position aboli au niveau des orteils et diminué au niveau du genou. Perte de la sensibilité à la piqûre et à la température au membre inférieur gauche avec un niveau au rebord costal. Ces modalités sont normales au membre inférieur droit. La *coordination* n'a pas été testée au membre inférieur droit en raison du déficit moteur ; à gauche, elle paraît normale.

(B) Résumé des signes

La combinaison d'une atteinte du neurone moteur supérieur à droite au niveau ou au-dessus de L1, d'une atteinte du cordon postérieur à droite, et d'une perte de la sensibilité spinothalamique à gauche avec un niveau T8 indiqué.

(C) Synthèse

Une lésion de l'hémi-moelle (syndrome de Brown-Séquard) du côté droit au niveau ou au-dessus de T8.

(D) Discussion diagnostique

La discussion diagnostique est celle d'une lésion médullaire située au niveau ou au-dessus de T8 (*diagnostic anatomique*). Cela peut résulter d'une compression d'origine extramédullaire, d'un traumatisme ou d'une lésion intramédullaire. Une compression d'origine extramédullaire résulte habituellement d'une pathologie discale, arthrosique ou tumorale*, le plus souvent secondaire, mais il peut aussi s'agir d'un méningiome ou d'un neurofibrome. Les lésions intramédullaires sont le plus souvent de nature démyélinisante (sclérose en plaques* ou myélite d'autre nature), plus rarement vasculaire : infarctus médullaire (mais il s'agit typiquement d'un syndrome spinal antérieur) ou, très rarement, tumeur intramédullaire.

* Voir « NB : euphémismes » (dans le texte).

Encadré 29.2

Synthèse de vos constatations et réponse aux questions concernant le diagnostic

Exemple 2 (un cas relativement simple)

Les différentes étapes (voir le texte) de la description d'un « patient ayant des troubles de la marche » après un examen limité.

(A) Signes

Sa *marche* est anormale. Il est légèrement voûté ; sa marche se fait à petits pas sur une base étroite. Son membre supérieur droit est légèrement fléchi et ne balance pas.

Son expression faciale est réduite. Il a un tremblement de repos de la main droite.

Il a une rigidité en roue dentée des membres supérieurs et inférieurs droits.

La force est normale. Les *réflexes* sont légèrement augmentés du côté droit.

Les cutanés plantaires sont en flexion. La *sensibilité* est normale.

Il y a une bradykinésie modérée du côté droit, évidente lors des *mouvements successifs rapides* de la main et du pied.

La *coordination* est précise mais le mouvement est lent du côté droit.

(B) Résumé des signes

Cet homme a une marche parkinsonienne et un tremblement de repos du côté droit, avec une rigidité en roue dentée et une bradykinésie.

(C) Synthèse

Cet homme a un syndrome akinétorigide asymétrique.

(D) Diagnostic étiologique

La cause la plus habituelle d'un syndrome akinétorigide asymétrique est la maladie de Parkinson idiopathique. Les autres causes qui doivent être envisagées sont : un syndrome parkinsonien médicamenteux (qui est habituellement symétrique), ou des maladies extrapyramidales rares telles que l'atrophie multisystématisée, la maladie des corps de Lewy diffus, la paralysie supranucléaire progressive (ou, chez un patient jeune, la maladie de Wilson).

Lorsque vous arrivez à la synthèse, discutez d'abord le diagnostic anatomique (localisation) ou syndromique. Puis envisagez les principales causes potentielles (diagnostic étiologique). Vous pouvez classer les causes potentielles en fonction du processus pathologique en cause plutôt que sur la base de maladies spécifiques. Commencez avec les causes habituelles ; si vous évoquez une cause rare, montrez à l'examinateur que vous êtes conscient de sa rareté. L'examinateur est intéressé par votre raisonnement clinique et l'examen est conçu en partie pour évaluer votre approche du diagnostic étiologique.

NB : euphémismes. Si la discussion a lieu en présence du patient, vous devez utiliser des euphémismes pour les diagnostics potentiellement alarmants pour celui-ci (tout particulièrement s'il a quelque chose d'autre...). Par exemple : *démyélinisation* pour sclérose en plaques, *maladie de la corne antérieure* pour sclérose latérale amyotrophique (maladie du motoneurone), *néoplasie* pour cancer.

À noter

Voici une méthode utile pour apprendre la neurologie. Si vous n'avez jamais vu un patient ayant une affection neurologique déterminée, partez de la description de cette affection dans un manuel et décrivez un patient imaginaire ayant les signes physiques appropriés. Non seulement cela vous aidera à vous souvenir de cette affection et à la reconnaître, mais cela vous entraînera aussi à la décrire avec les termes qui conviennent.

Vous pouvez faire cela n'importe où, dans le bain ou dans le bus (en évitant de le faire à voix haute !).

Voici quelques affections fréquentes ou importantes sur lesquelles vous devriez vous entraîner sont :

- sclérose en plaques ;
- sclérose latérale amyotrophique (maladie du motoneurone) ;
- radiculomyélopathie cervicale ;
- maladie de Charcot-Marie-Tooth ;
- infarctus du territoire de l'artère cérébrale moyenne de l'hémisphère dominant ;
- syndrome latéral du bulbe ;
- syndrome de Brown-Séquard (encadré 29.1) ;
- dystrophie myotonique ;
- maladie de Parkinson (encadré 29.2).

Étape 3 : discutez les investigations complémentaires et la prise en charge du patient

Cette partie de l'examen vise principalement à tester votre bon sens et votre « sens clinique » et ne dépend pas d'une masse de connaissances (bien que cela aide). Vos connaissances seront testées dans d'autres parties de vos examens.

Rappelez-vous que l'examen essaie de reproduire une situation clinique réelle ; par conséquent, faites ce que vous feriez dans la vie réelle. Si vous avez seulement disposé d'une histoire limitée et si votre examen neurologique n'a pu être que partiel, vous devriez normalement essayer de compléter l'histoire et l'examen. Suggérez-le, mais indiquez sur quels aspects particuliers vous voudriez vous focaliser ; par exemple, dans le cas d'une polyneuropathie, vous pouvez indiquer que vous seriez intéressé par l'histoire médicale générale, la prise de médicaments, l'exposition à des toxiques, la consommation d'alcool et l'histoire familiale détaillée.

Si l'on vous interroge sur d'autres investigations éventuelles, indiquez ce que vous en attendez pour résoudre le problème clinique – pourquoi demandez-vous l'examen ? Souvenez-vous que les examens sont là pour vous aider : de quelle façon l'examen que vous demandez peut-il vous aider ?

Lorsque vous suggérez des investigations, commencez par les plus simples. Cependant, s'il existe un test complexe spécifique qui peut résoudre le problème, c'est celui qu'il faut demander (par exemple, le test génétique est la meilleure façon de confirmer le diagnostic de dystrophie myotonique).

La discussion de la prise en charge dans le temps très limité dont vous disposez est plus facile si vous avez en tête un schéma. Presque tous les plans pour la prise en charge peuvent être divisés en :

- traitement du processus pathologique en cause ;
- traitement de symptômes spécifiques ;
- mesures plus générales et stratégie à long terme.

Les encadrés 29.3 et 29.4 sont des exemples de cette approche.

Erreurs fréquentes

- Ne pas offrir un schéma général pour la prise en charge et s'en tenir à une liste de médicaments.
- Ne pas envisager la prise en charge non médicamenteuse : par exemple, nursing, physiothérapie, ergothérapie, aides sociales.

Préparer l'examen de neurologie dans une situation de crise

Heureusement, fort peu de lecteurs auront besoin de ce qui suit, la pratique de l'examen neurologique ayant été acquise au cours de leur formation. Nombre d'étudiants et de jeunes médecins deviennent anxieux à l'approche des examens ; cependant, ils sont habituellement bien plus compétents qu'ils ne le pensent. La plupart peuvent faire des progrès rapides avec un peu d'aide, habituellement en mettant de l'ordre dans leurs idées. Si des étudiants se mettent eux-mêmes dans une situation difficile, c'est par répugnance à s'entraîner dans un domaine où ils se sentent incompétents.

Cependant, il arrive que certains se trouvent « dans le pétrin ». Une préparation convenable n'est pas possible parce que l'examen est la semaine suivante. Si tel est le cas, voici ce que vous devez faire :

Encadré 29.3

Répondre aux questions concernant les investigations et la prise en charge du patient de l'encadré 29.1

Question : comment conduiriez-vous les investigations et la prise en charge de ce patient ?

Je voudrais tout d'abord revoir l'histoire, en particulier la rapidité d'installation des troubles et l'existence d'épisodes neurologiques antérieurs ou d'autres problèmes médicaux significatifs, notamment tout antécédent d'affection maligne. Je voudrais savoir s'il existe une atteinte vésicale ou intestinale.

Un examen complet pourrait fournir d'autres indices dans le sens d'une maladie générale ou de l'existence d'autres lésions neurologiques.

Des investigations simples telles que : numération formule sanguine cherchant une anémie, antigène spécifique de la prostate, tests hépatiques, radiographie du thoracique, en fonction de l'histoire peuvent être utiles, mais l'investigation essentielle est l'imagerie médullaire pour déterminer la nature et le niveau de la lésion. L'IRM est l'examen de choix qui doit visualiser le rachis au niveau et au-dessus de T8. Cela va déterminer les investigations ultérieures et le traitement et doit être fait en urgence.

- *Traitement du processus pathologique responsable.* Si l'on trouve une compression médullaire, le patient doit être adressé d'urgence en neurochirurgie. Sinon, il peut être nécessaire de faire une IRM cérébrale, un examen du LCR et des potentiels évoqués. Un traitement à base de corticoïdes peut être envisagé s'il s'agit d'une lésion démyélinisante.
- *Traitement de symptômes spécifiques.* Le traitement de la douleur peut être nécessaire et le dysfonctionnement vésical peut nécessiter une cathétérisation.
- *Prise en charge générale.* Comme le patient est alité et immobile, la prophylaxie des thromboses veineuses, la prévention des lésions aux points de pression et la physiothérapie sont toutes nécessaires. La prise en charge à plus long terme dépend de la cause du syndrome médullaire et du potentiel de récupération. La réhabilitation, comprenant physiothérapie et ergothérapie, est importante pour minimiser le handicap.

NB : chez un patient jeune, une lésion démyélinisante ou une tumeur bénigne sont plus probables ; chez un patient plus âgé, une lésion maligne ou un processus dégénératif sont plus probables. En fonction de cela, adaptez votre commentaire.

- trouvez un ou plusieurs amis comme partenaires pour apprendre avec vous ;
- achetez deux (ou plus) exemplaires de ce livre ;
- donnez-en un à chacun de vos amis et lisez-le du début à la fin (une soirée) ;

Encadré 29.4

Répondre aux questions concernant les investigations et la prise en charge du patient de l'encadré 29.2

Question : comment conduiriez-vous les investigations et la prise en charge de ce patient ?

Je voudrais tout d'abord revoir l'histoire, pour connaître le début des troubles, savoir s'il existe des troubles associés (par exemple, des troubles vésicaux, des symptômes d'hypotension orthostatique, des troubles de la mémoire) et savoir dans quelle mesure le patient est affecté dans ses activités de la vie quotidienne, car cela va orienter le traitement. L'examen peut apporter d'autres indices utiles : une maladie des corps de Lewy diffus comporte des troubles de la mémoire, une paralysie supranucléaire progressive (PSP) des troubles de la motilité oculaire d'origine supranucléaire. La maladie de Parkinson est un diagnostic principalement clinique ne nécessitant pas habituellement d'investigations complémentaires. Chez un sujet jeune, l'étude du cuivre peut être nécessaire pour éliminer une maladie de Wilson.

- *Traitement du processus pathologique.* Le traitement de la maladie de Parkinson est symptomatique, car il n'est pas actuellement établi qu'un traitement puisse modifier le processus pathologique en cause.
- *Traitement symptomatique.* Le traitement est donc dirigé vers les symptômes du patient, visant à minimiser le handicap. Initialement, des médicaments mineurs peuvent être essayés : par exemple, la sélégiline. Si le patient est droitier, il est probable qu'il souhaitera passer à l'étape suivante, habituellement L-Dopa combiné à un inhibiteur de la DOPA-décarboxylase, en adaptant la posologie aux résultats obtenus. Les agonistes dopaminergiques, tels que le ropinirole ou le pramipexole sont des alternatives, mais la tendance est de les éviter car ils peuvent déclencher des troubles du contrôle des impulsions.
- *Stratégie générale, mesures à long terme.* La stratégie générale dans le traitement de la maladie de Parkinson est de minimiser les conséquences de la maladie avec aussi peu de médicaments que possible (cependant, autant que nécessaire) pour minimiser les effets secondaires. Le patient doit comprendre la maladie pour participer aux décisions thérapeutiques ; il est donc nécessaire de lui donner les informations appropriées. Physiothérapie et ergothérapie sont utiles pour préserver l'état fonctionnel et l'autonomie. Un traitement chirurgical peut être envisagé ensuite chez certains patients.

- entraînez-vous à l'examen sur un sujet normal (un patient volontaire ou un ami) sous la surveillance de votre partenaire qui peut critiquer ce que vous faites. Observez votre partenaire et commentez son examen. Au début, entraînez-vous à l'examen sur un nombre limité de chapitres avec le livre pour vous guider. Débutez avec ce qui a le plus de chances d'être nécessaire pour l'examen :
  - *les yeux :* chapitres 7 à 10,
  - *les autres nerfs crâniens :* chapitres 5, 6 et 11-14,
  - *le système moteur :* chapitres 4 et 15-20,
  - *sensibilité des membres :* chapitres 21 et 22,
  - *coordination et mouvements anormaux :* chapitres 23 et 24,
  - *langage :* chapitre 2 ;
- à tour de rôle, examinez, observez et conseillez jusqu'à ce que vous soyez tout à fait sûr de chaque chapitre. Ensuite, entraînez-vous à faire l'examen neurologique standard (chapitre 28) ;
- entraînez-vous particulièrement à examiner les yeux (notamment l'œil gauche avec l'ophtalmoscope) et les membres et mettez particulièrement au point l'examen du système moteur ;
- relisez le livre.

Étant maintenant familier avec la méthode, essayez d'examiner autant de patients ayant des problèmes neurologiques que possible, en continuant à vous observer les uns les autres. Après chaque examen, résumez les signes physiques, faites une synthèse, discutez le diagnostic étiologique, les investigations complémentaires et la prise en charge avec votre partenaire, ou mieux avec un médecin plus expérimenté, si vous en trouvez un.

Les patients sont presque toujours désireux de vous aider. Ceux qui ont une affection neurologique de longue durée ont souvent l'habitude d'être examinés et vous apporteront souvent une aide précieuse.

En l'absence de patients, entraînez-vous à décrire les signes physiques de patients imaginaires ayant des affections neurologiques dans leurs formes typiques et discutez investigations et prise en charge avec votre partenaire.

Ouvrages complémentaires

Davantage d'informations sur les affections neurologiques mentionnées dans ce livre peuvent être obtenues dans les manuels ci-dessous.

Manuels de neurologie de base

Fuller G, Manford M. *Neurology: an illustrated colour text.* 3rd ed. Édimbourg : Churchill Livingstone; 2010.

Lindsay KW, Bone I, Fuller G. *Neurology and neurosurgery illustrated.* 5th ed. Édimbourg: Churchill Livingstone; 2010.

Manuels de neurologie plus détaillés

Cambier J, Masson M, Masson C. *Abrégé de neurologie.* 13e éd. Issy-les-Moulineaux : Elsevier Masson ; 2012.

Clarke C, Howard R, Rossor M, Shorvon SD. *Neurology: a Queen square textbook.* Oxford : Wiley-Blackwell; 2009.

Ropper AH, Samuels MA. *Adam and Victor's principles of neurology.* 9th ed. New York : McGraw-Hill; 2009.

Ouvrages de référence

Crossman AR, Neary D. *Neuroanatomy: an illustrated colour text.* 4th ed. Édimbourg : Churchill Livingstone; 2010.

O'Brien M. *Aids to the examination of the peripheral nervous system.* 5th revised ed. Édimbourg : WB Saunders; 2010.

Examen général

Innes JA, Dober AR, Fairhurst K. *Macleod's clinical examination.* 14th ed. Édimbourg : Elsevier; 2018.

© 2021 Elsevier Masson SAS. Tous droits réservés.

Index

A

Accident
– ischémique transitoire, 3, 9
– vasculaire cérébral, 3, 9
Accommodation, 53
Acuité visuelle, 50
Agnosie
– digitale, 31, 34
– sensitive, 31
– sensorielle, 34
Agraphesthésie, 32, 34
Aire
– de Broca, 11, 15, 17
– de Wernicke, 15
Akathisie, 190
Alcoolisme, 22
Amaurose fugace, 3
Amimie, 96
Amyloïdose, 161
Anévrisme de l'artère communicante postérieure, 88
Angle pontocérébelleux, 44, 96, 99, 102
Anisocorie, 54
Anomalie du système vestibulaire, 89
Anosmie, 47
Anosognosie, 31
Antérocolis, 193
Anxiété, 24, 25
Aphasie, 13, 37
– de Broca, 11, 12, 15
– de conduction, 12, 15
– de Wernicke, 11, 12, 15
– globale, 15
– motrice transcorticale, 12, 17
– nominale, 11
– sensorielle transcorticale, 12, 17
Apraxie, 32
– de l'habillage, 32
– idéatoire, 32, 34
– idéomotrice, 32, 34
Artère choroïdienne, 71
Arthrite rhumatoïde, 161
Asomatognosie, 31
Astéréognosie, 31, 34
Astérixis, 194, 197
Ataxie
– cérébelleuse, 41
– cérébelleuse dégénérative, 19
– du tronc, 186
– sensitive, 41, 183
Athérosclérose, 10
Atrophie
– multisystématisée, 195
– optique, 69, 72, 76
Attention, 26, 27, 33

B

Bipolaire, 24
Blépharospasme, 192, 197
Bobbing oculaire, 92
Bradykinésie, 189, 195

C

Calcul, 26, 29, 34
Camptocormie, 204
Canal carpien, 160
Cancer
– bronchique, 10
– du sein, 10
Cardiopathie valvulaire, 10
Carence
– en thiamine, 35
– en vitamine B12, 35
Cécité corticale, 57
Champ visuel, 50
Chorée, 190
– de Sydenham, 196
Clonus, 151
Compréhension, 13
Compulsion, 25
Contusion cérébrale, 226
Convergence, 79, 83
Coordination, 183
Cordon postérieur, 163
Crampe de l'écrivain, 189, 196

D

Déficit
– altitudinal, 64
– bitemporal, 52
– fonctionnel, 113

© 2021 Elsevier Masson SAS. Tous droits réservés.

– homonyme, 52
– homonyme congruent, 52
– monoculaire, 52
– sensitif, 177
Dégénérescence
– combinée subaiguë de la moelle, 181
– maculaire, 57
Déglution, 107
Délire, 23
Délirium, 24, 227
Démarche dandinante, 40
Démence, 22, 24, 33
– frontotemporale, 35
Dépistage toxicologique, 225
Dépression, 22, 24, 33
Dermatomyosite, 10, 160
Diabète, 10, 161
Diplopie, 81
Discrimination de deux points, 174
Dissection carotidienne, 55
Dominance manuelle, 2
Drusen, 70
Dysarthrie, 11, 13, 18, 106
– cérébelleuse, 19
– extrapyramidale, 19
– spastique, 19
Dysglobulinémie, 161
Dysgraphie, 15
Dyskinésie, 190
– buccofaciale, 192, 197
Dyslexie, 15
Dysmétrie, 185
Dysphonie, 11, 12, 17
Dysthyroïdie, 52, 85
Dystonie, 121, 190
– cervicale, 112
– focale, 196
– généralisée, 196
– segmentaire, 196
Dystrophie
– facio-scapulo-humérale, 96, 99
– musculaire, 160
– myotonique, 96, 99, 121

E

Échelle du coma de Glasgow, 215, 222
Embolie
– de cholestérol, 71, 76
– graisseuse, 226
Encéphalite, XI
– du tronc cérébral, 46
– virale, 225
Encéphalopathie, XI
– de Wernicke, 225
– hypertensive, 226
– métabolique, 197
– VIH, 35
Engagement
– central, 215
– de l'uncus, 215
– du lobe temporal, 215
Énophtalmie, 52
Épargne maculaire, 60, 62
Épilepsie myoclonique, 197
État
– confusionnel, 33
– confusionnel aigu, 24
– dépressif, 33
– lacunaire, 40
– obsessionnel, 25
Étoile maculaire, 75
Évaluation de la force musculaire, 115
Exophtalmie, 52

F

Faisceau
– arqué, 11, 15
– longitudinal médian, 79
– spinothalamique, 163
Fasciculation, 115
Fausse route, 107
Fente orbitaire, 99
Festination, 37
Fibrillation, 115
Flaccidité, 121
Fonctionnel, 3
Fonctions supérieures, 21, 26
Foramen jugulaire, 44, 112

G

Ganglion de Gasser, 99
Gaz du sang, 225
Gegenhalten, 121
Glaucome, 72, 76
Gliome, 46
Glycémie, 225
Glycogénose musculaire, 160
Gouttière radiale, 160

H

Hallucination, 23
Hémianopsie
– bitemporale, 62, 64
– homonyme, 60, 62, 64
Hémiballisme, 189, 190, 196
Héminégligence, 31
Hémispasme facial, 192, 197
Hémorragie
– en flammèches, 77
– sous-arachnoïdienne, 226
– sous-hyaloïdienne, 75
Hernie centrale, 217
Hydrocéphalie à pression normale, 35, 211
Hypermétrie, 185
Hypertension intracrânienne, 5
Hyperthyroïdie, 160
Hypertrophie gingivale, 106
Hyperventilation, 25
Hypothermie, 226
Hypothyroïdie, 10, 151, 160, 161
Hypotonie, 121

I

Illusion, 23
Incoordination cérébelleuse, 186
Indifférence, 22
Infarctus
– du territoire de l'artère spinale antérieure, 181
– rétinien, 75
Innervation radiculaire, 166
Insuffisance rénale, 161
Intoxication alcoolique, 19
Isoniazide, 161

J

Jargonaphasie, 14
Jonction neuromusculaire, 113

L

Labilité émotionnelle, 22
Langage spontané, 14
Latérocolis, 193
Lésion
– du cordon postérieur, 178
– du lobe pariétal, 34
– du VII, 19
– du X, 19, 109
– du XII, 19
Lupus érythémateux systémique, 161
Lymphome, 46

M

Macroglossie, 106
Main instable ataxique, 124
Maladie
– d'Alzheimer, 35
– de Charcot-Marie-Tooth, 161
– de Creutzfeldt-Jakob, 35, 197
– de Gilles-de-La-Tourette, 197
– de Huntington, 7, 35, 43, 196
– de Ménière, 92, 102, 103
– de Parkinson, 8, 195
– de Steele-Richardson, 195
– de Wilson, 195
– des corps de Lewy diffus, 35
– du motoneurone, 112
– inflammatoire, 10
Malformation d'Arnold-Chiari, 92
Manœuvre
– de facilitation, 150
– de Valsalva, 210
Marche
– apraxique, 41
– dandinante, 41
Médicament antipsychotique, 195
Mélanome, 75
Mémoire, 24, 26, 34
– à court terme, 28
– à long terme, 29
– épisodique, 28
– sémantique, 29
Méningiome, 3
Méningite, XI, 226
– carcinomateuse, 46
– de la base, 99
Métaux lourds, 161
Microanévrisme, 74
Migraine, 3
Mononeuropathie, XI, 160
– multiple, 161, 181
Mouvement
– anormal, 189
– de poursuite, 82
– oculaire de poursuite, 79
– oculaire saccadique, 79
Myasthénie, 17, 19, 44, 52, 85, 96, 109, 157, 159, 160

Myélite, XI
Myélopathie, XI
- cervicarthrosique, 204
Myoclonie, 220
- négative, 190
- postanoxique, 197
Myokymie faciale, 197
Myopathie, XI, 112
Myosite, XI
Myotonie
- congénitale, 121

N

Négligence, 34
- sensitive, 174
Nerf
- accessoire spinal, 111
- auditif, 101
- axillaire, 159
- crânien, 101
- facial, 93
- fémoral, 135
- glossopharyngien, 105
- grand hypoglosse, 105
- médian, 123, 158
- olfactif, 47
- péronier commun, 135, 159
- pneumogastrique, 105
- radial, 123, 159
- récurrent laryngé, 109
- sciatique, 135
- tibial postérieur, 135
- trijumeau, 93, 97
- ulnaire, 123, 158
- vestibulaire, 102
Neurone moteur
- inférieur, 113
- périphérique, 19
- supérieur, 113
Neuronite vestibulaire, 92, 206
Neuropathie
- autonome, 210
- C7, 8
- canalaire, 181
- optique, 57
- périphérique, XI
- rétrobulbaire, 69
Névrite optique, 3
Névrose obsessionnelle, 24
Noyau sous-thalamique, 196
Nystagmus, 89
- à ressort, 89
- ataxique, 92
- du regard multidirectionnel, 90, 92
- optocinétique, 89, 90
- pendulaire, 89, 92
- périphérique, 89
- positionnel bénin, 104
- rotatoire, 89, 92
- unidirectionnel, 92
- vertical, 92
- vestibulaire, 102

O

Œdème papillaire, 69, 72, 73
Ophtalmoplégie internucléaire, 86, 88, 92
Opsoclonus, 92
Orientation, 27, 33

P

Papillite, 69, 76
Paralysie
- bulbaire, 44
- bulbaire progressive, 109
- de Bell, 96
- de la langue, 19
- de la latéralité, 85, 88, 223
- de la verticalité, 85, 88
- du III, 88, 217, 223
- du IV, 88
- du nerf radial, 8
- du VI, 88, 223
- du voile, 19
- faciale, 19
- pseudobulbaire, 44, 97, 106
- supranucléaire, 87
- supranucléaire progressive, 195
Paraparésie spastique, 41
Paraphasie, 14
Parésie canalaire, 103
Pensée abstraite, 26, 29, 34
Perception
- du corps, 26, 31
- spatiale, 26, 30
- visuelle, 26, 31
Personnalité
- histrionique, 25
- psychopathique, 25
Phénytoïne, 19

Phobie, 24, 37
Plexopathie, XI
Polyartérite noueuse, 161
Polyarthrite rhumatoïde, 10
Polygone de sustentation, 38
Polymyosite, 160
Polyneuropathie, XI, 177
Polyradiculopathie, XI, 161
Porphyrie, 161
Posture
– de décérébration, 220
– de décortication, 220
– dystonique, 194
Prépondérance directionnelle, 103
Priapisme, 211
Processus expansif intracrânien, 3
Prosopagnosie, 31, 34
Psychose
– bipolaire, 25
– de Korsakoff, 24
– organique, 24
Ptôsis, 52, 96, 217
Pupille, 49
– d'Argyll-Robertson, 55
– d'Holmes-Addie, 54
– de Marcus-Gunn, 53
– examen, 222

Q

Quadranopsie homonyme, 62, 64

R

Racine
– C5, 159
– C6, 159
– C7, 159
– C8, 159
– L4, 159
– L5, 159
– S1, 159
– T1, 158
Radiculopathie, XI, 161
Rappel immédiat, 28
Réaction d'accommodation, 49
Réflexe
– abdominal, 152
– achilléen, 148
– anal, 200
– archaïque, 199
– bicipital, 145
– consensuel, 53
– cornéen, 98, 223
– crémastérien, 200
– d'Oppenheim, 154
– de Chaddock, 154
– de la moue, 199
– de préhension, 199
– des doigts, 146
– diffusion d'un, 151
– inversion d'un, 151
– massétérin, 97, 99, 106
– nauséeux, 107, 221
– oculovestibulaire, 79, 85, 205
– palmomentonnier, 199
– pendulaire, 151
– plantaire, 152
– rotulien, 148
– styloradial, 146
– tricipital, 146
Regard latéral, 79
Répétition, 14
Respiration de Cheyne-Stokes, 217
Rétinopathie
– diabétique, 76, 77
– hypertensive, 76, 77
Rétrocolis, 193
Rigidité, 121, 195
– de décérébration, 217
– de décortication, 217

S

Saccades oculaires, 83
Sarcoïdose, 96, 99, 161
Schizophrénie, 24, 25
Sclérose
– en plaques, 19, 35, 46
– latérale amyotrophique, 97
Scotome, 62, 64
Secousses myocloniques, 190
Sens de position, 163
Sensibilité
– thermique, 163, 173
– vibratoire, 163
Signe
– de Babinski, 153
– de Brudzinski, 201
– de Charles-Bell, 96
– de la roue dentée, 121
– de Lasègue, 204
– de Lhermitte, 204

Sinus caverneux, 44, 99
Skew deviation, 85, 88, 223
Span digital, 27
Spasticité, 121
Spirale d'Archimède, 195
Statine, 160
Steppage, 40
Sterno-cléido-mastoïdien, 111
Surdité, 11
– de conduction, 101
– de perception, 101
Symptômes végétatifs, 22
Syndrome
– cérébelleux, 92
– cordonal postérieur, 181
– de Brown-Séquard, 158, 177
– de Gerstmann, 34
– de Guillain-Barré, 161
– de Horner, 52, 55, 109, 210
– de la queue de cheval, 177, 181
– de Lambert-Eaton, 160
– de Pancoast, 55
– de Ramsay-Hunt, 96
– de Sjögren, 99
– de Steele-Richardson, 88
– frontal, 22
– latéral du bulbe, 179
– latérobulbaire, 109
– *locked-in syndrome*, 225
– méningé, 201
– parkinsonien, 19, 37, 96, 97, 189
– spinal antérieur, 178
– vestibulaire central, 92, 104
Syphilis, 35
Syringomyélie, 100, 179, 181
Système
– parasympathique, 209
– sympathique, 209

T

Tableau
– de Snellen, 55
– LogMAR, 56
Tache aveugle, 60, 62
Tact léger, 172
Test
– calorique, 103, 223
– de Hallpike, 103
– de la pronation, 124
– de Rinne, 101
– de Romberg, 41
– de Tinel, 204
– de Weber, 101
– oculocéphalique, 102
Thiamine, 225
Thrombose veineuse rétinienne, 75
Tic, 191, 197
Torticolis, 193
Toxicomanie, 22
Trapèze, 111
Tremblement, 191
– d'action, 194, 196
– de repos, 193, 196
– du chef, 193
– essentiel, 196
– intentionnel, 185, 194, 196
– postural, 194, 196
Trouble de conversion, 22, 25
Tumeur
– de la base, 99
– glomique, 112
– intrarachidienne, 211

U

Uvula, 107

V

Vertige, 2, 92
– positionnel, 103
Vessie
– frontale, 211
– neurogène périphérique, 211
– spinale, 211
Vincristine, 161
Vision
– maculaire, 60
– tubulaire, 62, 64
Vitamine
– B12, 161

Z

Zona, 96, 99

Elsevier Masson SAS
65, rue Camille-Desmoulins,
92442 Issy-les-Moulineaux Cedex
Dépôt Légal : Juin 2021

Composition : Thomson

Imprimé en Pologne par Dimograf